MW01488655

El libro del sexo

OSHO

El libro del sexo

Del sexo a la superconsciencia

Traducción de Flora Casas

Grijalbo

Osho
El libro del sexo.- 1ª. ed.- Buenos Aires : Grijalbo, 2003.
336 p. ; 22x15 cm.

Traducción de: Flora Casas Vaca

ISBN 950-28-0302-7

1. Superación Personal I. Título
CDD 158.1

Título original: *Sex Matters*

Primera edición: septiembre de 2003
Primera edición en la Argentina: diciembre de 2003

© 2002, Osho International Foundation, www.osho.com
© 2003, Random House Mandadori, S. A.
  Travessera de Gràcia 47-49. 08021 Barcelona
© Todos los derechos reservados. Fragmentos de obras
  selectas. Osho es una marca registrada de Osho International Foundation.
© 2003, Flora Casas Vaca, por la traducción

El libro del sexo está compuesto por una selección de charlas, entre las que se incluyen varias publicadas con anterio-
ridad en español, con el título: Del sexo a la superconsciencia.

Impreso en la Argentina

ISBN: 950-28-0302-7
Queda hecho el depósito que previene la ley 11.723

www.edsudamericana.com.ar

ÍNDICE

PRIMERA PARTE
DEL SEXO A LA SUPERCONSCIENCIA

SEGUNDA PARTE
EL SEXO IMPORTA

PRÓLOGO

PREGUNTA: *¿Por qué se siente tan incómoda la gente con el tema del sexo? ¿Por qué es un tabú?*

RESPUESTA: Hay una razón muy sencilla. Llevamos siglos de represión en nuestra vida sexual. Todos los profetas, los mesías y los salvadores nos han dicho que el sexo es pecado.

Tal y como yo lo entiendo, el sexo es la única energía, es la energía de la vida. Lo que cada uno hace con ella depende de cada cual. Puede convertirse en pecado, y también en lo más sublime de la consciencia. Todo depende de cómo se utilice esa energía.

En cierta época, no sabíamos utilizar la electricidad. La electricidad siempre ha existido —en forma de rayos— y antes mataba a las personas, pero ahora está a nuestro servicio, hace cuanto queremos. El sexo es bioelectricidad. Lo que hay que plantearse es cómo utilizarlo, y el principio fundamental es no condenarlo. En cuanto condenas algo, no puedes utilizarlo.

Se debería aceptar el sexo como algo normal, natural en la vida, igual que dormir o tener hambre.

Además, el sexo puede ir unido a la meditación, y cuando el sexo va unido a la meditación, cambia todo su sentido.

El sexo sin meditación solo sirve para la reproducción. El sexo con meditación puede aportar una suerte de renacer, puede transformarte en un ser humano nuevo.

P: *¿Hay que mantener relaciones sexuales mientras se está meditando?*

R: Sí. O por decirlo de otra manera, hay que meditar mientras se hace el amor. Y es que un cambio tan pequeño puede suponer una diferencia enorme...

Había una vez dos monjes hablando en un monasterio, porque tenían un par de horas todas las tardes para meditar y pasear. Se pusieron a discutir si podrían fumar, porque no estaba prohibido, pero ellos no estaban seguros de que fuera lícito hacerlo. Así que pensaron que lo mejor sería preguntárselo al abad.

Al día siguiente, uno de los monjes estaba muy inquieto, y cuando vio venir al otro, fumando, no daba crédito a sus ojos. Dijo:

—No entiendo nada. Le he preguntado al abad: «¿Puedo fumar mientras medito?». Y él me ha dicho: «¡De ninguna manera!». Y se enfadó mucho. Pero tú estás fumando. ¿No se lo has preguntado?

El otro monje respondió:

—Sí se lo he preguntado, pero yo le pregunté: «¿Puedo meditar mientras fumo?». Y me dijo: «Buena idea. ¿Para qué perder el tiempo? Si mientras fumas también puedes meditar, estupendo. ¡Adelante!».

No voy a decir que mientras estéis meditando mantengáis relaciones sexuales, no. Lo que digo es que meditéis mientras hacéis el amor. Y es uno de los estados más tranquilos, silenciosos y armoniosos, cuando la meditación resulta más fácil. Cuando te aproximas a una situación orgásmica, se detienen los pensamientos, te transformas más en energía, en fluido, en pura palpitación. Y ese es el momento en el que hay que estar alerta: pase lo que pase, la palpitación, el orgasmo cada vez más cercano, sabes que hay un punto sin retorno. Simplemente observa. Esta es la vigilancia más secreta e interna; si uno puede percibir esa consciencia, se puede percibir todo lo demás en la vida, porque el sexo es la experiencia más íntima y absorbente.

He escrito un libro, un librito. Se titula *Del sexo a la superconsciencia*, pero nadie se ha fijado en la superconsciencia, solo en el sexo, y quienes lo han leído son monjes, monjas... ¡de todas las religiones! He escrito cuatrocientos libros sobre toda clase de temas, temas de enorme importancia para quienes, como los monjes, buscan la verdad. Pero el problema es que estos sufren, y su sufrimiento se debe a su sexualidad reprimida.

P: *Ha dicho que el sexo por sí mismo solo dará como resultado más y más niños. ¿Cuál es el resultado cuando se aúnan sexo y meditación?*

R: Te reproduces a ti mismo. Descubres que no eres completo tal y como eres. Existen niveles más elevados de inteligencia, de consciencia. A medida que consigas esos niveles más elevados de consciencia e inteligencia, te sorprenderás: empezará a desaparecer tu interés por el sexo, porque el sexo generará algo más grande que la vida, porque generará consciencia. La vida pertenece a un orden inferior; la consciencia pertenece a un orden más elevado. Y en cuanto se es capaz de generar consciencia, no existe ninguna barrera que impida hacer el amor; pero parecerá muy aburrido. No proporcionará ninguna alegría; parecerá una mera pérdida de energía. Preferirás emplear tu energía en la creación de pirámides cada vez más altas de consciencia en tu interior hasta llegar al punto definitivo, que yo llamo «la iluminación».

P: *Entonces, cualquier cosa sin consciencia es pecado. ¿Es eso lo que diría?*

R: En sus orígenes, la palabra pecado significaba «olvido», y es muy interesante recordarlo.

Consciencia significa «recuerdo», «atención», y pecado significa «olvido», «falta de atención».

Pero no voy a emplear la palabra pecado porque todas las religiones la han empleado y contaminado. Hablaré simplemente de inconsciencia, de olvido, que es el significado original de la palabra.

P: *¿Y qué es la virtud?*

R: Consciencia, mayor atención.

P: *¿Respecto a todo?*

R: Respecto a todo. Y en la medida en que eres plenamente consciente, tu vida entera es una virtud, cuanto hagas tendrá el sabor de la pureza, la fragancia de lo divino.

PRIMERA PARTE

Del sexo a la superconsciencia

1

LA BÚSQUEDA DEL AMOR

¿Qué es el amor?

Vivirlo y conocerlo es muy fácil, pero definirlo con palabras resulta difícil. Es como preguntarle a un pez: «¿Qué es el mar?». El pez contestará: «Esto es el mar. Está por todas partes, me rodea». Pero si insistes un poco y dices: «Por favor, define el mar, no te limites a señalármelo», entonces el pez tendrá un gran problema.

También en la vida de los seres humanos, todo lo que es bueno, lo que es bello y auténtico solo puede vivirse, solo puede experimentarse. Puedes ser todo eso, pero resulta muy difícil definirlo, hablar de ello. La lástima es que solo lleva hablándose cinco o seis mil años sobre algo que los seres humanos deberían vivir, algo que están destinados a vivir. Se habla y se discute sobre el amor, se cantan canciones de amor, se entonan cánticos religiosos de amor, pero el amor en sí no tiene espacio en la vida de los seres humanos.

Si profundizamos en el hombre, descubriremos que no existe palabra más falsa en su vocabulario que «amor». Y lo más penoso es que se piensa que quienes realmente han falsificado el amor, quienes han impedido que fluya el amor, son sus creadores. La religión habla del amor, pero la clase de amor que ha rodeado al hombre hasta ahora solo ha servido para cerrar todas las puertas al amor en su vida.

En este sentido, no existe una diferencia fundamental entre Oriente y Occidente, entre India y Estados Unidos. El caudal del amor aún no se ha manifestado en los seres humanos. Y le echamos la culpa al hombre, o le echamos la culpa a la mente. Decimos que los seres humanos son malos, o que la mente envenena, y por eso no fluye el amor en nuestras vidas. La mente no envenena. Quienes dicen que la mente es un veneno lo que han hecho es envenenar el amor y no dejar que nazca. En este mundo, nada es venenoso. Nada es venenoso en la creación: todo es néctar. Son los seres humanos quienes han transformado ese néctar en veneno, y los mayores culpables son los llamados maestros, los santones y los santos, la gente que se considera a sí misma religiosa.

Es muy importante comprender esto, y con todo detalle, porque si no se ve con claridad no hay posibilidad de que exista el amor en la vida de ningún ser humano.

Seguimos utilizando las mismas cosas que han impedido que el amor naciera como cimiento del propio amor. En el transcurso de los siglos se han repetido y reiterado principios completamente erróneos, y no logramos ver sus fallos fundamentales precisamente porque no cesa la repetición. Todo lo contrario, se considera que los seres humanos se equivocan porque son incapaces de cumplir los requisitos de esos principios.

El ser humano actual es el producto de una cultura con una antigüedad de cinco, seis o diez mil años, pero se culpa de los errores al ser humano, no a la cultura. El hombre está podrido, pero se elogia la cultura. «Nuestra gran cultura, nuestra gran religión»: todo es «grande». ¡Y este ser humano es el fruto que ha dado!

Pero no; el hombre se equivoca y debe cambiar. Nadie se atreve a levantarse y preguntar si no serán la cultura y la religión lo que no ha llegado a imbuir a los seres humanos de amor en el transcurso de esos diez mil años y si no es allí donde realmente reside el error. Si el amor no ha evolucionado durante los últimos diez mil años, ¿qué posibilidad existe, basándose en la misma cultura y en la misma religión, de que el amor llegue a imbuir a los seres humanos en el futuro? Lo que no se ha conseguido en los diez mil años transcurridos tampoco se logrará en los próximos diez mil. El ser humano del mañana será el mismo que el de hoy en día. Los seres humanos siempre han sido así, y así seguirán siendo, y, sin embargo, continuamos ensalzando nuestras culturas y nuestras religiones, ensalzando a los santos y los santones. Ni siquiera estamos dispuestos a plantearnos que nuestra cultura y nuestra religión puedan tener fallos.

Pues yo quiero deciros que sí los tienen. Y la prueba es el ser humano de hoy en día. ¿Qué otra prueba puede existir? Si plantamos una semilla y el fruto es ponzoñoso y amargo, ¿qué nos demuestra? Pues que la semilla era ponzoñosa y amarga. Claro, resulta difícil predecir si una semilla en concreto dará un fruto amargo o no. Podemos examinarla con todo cuidado, apretarla o abrirla, pero no podemos saber si el fruto resultará amargo o no. Se planta una semilla, brota una planta. Con el paso de los años, crecerá un árbol, que extenderá sus ramas hacia el cielo, que dará frutos... y solo entonces se sabrá si la semilla que se había plantado era amarga o no.

El ser humano actual es el fruto de las semillas de la cultura y la religión plantadas hace diez mil años y que han estado cultivándose desde entonces. El fruto es amargo, lleno de conflictos y odio, pero seguimos elogiando las mismas semillas y pensando que de ellas surgirá el amor.

He de deciros que eso no va a ocurrir, porque el potencial fundamental para el nacimiento del amor lo han matado las religiones. Lo han emponzoñado. Se ve más amor entre los animales, las plantas, que no tienen ni religión ni cultura, que entre los seres humanos. Se encuentra más amor entre las tribus atrasadas de las selvas —que no tienen ni una religión, ni una civilización, ni una cultura evolucionadas— que entre los pueblos supuestamente adelantados, cultos y civilizados de la actualidad.

¿Por qué los seres humanos están cada vez más yermos de amor cuanto más civilizados y cultos son, cuanto más se someten a la influencia de las religiones, cuanto más acuden a los templos y las iglesias a rezar? Por supuesto, existen ciertas razones; quisiera exponer dos. Si se llegan a comprender, se podrán liberar las fuentes del amor, que están bloqueadas, y el río volverá a fluir.

El amor está en el interior de todos los seres humanos. No hay que traerlo desde fuera. No hay necesidad de buscarlo en ninguna parte. Está ahí. Es el deseo por la vida que existe en todo ser humano. Es la chispa de la vida que existe en todo ser humano, pero está rodeado de altas barreras, por todos lados, y no puede manifestarse. Hay rocas por todas partes, y ese caudal no puede fluir.

La búsqueda del amor, la disciplina del amor, no es algo que se pueda aprender en ningún sitio.

Había una vez un escultor que estaba trabajando en una piedra. Una persona que fue a ver cómo se hacía una escultura no vio la menor señal de que se estuviera esculpiendo una estatua, solo que alguien estaba partiendo una piedra aquí y allá a golpe de martillo y cincel.

—¿Qué haces? —preguntó aquel hombre—. ¿No vas a hacer una escultura? He venido a ver cómo se esculpe una estatua, pero lo único que veo es que estás dando golpes a una piedra.

—La estatua está escondida en la piedra. No hay que hacerla. Hay que separar la masa de piedra inútil que la rodea, y entonces se manifestará la escultura. Una estatua no se crea; simplemente se descubre. Se destapa, se saca a la luz —respondió el escultor.

El amor está oculto en el interior de los seres humanos; solo hace falta liberarlo. No hay que producirlo, sino dejarlo al descubierto. Hay algo que nos cubre y nos impide que el amor salga a la superficie.

Preguntémosle a un médico qué es la salud. ¡Es muy curioso, pero ningún médico en todo el mundo podrá decir en qué consiste la salud! La ciencia médica se ocupa de la salud, pero nadie es capaz de definirla. Si se pregunta a un médico, contestará: «Solo puedo hablar de lo que son las enfermedades y sus síntomas. Conozco los diferentes términos y descripciones técnicas de todas y cada una de las enfermedades. Pero ¿la salud? De la salud no sé nada. Lo único que puedo decir es que la salud es lo que queda cuando no hay enfermedad». Esto se debe a que la salud está oculta en el interior de los seres humanos. No podemos definirla.

La enfermedad viene del exterior: de ahí que se pueda definir. La salud está en el interior: de ahí que no la podamos definir. Solo podemos afirmar que la salud es la ausencia de enfermedad; pero eso no es una definición de la salud, no se dice nada directo sobre la salud. La verdad es que no hay que crear la salud. La salud es nuestra naturaleza intrínseca.

El amor está en nuestro interior. El amor es nuestra naturaleza intrínseca. Por eso es una tremenda equivocación pedir a los seres humanos que cultiven el amor. El problema no consiste en cómo cultivar el amor, sino en averiguar por qué no se puede manifestar. ¿Cuál es el obstáculo? ¿Dónde está la barrera?

Si no existen barreras, el amor se manifestará. No hay necesidad de enseñarlo ni de explicarlo. Toda persona estaría llena de amor si no se impusieran las barreras de una cultura errónea. Es algo inevitable: nadie puede evitar el amor. El amor es nuestra naturaleza intrínseca.

El Ganges fluye desde el Himalaya. Su fluir es algo natural: está vivo, tiene agua, seguirá su curso y encontrará el mar. No le preguntará a un policía o a un sacerdote qué camino tiene que seguir para llegar al mar. ¿Quién ha visto un río parado en un cruce preguntándole a un policía dónde está el mar? No; la búsqueda del mar está dentro de su ser. Y como tiene energía, romperá las montañas y las rocas, atravesará las llanuras, y llegará al mar. Por muy lejos que esté el mar, por muy oculto que esté, el río lo encontrará. Y el río no tiene ni mapas ni guías para saber por dónde tiene que pasar.... pero al final llega a su destino.

Pero ¿y si se construyen diques? Supongamos que se erigen grandes muros en el cauce del río. Entonces, ¿qué pasa? Un río supera las barreras naturales, pasa por encima de ellas, pero si los seres humanos crean barreras, es posible que el río no llegue al mar.

Es importante comprender esta diferencia. Ninguna barrera de la naturaleza es realmente una barrera; por eso un río llega al mar. Atravesando las montañas, llega al mar. Pero si los seres humanos se inventan barreras, si los seres humanos hacen correcciones, pueden impedir que un río llegue al mar.

En la naturaleza existe una unidad intrínseca, una armonía. Las obstrucciones naturales, las obstrucciones que la naturaleza parece presentar, quizá sean retos para generar energía; sirven de provocaciones para invocar lo que está latente en el ser. Después de sembrar una semilla, nos da la impresión de que la capa de tierra la está aplastando, obstruyendo su crecimiento. Pero no es así; si la capa de tierra no estuviera allí, la semilla no germinaría. Desde fuera parece que la capa de tierra aplasta la semilla, pero la aplasta para que pueda ablandarse, desintegrarse y transformarse en brote. Desde fuera parece que la tierra obstruye el camino de la semilla, pero la tierra es una amiga que ayuda a crecer a la semilla.

La naturaleza es armonía, una sinfonía rítmica, pero la artificiosidad que han impuesto los seres humanos a la naturaleza, las cosas que han urdido para ella los seres humanos y los artilugios que han arrojado los humanos a la corriente de la vida han creado obstrucciones. Han dejado de fluir muchos ríos, y después se echa la culpa de ello a los propios ríos. No solemos culpar a una semilla: si esta no llega a convertirse en planta, pensamos que quizá la tierra no sea adecuada, que quizá la semilla no haya recibido suficiente agua o suficiente calor. Pero si no brotan las flores del amor en la vida de alguien, decimos: «Tú eres el responsable». A nadie se le ocurre que si no ha crecido esa planta, si no se ha desarrollado y florecido pueda deberse a una tierra inadecuada, a la escasez de agua o la falta de calor.

Las obstrucciones básicas son obra del hombre, son creación de los seres humanos. El río del amor está destinado a fluir y llegar al mar de la vida. Los seres humanos estamos aquí para fluir como el amor y alcanzar lo divino.

¿Cuáles son los obstáculos que ha creado el hombre? Lo primero es que, hasta el momento presente, toda la cultura humana ha estado en contra del sexo, de la pasión. Esta oposición, esta negación, ha destruido la posibilidad de que nazca el amor en los seres humanos.

La verdad es que el sexo es el punto de partida de todos los viajes del amor. La cuna del viaje hacia el amor —el Gangotri del amor, la fuente, el origen del Ganges del amor— es el sexo. Y todo le es hostil: todas las culturas, las religiones, todos los gurús, todos los santones. Atacan al Gangotri mismo, en su mismo origen, y el río se detiene allí: «El sexo es pecado... el sexo va contra la religión... el sexo es peligroso». Y no nos entra en la cabeza que es la energía sexual lo que, en última instancia, se transforma y transmuta en amor.

La evolución del amor no es sino la energía sexual transformada. Al ver un trozo de carbón no se nos ocurriría pensar que se transformará en un diamante. No existe ninguna diferencia esencial entre un trozo de carbón y un diamante. Tienen los mismos elementos. Mediante un proceso que dura milenios, el carbón se convierte en diamante.

Pero el carbón no se considera valioso. Cuando se guarda en una casa, se almacena donde no puedan verlo las visitas. Los diamantes se llevan alrededor del cuello o en el pecho, para que los vea todo el mundo. Los diamantes y el carbón son lo mismo, pero entre los dos no parece que haya ninguna relación visible, ninguna conciencia de que sean dos puntos de un proceso que realiza el mismo elemento. Si menospreciamos el carbón —algo muy probable, porque a primera vista no tiene nada que ofrecer, sino hollín— la posibilidad de que se transforme en diamante se detiene ahí. Sin embargo, este mismo carbón podría haberse transformado en diamante.

La energía sexual se transforma en amor. Pero todo el mundo la menosprecia, le es hostil. Los llamados bienpensantes están en su contra. Y este antagonismo ni siquiera ha permitido que la semilla germine. Ha destruido el palacio del amor en sus cimientos, en el primer paso. El carbón no se transforma en diamante porque no se acepta su evolución, no se acepta su proceso de transformación. ¿Cómo puede transformarse algo que menospreciamos, que nos disgusta, con lo que estamos en continua pelea?

A los seres humanos se les ha puesto en contra de su propia energía. A los seres humanos se les ha predispuesto a luchar contra la energía sexual. En la superficie, se enseña a los seres humanos a dejar a un lado todos los conflictos, todas las luchas, todas las peleas, pero en el fondo, lo que fundamentalmente se les enseña es a luchar: «La mente es veneno, así que lucha contra ella. Hay que combatir el veneno. El sexo es pecado, así que lucha contra él». ¡Y en la superficie se nos dice que rechacemos los conflictos! ¡Las enseñanzas que constituyen la base del conflicto interno del hombre le piden que deje a un lado el conflicto! Por un lado enloquecen a la gente, y por el otro abren manicomios para tratarlos. Por un lado propagan los gérmenes de la enfermedad, y por el otro construyen hospitales para tratar a los enfermos.

Es muy importante comprender una cosa en este contexto. No se puede apartar a los seres humanos del sexo. El sexo es la fuente misma de la vida; nacemos de él. La existencia ha aceptado la energía del sexo como punto de partida de la creación, y los santos dicen que es pecaminosa... ¡algo que la misma vida no considera pecado! Y si se piensa en Dios como el Creador, y si Dios considera el sexo pecado, entonces no existe mayor pecador en este mundo que Dios, no existe mayor pecador que Dios en este universo.

Observad cómo se abre una flor: ¿os habéis parado a pensar que cuando una flor se abre es un acto de pasión, un acto sexual? ¿Qué ocurre mientras se abre la flor? Las mariposas se posarán sobre ella y llevarán el polen, el esperma, a otra flor. Un pavo real despliega su plumaje en una danza esplendorosa: un poeta le dedicará sus versos, los santos también se llenarán de júbilo ante su visión. Pero ¿no se dan cuenta de que ese despliegue es una expresión manifiesta de pasión, de que es fundamentalmente un acto sexual? El pavo real danza para seducir a su amada. El pavo real hace señales a su amada, a su esposa. El pájaro canta, el pavo real danza, un niño se transforma en adolescente, una chica se convierte en una hermosa mujer: todo esto son expresiones de la energía sexual, manifestaciones de la energía sexual. Toda la vida, todas las expresiones, toda floración es fundamentalmente energía sexual. Y las religiones y las culturas emponzoñan la mente de los seres humanos para que se enfrenten a esta energía sexual. Intentan enrolar a los seres humanos en una lucha contra ella. Han enredado a la gente en esta batalla contra su propia energía básica, y la gente es desgraciada, falsa, está privada de amor y da lástima.

No hay que luchar contra el sexo, sino reconciliarse con él y elevar a las alturas el caudal de la vida.

Mientras bendecía a una pareja de recién casados, un sabio conocedor de los *Upanishads* le dijo a la novia: «Que seas madre de diez hijos, y que al final, tu marido sea tu undécimo hijo». Si la pasión se transforma, la esposa puede convertirse en madre; si la lujuria se transforma, el sexo puede convertirse en amor. Es solo la energía sexual lo que florece y se convierte en la energía del amor.

Pero hemos imbuido en los seres humanos el antagonismo con respecto al sexo, con el resultado de que no solo no ha florecido el amor en ellos —porque el amor es una evolución que supera la energía sexual y solo puede producirse si esta se acepta—, sino que su mente cada vez piensa más en el sexo debido a este rechazo. Todas las canciones, toda la poesía, todo el arte y la pintura, los templos y estatuas que hay en ellos se centran, más o menos directamente, en el sexo. Nuestra mente gira en torno al sexo. Ningún animal es sexual en el sentido en que lo somos los seres humanos. Los seres humanos son sexuales veinticuatro horas al día: despiertos o dormidos, sentados o de pie, el sexo ha pasado a serlo todo para ellos. Debido a su enemistad con el sexo, debido a la condena y a la represión, se ha convertido en una especie de úlcera.

No podemos librarnos de algo que es la raíz misma de la vida, pero en este constante conflicto interno, puede degradarse la vida de una persona, y eso es lo que ocurre. Las religiones son las principales responsables del excesivo peso de la sexualidad de la humanidad, tan evidente. No son las «malas personas», sino las «buenas personas» y los santos los responsables. Hasta que toda la raza humana no rechace esta forma de actuar, tan errónea, de los dirigentes religiosos y las «buenas personas», no habrá posibilidad de que nazca el amor.

Recuerdo la siguiente anécdota: un día, uno de esos supuestos hombres santos salía de su casa —iba a ver a un amigo— cuando en la puerta se encontró con un conocido de la infancia que había ido a verle. El hombre santo dijo:

—¡Bienvenido seas! Pero ¿dónde te has metido todos estos años? ¡Pasa! Mira, había prometido ir a ver a unos amigos, y sería difícil posponer la visita, así que quédate en mi casa. Volveré pronto, dentro de una hora, y entonces hablaremos largo y tendido. Tenía muchas ganas de verte, desde hace tiempo.

—¿Y no sería mejor que fuera contigo? Llevo la ropa muy sucia, pero si me dejas algo limpio, me cambio y te acompaño —replicó el amigo.

Hacía algún tiempo, un hombre rico le había regalado al santo ropa muy valiosa, y la tenía reservada para una ocasión importante. La cogió con alegría. Su amigo se puso una chaqueta y un turbante preciosos, y unos zapatos muy bonitos. ¡Parecía un rey! Al ver a su amigo, el santo sintió un poco de envidia: en comparación, él parecía un criado. Empezó a pensar si no habría cometido un error al despojarse de sus mejores prendas, ahora se sentía inferior. Todo el mundo prestaría atención a su amigo, y a él le tomarían por un criado, un sirviente. Con la ropa que llevaba aquel día, parecería un mendigo.

Trató de apaciguar sus sentimientos pensando que era un hombre de Dios, que continuamente hablaba de Dios, del alma, de cosas nobles. Al fin y al cabo, ¿qué importancia tiene una buena chaqueta o un turbante caro? Dejémoslo como está. ¿Qué más da? Pero cuanto más intentaba convencerse de su insignificancia, más se obsesionaba con la chaqueta y el turbante.

Por fuera intentó hablar con su amigo sobre otros asuntos, pero por dentro su mente no paraba de darle vueltas a lo de la chaqueta y el turbante. Aunque iban juntos, los viandantes que pasaban a su lado solo miraban a su amigo, no a él. Empezó a deprimirse.

Llegaron a la casa donde se dirigían, y el santo presentó a su amigo.

—Es mi amigo, Jamaal, un amigo de la infancia. Es un hombre encantador. —Y de repente espetó—: ¡Y la ropa es mía!

El amigo se quedó pasmado. También sus anfitriones se quedaron perplejos: ¿qué forma de comportarse era aquella? El santo también se dio cuenta de que el comentario no venía a cuento, pero ya era demasiado tarde. Se arrepintió de su metedura de pata y como consecuencia se contuvo aún más.

Al salir de la casa, le pidió disculpas a su amigo. El amigo dijo:

—No daba crédito. ¿Cómo has podido decir una cosa así?

El santo dijo:

—Lo siento. Se me ha escapado.

Pero de la boca no puede escaparse nada. A veces se te escapan las palabras sin darte cuenta, pero solo ocurre si tienes algo en la mente; la lengua no comete errores. Insistió:

—Perdóname. He hecho mal. No sé cómo se me ha ocurrido decir semejante cosa.

Pero sabía perfectamente cómo había ocurrido: la frase había aflorado de su mente.

Fueron a casa de otro amigo. El santo iba repitiéndose que no debía mencionar que la ropa era suya: fortaleció su mente para no ceder a la tentación. Al llegar a la puerta de la casa tomó la firme decisión de no decir que la ropa era suya.

El pobre no comprendía que cuanto más decidido estuviera a no hablar de la ropa, más firmemente se enraizaba el sentimiento de que debía decir que era suya. Al fin y al cabo, ¿por qué se toman esas decisiones tan firmes? Cuando alguien toma una firme decisión, como hacer voto de castidad, lo único que pasa es que la sexualidad empuja desesperadamente desde el interior. ¿Por qué, si no, habría que hacer un firme propósito? Si alguien hace el firme propósito de comer menos, o ayunar, lo que pasa es que esa persona tiene un profundo deseo de comer más. Tales esfuerzos derivan, inevitablemente, en un conflicto interior. Lo que queremos combatir no son sino nuestras debilidades. Por consiguiente, el conflicto interior es una consecuencia natural.

Absorto en su lucha interior, el santo fue a la siguiente casa. Empezó a hablar con sumo cuidado: «Os presento a mi amigo...», pero se dio cuenta de que nadie le prestaba atención. Todo el mundo miraba a su amigo y su ropa con admiración, y pensó: «¡Es mi chaqueta, y es mi turbante!». Pero volvió a recordar, muy serio él, que no debía hablar de la ropa. «Todo el mundo, rico o pobre, tiene ropa, como sea. Es algo trivial, este mundo es *maya*, puro espejismo», se decía para sus adentros. Pero la ropa se balanceaba ante sus ojos, como un péndulo, de un lado a otro, de un lado a otro.

Volvieron a hacer las presentaciones:

—Os presento a mi amigo, un amigo de la infancia. Es una persona maravillosa. Y la ropa que lleva... Es suya, no mía.

La gente se quedó atónita. Nunca habían visto a nadie que presentara a un amigo de semejante forma: «¡La ropa es suya, no mía!».

Al salir de la casa, volvió a deshacerse en excusas: «Ha sido una gran metedura de pata», reconoció. Ya no sabía qué hacer y qué no hacer: «¡Pero si a mí la ropa no me había importado tanto hasta ahora! Dios mío, ¿qué me pasa?», pensó. El pobre no sabía que cualquiera quedaría atrapado en la estrategia.

Su amigo, muy indignado, le dijo que no pensaba ir a ningún otro sitio con él. Aquel hombre, un hombre de Dios, le agarró del

brazo y le rogó: «Por favor, no te vayas. Me sentiría desgraciado el
resto de mi vida por haberme portado tan mal con un amigo. Juro
que no volveré a hablar de la ropa. Lo juro de todo corazón, juro ante
Dios que no volveré a hablar de la ropa».

Pero no hay que fiarse de quienes hacen juramentos, porque es
obvio que hay algo más profundo que el juramento removiéndose
en su interior, y precisamente para contrarrestarlo tienen que hacer
el juramento. Un juramento o un firme propósito está en la superficie, en el exterior. Surge en la parte consciente de la mente; pero lo
que motiva el propósito está dentro, en los laberintos de la mente inconsciente. Si se divide la mente en diez partes, solo una de ella, únicamente la parte superior, se compromete con el juramento; las
otras nueve partes se oponen a él. El cumplimiento del voto de castidad, por ejemplo, solo compete a una parte de la mente; las nueve
restantes piden ayuda a la existencia, reclaman precisamente lo que
la propia existencia ha implantado en los seres humanos.

Fueron a casa de un tercer amigo. El santo se refrenó, trató de
controlarse firmemente hasta cuando respiraba.

Las personas que se reprimen son muy peligrosas, porque en su
interior hierve un volcán, y solo son rígidas y controladas de puertas
para fuera. Recordad, por favor, que todo lo que está bajo control
requiere tanto esfuerzo y tanta energía que no se puede mantener el
control todo el tiempo. En algún momento hay que relajarse; en algún momento hay que descansar. ¿Cuánto tiempo puedes estar con
los puños apretados? ¿Veinticuatro horas? Cuanto más aprietes los
puños, más te cansarás y más pronto tendrás que abrirlos. De todo
cuanto requiere un esfuerzo, y cuanto mayor esfuerzo requiera, más
pronto te cansarás y empezará a ocurrir lo que querías evitar. Tu
mano puede estar abierta todo el tiempo, pero tu puño no puede estar apretado permanentemente. Cualquier cosa que requiera un
esfuerzo para mantenerse en su sitio no puede ser un modo de vida
natural, no puede ser algo espontáneo. Si hace falta esforzarse,
también hará falta descansar. Y por eso, cuanto más autocontrol
ejerce un santo, más peligroso es, porque tendrá la necesidad de relajar esa contención. Sobre veinticuatro horas de autocontrol tendrá

que relajarse un par de horas, y durante ese tiempo se recrudecerán de tal modo los «pecados» reprimidos que se verá en medio de un infierno.

Pues bien, el santo y su huésped fueron a casa del tercer amigo. El santo se controlaba al máximo para no hablar de la ropa. ¡Qué situación! Aunque solo seas un poquito religioso podrás imaginarte su situación a partir de tus propias experiencias. Si alguna vez has jurado no hacer algo o has hecho algún voto, o te has controlado en algo, comprenderás muy bien el penoso estado en que se encontraba el santo.

Entraron en la casa. El santo sudaba a mares, tan agitado estaba. Su amigo también iba preocupado, al ver la tensión que aquel estaba sufriendo.

En el momento de las presentaciones, pronunció cada palabra lenta y cuidadosamente:

—Os presento a mi amigo. Es un viejo amigo, y un hombre magnífico... —Titubeó unos momentos, y como si le dieran un enorme empujón desde su interior se desvaneció todo el autocontrol—. ¿La ropa? ¡Lo siento, no voy a hablar de eso, porque he jurado no hacerlo!

Lo que le ocurrió a este hombre le ha ocurrido a toda la humanidad en lo referente al sexo. Como está condenado, el sexo se ha convertido en una obsesión, una enfermedad, una herida. Es pecado.

Desde la más tierna edad se enseña a los niños y a las niñas que el sexo es pecado. La niña crece y el niño crece, llegan a la adolescencia, se casan e inician un viaje al mundo del sexo con la firme convicción de que el sexo es pecado. En India, a la chica le dicen además que su marido es su dios. ¿Cómo puede venerarlo como a un dios, cuando la lleva al pecado? ¿Cómo es posible? Al chico le dicen: «Esta es tu esposa, tu compañera de por vida, tu media naranja». Pero ella le conduce hacia el infierno, porque las escrituras dicen que la mujer es la puerta del infierno. «¿Y esta puerta del infierno es mi compañera de por vida, mi media naranja?» Esa media naranja que le va a llevar al infierno, al pecado... ¿cómo puede haber armonía con ella?

Tales enseñanzas han destruido la vida conyugal del mundo entero. Cuando se destruye así la vida de una pareja no le queda ninguna posibilidad al amor. Y si ni siquiera pueden amarse libremente marido y mujer —entre quienes la fuerza del amor es de lo más espontáneo y natural—, ¿cómo pueden los humanos amarse los unos a los otros? Ese amor entre marido y mujer puede elevarse a tales alturas, a unas dimensiones tan sublimes, que romperán todas las barreras y se extenderán más y más. Es posible. Pero si se corta, si se sofoca cuando está brotando, si se lo envenena, entonces no hay nada que pueda crecer, nada que se pueda extender.

El gran místico Ramanuja había acampado en una aldea. Fue a verle un hombre y le dijo que quería sentir a Dios. Ramanuja le preguntó:

—¿Has estado enamorado de alguien?

—No. Nunca me han preocupado esas cosas tan terrenales —contestó aquel hombre—. Nunca me he rebajado a eso. Quiero sentir a Dios.

—¿Nunca te ha preocupado en absoluto el amor? —insistió Ramanuja.

—Estoy diciendo la verdad —contestó enérgicamente el hombre.

El pobre hablaba como pensaba que debía hacerlo. En aquella época, estar enamorado habría supuesto una descalificación en un entorno religioso. Estaba seguro de que si decía que había amado a alguien, el místico le pediría que se librara de ese amor de inmediato, que renunciara a sus afectos y abandonara todas las emociones terrenales antes de buscar un guía espiritual. De modo que aunque el hombre hubiera amado a alguien, siguió contestando negativamente.

Pero ¿dónde puede encontrarse a alguien que no haya amado aunque sea un poco? Ramanuja preguntó por tercera vez:

—Dime una cosa. Piensa despacio. ¿Ni siquiera has sentido un poco de amor por alguien? ¿Ni siquiera has amado a una sola persona un poco?

El aspirante contestó:

—Perdón, pero ¿por qué me preguntas lo mismo una y otra vez? No quiero saber nada del amor, ni a mil metros de distancia. Quiero sentir a Dios.

Ante esto, Ramanuja replicó:

—Entonces, tendrás que disculparme. Por favor, ve a ver a otro. Según mi experiencia, si has amado a alguien, a cualquiera, si al menos has visto un destello de amor, ese amor puede extenderse hasta llegar a Dios. Pero si nunca has amado, no hay nada en tu interior que pueda crecer. No tienes la semilla que puede crecer hasta convertirse en árbol. Acude a otro.

Si no hay amor entre marido y mujer —si la esposa no ha conocido el amor por el esposo y el esposo no ha conocido el amor por la esposa—, tampoco podrán amar sus hijos. La esposa solo podrá amar a su hijo en la medida en que ame a su esposo, porque ese hijo es el reflejo de su esposo. Si no existe amor por el esposo, ¿cómo puede existir amor por el hijo? Y si no se da amor al hijo —limitarse a criar a un niño no es amor—, ¿cómo va a querer el hijo a los padres? Esa unidad de la vida llamada «familia» ha sido emponzoñada por la condena del sexo y la etiqueta de lo pecaminoso. Y es la forma extendida de la familia lo que denominamos mundo. ¿Y después nos quejamos de que el amor no se encuentra en ninguna parte? En tales circunstancias, ¿cómo va a encontrarse el amor en alguna parte?

Todos dicen que aman. Madres, esposas, padres, hermanos, amigos: todos aseguran sentir amor. Pero si miramos la vida como algo colectivo, el amor no se manifiesta por ninguna parte. Si hubiera tantas personas que amaran, el mundo estaría colmado de amor; habría millones de flores del amor por todas partes, la lámpara del amor estaría encendida por todas partes. Si en cada casa brillara una lámpara del amor, ¡cuánta luz habría en este mundo! Por el contrario, lo que encontramos es una atmósfera de odio, de cólera, de guerras. No encontramos ni un solo vislumbre de amor.

Es mentira que todo el mundo ame, y mientras sigamos creyendo esa mentira no podremos iniciar el viaje para que el amor se haga realidad. Aquí nadie quiere a nadie. Y hasta que no se acepte plenamente que el sexo es algo natural, nadie podrá querer a nadie.

Quiero deciros que el sexo es bueno, es divino. La energía del sexo es energía divina, energía buena. Por eso, esa energía crea nueva vida. Es la mayor fuerza, la más misteriosa.

Olvidaos de esa condena del sexo. Si queréis que el amor colme vuestra vida, renunciad a ese conflicto con el sexo. Aceptad el sexo con buena voluntad. Reconoced lo que de sagrado tiene. Reconoced que es una bendición. Seguid adentrándoos en sus profundidades, y os sorprenderéis al ver que cuanto más aceptáis el sexo como algo sagrado, más sagrado será. Y cuanto más entréis en conflicto con él, como si fuera algo pecaminoso y sucio, más pecaminoso y feo se tornará.

Cuando un hombre se acerca a su mujer, debería tener la sensación de hallarse ante lo sagrado, como si se adentrara en un templo. Y cuando la mujer se aproxima al marido, debería inundarle la sensación de lo sagrado, de lo reverencial, como si estuviera en presencia de un dios. Cuando dos amantes se sienten más cercanos, cuando realizan el acto del amor, en realidad están entrando en un templo. En su intimidad, lo que se pone en funcionamiento es lo sagrado, la fuerza creativa de la existencia.

Tal y como yo lo entiendo, el hombre vislumbró los primeros destellos del despertar, de la meditación, en los momentos de hacer el amor, no en otra situación. En los momentos de hacer el amor los seres humanos se dieron cuenta por primera vez de que es posible semejante dicha. Quienes meditaron sobre esta verdad, quienes reflexionaron sobre el fenómeno del sexo, sobre el acto amoroso, vieron que en esos momentos, en el momento del orgasmo, la mente se vacía. Durante unos instantes desaparecen todos los pensamientos. Y ese vacío de la mente, esa anulación de los pensamientos, inunda de dicha. Así descubrieron el secreto.

También descubrieron otro secreto: que si se puede liberar la mente de pensamientos por otros medios aparte del sexo, se obtiene la misma dicha. De aquí surgieron los sistemas del yoga y de vaciar la mente que dieron lugar a la meditación. En la raíz misma de la meditación está la experiencia del acto amoroso. Así, los seres humanos descubrieron que es posible apaciguar la mente, que se puede liberar la mente de pensamientos sin practicar el sexo, y que se puede obtener la misma dicha que proporciona el sexo.

Además, la experiencia del acto amoroso solo puede tener una duración limitada, porque es un derroche y una descarga de energía; pero la experiencia de la meditación se puede mantener continuamente.

Quisiera deciros que quien llega a la meditación experimenta la misma dicha veinticuatro horas al día, la misma que siente una pareja durante el orgasmo. No existe otra diferencia fundamental entre la dicha de ambas experiencias. El sabio que dijo que *vishayanand* y *brahmanand* —la dicha que procede de la complacencia de los sentidos y la dicha que procede del acceso a lo sagrado— son hermanos gemelos, dijo una gran verdad. Nacen del mismo vientre. Nacen de la misma experiencia. Tenía razón.

De modo que el primer principio que quiero enseñaros es que si deseáis conocer ese fenómeno llamado amor el primer paso consiste en aceptar lo que de sagrado, divino y santo tiene el sexo, de todo corazón, plena y sinceramente. Y os sorprenderá ver que cuanto más plena y sinceramente aceptéis el sexo, más libres os sentiréis de él. Cuanto menos se acepta el sexo, más atado se está a él, como el santo que acabó esclavo de su ropa. Cuanto más lo aceptes, más libre serás. A la aceptación completa de la vida, a todo lo que es natural en la vida, yo lo llamo religiosidad. Y esa religiosidad libera a la persona.

Considero irreligiosos a quienes niegan y rechazan lo natural de la vida: «Esto es malo, eso es pecaminoso, aquello es peligroso. Renunciad a esto, renunciad a lo otro». Quienes hablan de renuncia son precisamente los irreligiosos.

Aceptad la vida tal y como es, con toda su naturalidad, y vividla en su plenitud. Esa plenitud os elevará día a día, paso a paso. El hecho de aceptarla os elevará a tales alturas que un día viviréis algo que no tiene nada que ver con el sexo. Si el sexo es carbón, un día de él surgirá el diamante, y como tal se manifestará. Esa es la primera clave.

En segundo lugar, es fundamental algo que la civilización, la cultura y las religiones no han dejado de reforzar y que, sin embargo, es importante porque, si bien por el primer principio la energía del sexo se transformará en energía del amor, existe algo que bloquea la energía del sexo como un muro y que no la deja fluir. Y ese algo es el ego, el sentimiento del «yo soy».

El «yo soy» lo reafirman las personas irreligiosas, pero se reafirma aún más en los llamados bienpensantes y personas religiosas. Naturalmente, en su caso adopta una forma distinta. Ellos dicen: «Quiero ir al cielo; quiero obtener la salvación, la liberación; quiero esto, quiero lo otro...», pero esa primera persona, ese «yo», está presente en su interior.

Cuanto más fuerte es el «yo», menor es la capacidad para fundirse en uno con otra persona. El «yo» supone una barrera, algo que se anuncia a sí mismo, y proclama lo siguiente: «Tú eres tú y yo soy yo. Existe una distancia entre los dos». Entonces, por mucho que «yo» te ame, por mucho que «yo» te abrace, seguiremos siendo dos. Por mucho que nos acerquemos, seguirá existiendo un vacío: «Yo soy yo y tú eres tú». Esa es la razón por la que incluso la experiencia más íntima no consigue acercar a las personas. Los cuerpos se aproximan, pero las personas siguen estando alejadas. Mientras exista el «yo» interior, no se disolverá la sensación del «otro».

Sartre dijo algo maravilloso: «El infierno son los otros». Pero no explicó por qué el otro es el «otro». El otro es el «otro» porque yo soy «yo». Y mientras yo sea «yo», el mundo de mi alrededor será lo «otro», algo distinto, aparte. Y mientras exista esa separación no podrá darse la experiencia del amor.

El amor es la experiencia de la unidad.

El amor es la experiencia de cuando cae la barrera y las dos energías se encuentran en una unidad, cuando se unen. El amor es la experiencia en la que se desmoronan las barreras entre dos personas y sus dos seres confluyen, se unen, se funden en uno solo. Cuando se produce esta experiencia entre dos individuos, a eso lo llamo yo amor. Cuando esta misma experiencia se produce entre un individuo y el todo, yo lo llamo la experiencia de lo divino.

Si esta experiencia tiene lugar entre dos individuos —de modo que se derrumban todas las barreras, se funden en uno en un nivel interior más profundo, una sola melodía, una sola corriente, un solo ser—, entonces hay amor. Y si esta misma experiencia se da entre un individuo y el todo —de modo que el individuo se disuelve y se hace uno con el todo—, entonces esa experiencia es lo divino. Y por eso digo que el amor es la escalera, y convertirse en un dios el destino final del viaje.

¿Cómo puede desaparecer el «otro» mientras no desaparezca el «yo», a menos que yo me disuelva? El «otro» es una creación del eco de mi «yo». Cuanto más alto grito «yo», con más fuerza se crea el «otro». El «otro» es el eco del «yo».

¿Y qué es ese «yo»? ¿Te has detenido a pensarlo? ¿Son tus piernas, tus manos, tu cabeza o tu corazón ese «yo»? ¿Qué constituye el «yo»? Si buscas con tranquilidad dentro de ti durante unos momentos qué es y dónde está ese «yo», te sorprenderás al ver que, a pesar de la intensa búsqueda, no puedes encontrar ese «yo» por ninguna parte. Cuanto más profundices en tu interior, más hondos serán el vacío y el silencio que encontrarás, y no un «ego» ni un «yo», por ninguna parte.

El emperador Milind envió recado al monje Nagsen para que honrara la corte con su presencia. Un mensajero fue a ver a Nagsen y le dijo:

—Nagsen, el emperador desea verte. He venido a invitarte.

Nagsen replicó:

—Si quieres iré, pero perdona: aquí no hay ningún Nagsen. Nagsen es solo un nombre, una etiqueta funcional.

El cortesano le contó al emperador que Nagsen era una persona muy extraña: había contestado que acudiría pero que allí no había ningún Nagsen, que ese nombre solo era una etiqueta funcional. El emperador dijo:

—Qué raro. Pero si dice que vendrá, vendrá.

Nagsen llegó a su debido tiempo, en la carroza real, y el emperador le recibió en la puerta.

—¡Bienvenido seas, *bhikshu* Nagsen! —dijo.

Al oír estas palabras, el monje se echó a reír:

—Acepto tu hospitalidad como Nagsen, pero recuerda, por favor, que aquí no hay ningún Nagsen.

—Hablas en clave —le replicó el emperador—. Si tú no estás aquí, entonces, ¿quién ha venido? ¿Quién ha aceptado mi invitación? ¿Con quién estoy hablando?

Nagsen miró a su espalda y preguntó:

—¿No es esa la carroza en la que he venido, emperador Milind?

—Sí, esa misma.

—Por favor, que desenganchen los caballos.

Así lo hicieron.

—¿Es esa la carroza? —preguntó el monje señalando los caballos.

—¿Cómo se puede decir que los caballos sean una carroza? —replicó el emperador.

A una señal del monje, se llevaron los caballos y quitaron las lanzas para enganchar los caballos.

—¿Son esas lanzas la carroza?

—Pues claro que no. Son las lanzas, no la carroza.

A continuación quitaron las ruedas, y Nagsen preguntó:

—¿Son esas ruedas la carroza?

—Son las ruedas, no la carroza —contestó el emperador.

El monje ordenó que quitaran todas las piezas, una a una, y a cada una de sus preguntas, el emperador se veía obligado a responder: «Eso no es la carroza».

Por último, no quedó nada. El monje preguntó:

—¿Dónde está la carroza? Cada vez que desmontaban un elemento, decías: «Esto no es la carroza». Pues bien, dime: ¿Dónde está la carroza?

El emperador se quedó perplejo. Ya no quedaba carroza alguna, y cuando la iban desmantelando pieza a pieza, ninguna de ellas era la carroza.

El monje añadió:

—¿Me comprendes? La carroza era un montaje, una simple acumulación de ciertos objetos. Como tal, una carroza no tiene existencia propia, no tiene «ego». Una carroza es simplemente una combinación de cosas.

Busca en tu interior: ¿Dónde está tu «ego»? ¿Dónde está tu «yo»? No encontrarás ese «yo» por ninguna parte. Es simplemente una combinación de múltiples energías: nada más. Sigue buscando todas y cada una de sus ramificaciones, todos y cada uno de sus aspectos, y no encontrarás nada. Al final, solo quedará la nada.

El amor nace de la nada, porque esa nada, ese vacío en ti, es pura divinidad.

El amor solo puede nacer del vacío porque solo un vacío es capaz de fundirse con otro vacío; solo una vacuidad puede hacerse una sola con otra vacuidad. No dos personas, sino únicamente dos nadas pueden coincidir porque ya no existen barreras. Excepto una nada, todo lo demás tiene barreras a su alrededor.

De modo que lo segundo que debemos recordar es que cuando se desvanece la personalidad no se encuentra el «yoísmo». Lo que queda es el todo, no el «yo». Cuando esto ocurre, se desmoronan todas las barreras, todos los muros, y entonces fluye impetuoso el Ganges del amor que estaba oculto. Estaba siempre dispuesto y a la espera de que tú te hicieras una nada y dejaras que fluyera.

Si excavamos un pozo, el agua ya está ahí abajo, no hay que traerla de ninguna parte. Solo hay que excavar y quitar la tierra y las piedras. ¿Qué es exactamente lo que hacemos cuando abrimos un pozo? Creamos un vacío, de modo que el agua que está escondida debajo encuentre un espacio en el que mostrarse. Ya está dentro; solo quiere espacio para manifestarse. Ansía un vacío que no consigue. Cuando quitamos la arena y las piedras que llenan un pozo el agua brota.

De forma parecida, el amor ya está en lo profundo de los seres humanos: lo que hace falta es espacio, un vacío para que pueda salir a la superficie. Pero estamos llenos de nuestro «yo», todo el mundo alardea de su «yo». Y hay que recordar lo siguiente: que mientras tu ser grita «yo», eres un pozo lleno de arena y piedras, y la corriente del amor no emergerá en ese pozo. No puede hacerlo.

He leído un relato precioso de Shel Silverstein, *El árbol genero-*

so. Érase una vez un árbol venerable y majestuoso, con ramas que se alzaban hacia el cielo. Cuando florecía, llegaban mariposas de todos los colores, formas y tamaños, y revoloteaban a su alrededor. Cuando daba fruto, llegaban hasta él aves de tierras lejanas. Las ramas eran como brazos extendidos a los vientos, y era maravilloso.

Había un niño que iba a jugar debajo del árbol todos los días, y el gran árbol se enamoró del niño. Los ancianos, los grandes, también pueden enamorarse de los pequeños, de los jóvenes, si los grandes no se obsesionan con la idea de su grandeza. El árbol no tenía esa idea de ser grande —solo los seres humanos la tienen— y se enamoró del niño. El «ego» siempre intenta enamorarse de lo más grande. El «ego» siempre trata de relacionarse con lo que es más grande que él; pero para el amor nadie es grande ni pequeño. El amor acoge en sus brazos a quienquiera que esté cerca.

El árbol empezó a amar al niño que iba a jugar debajo de él. Tenía las ramas altas, pero las doblaba y las bajaba para que el niño pudiera coger los frutos. El amor siempre está dispuesto a inclinarse. Si te aproximas al «ego», se estirará hacia arriba aún más, se tensará de tal modo que no podrás alcanzarlo. Se considera pequeño a quien es alcanzable. Al inalcanzable, al que ocupa el trono del poder, se le considera grande.

El niño se acercaba a jugar, y el árbol doblaba sus ramas. Cuando el niño cogía unos frutos, el árbol se sentía inmensamente feliz y todo su ser se llenaba del júbilo del amor. El amor es feliz cuando puede dar algo; el «ego» es feliz cuando puede tomar algo.

El niño creció. A veces dormía en el regazo del árbol, comía sus frutos, y otras veces se ponía una guirnalda hecha con las flores del árbol y actuaba como un rey de la jungla. Una persona es como un rey cuando existen las flores del amor, pero se empobrece y entristece cuando lo que está presente son las espinas del «ego». El ver al chico con una guirnalda de flores, bailando, inundaba de alegría al árbol. Asentía, colmado de amor, y cantaba en medio de la brisa. El chico siguió creciendo. Empezó a encaramarse al árbol para columpiarse en sus ramas. El árbol se sentía muy feliz cuando el chico se sentaba en sus ramas. El amor es feliz cuando proporciona comodidad y consuelo a alguien; el «ego» solo es feliz cuando arrebata la comodidad y el consuelo a alguien.

Con el paso del tiempo, al chico le sobrevino la carga de otros deberes. Surgieron las ambiciones, tenía que presentarse a exámenes, tenía que hacer amigos, y dejó de ir todos los días junto al árbol. Pero el árbol le esperaba ansiosamente. Le llamaba desde las profundidades de su alma: «Ven. Ven. Estoy esperándote». El amor siempre espera la llegada del amado. El amor solo tiene una tristeza: no poder compartir. El amor es triste cuando no puede dar. El amor es feliz cuando puede compartir. Y su felicidad llega al culmen cuando puede darlo todo.

El chico siguió haciéndose mayor y cada vez iba con menos frecuencia junto al árbol. Cualquiera que se hace más grande en el mundo de las ambiciones encuentra cada día menos tiempo para el amor. El chico se había hecho ambicioso y estaba atrapado en asuntos mundanos: «¿Un árbol? ¿Qué árbol? ¿Por qué tendría que ir a verlo?».

Un día que pasaba por allí, el árbol le gritó:

—¡Escucha! —Su voz resonó en el aire—. ¡Escúchame! Estoy esperándote, pero no vienes. Te espero todos los días.

El chico replicó:

—¿Qué tienes tú para que acuda a ti? Lo que yo busco es dinero. —El «ego» siempre busca algo—. ¿Qué tienes que ofrecerme para que acuda a ti? Iría si tuvieras algo que ofrecerme. En otro caso, no veo para qué debería hacerlo.

El «ego» siempre tiene un motivo, un objetivo. El amor no tiene motivos, ni objetivos. El amor es su propia recompensa.

Sobresaltado, el árbol dijo:

—¿Solo vendrías a mí si te diera algo? Únicamente puedo darte todo lo que tengo. —Lo que no da no es amor. El «ego» no da, mientras que el amor da, sin condiciones—. Pero yo no tengo dinero. Eso es una invención humana. Nosotros, los árboles, no sufrimos esa enfermedad, y somos felices —dijo el árbol—. En nosotros brotan flores. En nosotros crecen muchos frutos. Damos sombra protectora. Danzamos con la brisa y cantamos canciones. Las aves inocentes saltan en nuestras ramas y gorjean porque no tenemos dinero. El día en que empecemos a tener algo que ver con el dinero nos sentiremos desgraciados como vosotros, los seres humanos, que vais a los templos a oír sermones sobre cómo obtener la paz, cómo encontrar amor. No, nosotros no tenemos dinero.

—Entonces, ¿por qué tendría que ir contigo? Tengo que ir adonde haya dinero. Necesito dinero —dijo el chico.

El ego pide dinero porque el dinero es poder, y el ego necesita poder.

El árbol meditó. Comprendió algo y dijo:

—Haz una cosa. Coge todos mis frutos y véndelos. Así tendrás dinero.

El chico se animó inmediatamente. Se encaramó al árbol y cogió todos los frutos; incluso arrancó los que estaban verdes. Las ramas se rompieron y las hojas se cayeron con los bruscos movimientos. El árbol se sentía muy feliz, desbordante de alegría. Incluso al romperse es feliz el amor. Pero el ego no es feliz ni siquiera al recibir bienes; el ego es siempre desgraciado.

El chico ni siquiera se volvió para darle las gracias al árbol, pero al árbol no le importó. Ya se lo había agradecido cuando el chico aceptó su ofrenda de amor.

El chico tardó mucho tiempo en volver. Tenía dinero y se dedicaba a hacer más dinero. Se había olvidado del árbol. Pasaron los años. El árbol estaba triste. Anhelaba el regreso del chico, como una madre con los pechos henchidos de leche cuyo hijo se ha perdido. Todo su ser ansía a su hijo, desea ardientemente encontrarle para que la alegre. Así era el grito interno de aquel árbol. Todo su ser se moría de pena.

Al cabo de muchos años, el chico, ya adulto, fue a ver al árbol. El árbol dijo:

—Ven. Ven a abrazarme.

El chico, ya hombre, dijo:

—Déjate de tonterías. Eso eran cosas de niños.

Al ego, el amor le parece una tontería, una fantasía infantil.

—Ven a columpiarte en mis ramas. Ven a bailar conmigo —insistió el árbol.

—¡No me des la murga! Quiero construir una casa. ¿Puedes darme una casa? —replicó el hombre.

—¡Una casa! Yo vivo sin casa —exclamó el árbol.

Solo los seres humanos viven en casas. Nadie más en este mundo vive en casas. ¿Y veis en qué situación se encuentra ese ser humano que posee casas? Cuanto más grandes las casas, más pequeños los seres humanos.

—Nosotros no vivimos en casas; pero puedes hacer una cosa. Corta mis ramas y llévatelas. Así, a lo mejor puedes construir una casa.

Sin pérdida de tiempo, el hombre llevó un hacha y cortó todas las ramas del árbol. El árbol no era ya más que un tronco desnudo, pero se sentía muy feliz. El amor es feliz incluso si el amado arranca sus miembros. El amor es generoso; el amor siempre está dispuesto a compartir.

El hombre no se molestó ni en volverse para mirar al árbol. Construyó la casa. Y pasaron los días, y los años.

El tronco esperaba sin cesar. Quería llamar al hombre, pero no tenía ni ramas ni hojas que le dieran voz. Los vientos soplaban, pero el árbol no podía gritar. Y, sin embargo, su alma resonaba con un solo grito: «¡Ven! ¡Ven, amado mío!».

Pasó mucho tiempo, y el hombre se hizo viejo. Un día pasó junto al árbol y se detuvo. El árbol le preguntó:

—¿Qué más puedo hacer por ti? Hacía mucho tiempo que no venías.

El anciano dijo:

—¿Que qué puedes hacer por mí? Quiero ir a tierras lejanas a ganar más dinero. Necesito una barca, para viajar.

El árbol replicó, contento:

—Corta mi tronco y haz una barca con él. Me alegraría mucho ser tu barca y ayudarte a ir a tierras distantes para que ganes dinero. Pero recuerda que debes cuidarte y volver pronto. Yo estaré esperándote.

El hombre llevó una sierra, taló el tronco, construyó una barca y se marchó.

El árbol había quedado reducido a un pequeño tocón. Esperaba el regreso de su amado. Esperaba, esperaba, esperaba. Pero ya no le quedaba nada que ofrecer. Quizá el hombre no regresara jamás; el ego solo va a donde hay algo que ganar. El ego no va a donde no hay nada que ganar.

Una noche que estaba yo descansando junto a ese tocón, me susurró:

—Ese amigo mío no ha vuelto todavía. Estoy muy preocupado, por si se ha ahogado o se ha perdido. Puede haberse perdido en uno de esos países lejanos. Incluso puede que no esté vivo. ¡Cuánto deseo recibir noticias suyas! Se acerca el final de mi vida, y me conformaría con tener noticias suyas. Así moriría feliz. Pero no vendría aunque pudiera llamarle. Ya no me queda nada para dar, y él solamente comprende el lenguaje del recibir.

El ego solo comprende el lenguaje del recibir; el amor es el lenguaje del dar.

No voy a añadir nada más. Si la vida puede convertirse en algo como ese árbol, que extiende sus ramas a lo largo y a lo ancho para que todos puedan cobijarse bajo su sombra, que abraza a todos, entonces comprenderemos qué es el amor. Para el amor no existen escrituras, ni definiciones, ni doctrinas. Para el amor no existe un dogma.

Mientras venía hacia aquí para dar esta charla, pensaba en qué podría deciros sobre el amor. Es tan difícil de describir... Podría haberme limitado a sentarme aquí: si pudiera vislumbrarse en mis ojos, quizá fuera suficiente; si pudiera notarse en los gestos de mis manos, lo habríais visto y yo podría haber dicho simplemente: «Esto es el amor».

Pero ¿qué es el amor? Si no se ve en mis ojos, si no se nota en los movimientos de mis manos, entonces nunca podrá aprehenderse por medio de mis palabras.

Os agradezco mucho que me hayáis escuchado con tanto amor y con tanto silencio. Y, para terminar, me doblego ante el dios que mora en todos vosotros. Aceptad, por favor, mi ofrenda en señal de respeto.

2

LA ATRACCIÓN FUNDAMENTAL

Una mañana, muy temprano, antes del amanecer, un pescador llegó a un río. En la ribera tropezó con algo y vio que era un pequeño saco de piedras. Recogió el saco y, dejando a un lado las redes, se sentó en la ribera, a la espera del amanecer. Aguardaba a que rayara el alba para empezar su cotidiana labor. Sacó indolentemente una piedra del saquito y la lanzó al tranquilo río. Después lanzó otra piedra y después otra. Le gustaba el ruido del chapoteo en medio del silencio de la aurora, y siguió lanzando piedras al agua, una a una.

El sol fue ascendiendo lentamente y se hizo la luz. Al llegar ese momento, había tirado todas las piedras menos una; aún la tenía en la palma de la mano. Cuando la miró a la luz del día, se le encogió el corazón, se quedó boquiabierto. ¡Era un diamante! Había tirado un saco entero de diamantes: el que tenía en la mano era el último. Gritó, lloró. Se había topado con un tesoro de tal calibre que podría haberse enriquecido infinitamente. Pero sin darse cuenta, en medio de la oscuridad, lo había tirado.

En cierto modo, el pescador tuvo suerte: aún le quedaba un diamante; había llegado la luz del alba antes de que hubiera tirado el último. La mayoría de las personas no tiene tanta suerte. Se les pasa la vida entera y el sol nunca sale para ellos, nunca llega la mañana a sus vidas. Nunca les llega la luz, y cuando se quieren dar cuenta, han tirado todos los diamantes de la vida pensando que eran guijarros.

La vida es un enorme tesoro oculto, pero no hacemos nada con él salvo desperdiciarlo, despilfarrarlo, perderlo. Aun antes de saber qué es la vida, la despreciamos. La vida se desvanece sin que hayamos descubierto lo que estaba oculto en ella: qué secreto, qué misterio, qué paraíso, qué dicha, qué liberación.

Quisiera decir unas cuantas cosas sobre los tesoros de la vida; pero a quienes ya los han tomado por guijarros les resultará muy difícil abrir los ojos y ver que son diamantes. Y a quienes han malgastado su vida tirándolos como si fueran guijarros les molestará que se les diga que son joyas y no piedras. Se enfadarán, no porque lo que les han dicho no sea verdad, sino porque habrá quedado en evidencia su estupidez, porque les habrán recordado que han tirado por la borda enormes tesoros.

Pero por muchos tesoros que se hayan perdido, si al menos queda un solo momento de vida, se puede salvar algo. Aún se puede conocer algo, aún se puede lograr algo. En la búsqueda de la vida, nunca es demasiado tarde, nunca hay que desesperarse.

Pero en nuestra ignorancia, en medio de la oscuridad, hemos dado por sentado que no hay nada en la vida salvo piedras y guijarros. Quienes han vivido con esta idea han aceptado la derrota antes de hacer ningún esfuerzo para buscar.

Lo primero que querría decir sobre esa desesperación, sobre esa supuesta derrota, es que la vida no es un montón de barro y piedras. En la vida hay mucho más, y mucho más está oculto bajo el barro y las piedras. Si tenéis ojos para ver, también surgirá ante vuestra vista la escala de la vida que lleva a lo divino.

Dentro de este cuerpo de sangre, carne y huesos, se oculta lo que trasciende el cuerpo, lo que no tiene nada que ver con la sangre, la carne y los huesos. En ese mismo cuerpo que hoy nace y mañana muere, volviendo a lo que era, polvo, vive lo que es inmortal, lo que no nace ni muere. En la forma vive lo informe, en lo visible lo invisible. En la niebla de la muerte está oculto lo que no muere. Entre el humo de lo mortal está oculta la llama de la inmortalidad, la luz que nunca muere. Pero al ver el humo, nos apartamos y no vemos la llama. Quienes reúnen un poco más de valor buscan un poco, pero incluso ellos se pierden en medio del humo y no llegan hasta la llama.

¿Cómo realizar este viaje hasta la llama, más allá del humo, al ser mismo dentro del cuerpo, hasta lo divino que está oculto en la naturaleza? ¿Cómo conseguirlo?

En primer lugar: hemos establecido tales ideas sobre la vida, hemos ensalzado tales filosofías sobre la vida que ya no somos capaces de ver la verdad de la vida. Hemos llegado a la conclusión de qué es la vida sin haber buscado, sin haber investigado, sin haber comprendido nada por nosotros mismos. Solamente hemos entendido y aceptado una idea preconcebida sobre la vida. Nos han inculcado una sola cosa, como un mantra: que la vida no tiene sentido, que es vana, un sufrimiento, que debemos renunciar a ella. De tanto oírlo, ha calado en nuestro ser, se ha asentado como una roca. Por este motivo, la vida ha empezado a ser un sufrimiento y a parecernos vana. Por este motivo, la vida ha perdido toda la alegría, todo el amor, toda la belleza. El ser humano se ha convertido en algo feo, en una serie de desdichas.

Si aceptamos que la vida carece de sentido y es vana, no es de sorprender que hayamos dejado de hacer esfuerzos para darle un sentido. Si aceptas que la vida es fea, ¿por qué habrías de buscar belleza en ella? Y cuando crees firmemente que para lo único que sirve la vida es para renunciar a ella, ¿qué sentido tiene intentar adornarla, limpiarla y refinarla, embellecerla?

Nuestra actitud ante la vida no es distinta de la actitud de los viajeros en la sala de espera de una estación de tren. El viajero sabe que solo va a estar allí un rato, que se marchará pronto. ¿Qué le importa la sala de espera? ¿Qué sentido tiene? De modo que deja desperdicios por todos lados, escupe, ensucia la sala, le da igual: no le preocupa la sala de espera; al fin y al cabo, no tardará en abandonarla.

Así nos portamos con la vida, como si fuera una residencia provisional. Entonces, ¿qué necesidad tenemos de buscar, y de crear belleza y verdad en la vida?

Quisiera deciros que, sin duda, abandonaremos esta vida, pero que de ninguna manera abandonaremos la vida, jamás. Nos marcharemos de esta morada, abandonaremos este lugar, pero la esencia de la vida continuará con nosotros: somos la vida. Cambiará el sitio, cambiará la casa, pero ¿la vida? La vida seguirá con nosotros. No hay forma de librarse de ella.

Y lo importante no es solo que podríamos haber embellecido el lugar donde estamos, que podríamos haber creado un entorno de amor, que podríamos haber entonado un canto de alegría donde estábamos. Lo importante es que quien entona un cántico de alegría se abre a la posibilidad de sentir más alegría en su interior. Quien embellece la casa logra encontrar más belleza. Quien pasa incluso unos momentos en la sala de espera con amor se hace merecedor de recibir un mayor amor.

Nos formamos con lo que hacemos. En última instancia, somos hijos de nuestras obras. Lo que hacemos lentamente, lentamente va creando nuestra vida y nuestra alma. Lo que hacemos en la vida decide cómo nos creamos a nosotros mismos. Nuestro comportamiento en la vida decide cómo viajará nuestra alma, por qué senderos se moverá, los nuevos mundos que explorará.

Si somos conscientes de que nuestro comportamiento en la vida es lo que nos crea, quizá nos parezca descabellada la creencia de que la vida es vana y carece de sentido. Quizá nos parecería absurda la idea de aceptar la vida como un sufrimiento. Quizá la actitud contraria a la vida nos parecería irreligiosa. Pero hasta el momento presente, solo se nos ha enseñado a negar la vida, en nombre de la religión. Hasta ahora, la realidad es que la religión ha estado orientada hacia la muerte, no hacia la vida. El núcleo del pensamiento que anima a las religiones se ocupa de lo que viene después de la muerte, no antes. Hasta el momento presente, las religiones se han centrado en venerar la muerte, no la vida. No encontramos por ninguna parte la veneración por los frutos de la vida; lo que vemos son elogios y reverencias hacia los frutos muertos, marchitos, enterrados.

Hasta ahora, todas las religiones han reflexionado sobre lo que hay después de la muerte: el cielo, la salvación, el nirvana, como si lo que hay antes de la muerte no tuviera la menor importancia. Yo quiero deciros que si ni siquiera sois capaces de ocuparos de lo que hay antes de la muerte, jamás seréis capaces de ocuparos de lo que hay después de ella. Si no se encuentra sentido a lo que hay aquí, antes de la muerte, nunca se podrá encontrar sentido a lo que viene después. La preparación para la muerte debe realizarse mediante todo lo que existe en la vida. Si hay otro mundo después de la muerte, allí encontraremos solamente lo que hemos creado y vivido en esta vida. Pero hasta ahora lo único que se ha pregonado es el desprecio a esta vida.

No existe otro dios que la vida misma. No puede haberlo. También quiero decir que esforzarse por perfeccionar el arte de la vida equivale a esforzarse por perfeccionar el arte de la religiosidad. Y experimentar la verdad última en esta vida es el primer paso para obtener lo último. Quien se pierde esta vida, se perderá todo lo demás.

Sin embargo, el enfoque hasta ahora ha sido justo el contrario. Con ese enfoque se nos pide que renunciemos a la vida, que renunciemos al mundo. No se nos pide que busquemos en esta vida, ni que aprendamos el arte de vivir. Tampoco nos dicen que la forma de vivir la vida depende de cómo la veamos. Si la vida parece oscura y triste se debe a que se vive erróneamente.

Yo llamo a la religión el arte de vivir. La verdadera religión no significa renunciar a la vida. Es una escalera para descender a las profundidades de la vida. La verdadera religión no significa volverle la espalda a la vida, sino abrir los ojos ante ella. La religión no es una huida de la vida, sino el nombre que se le da cuando la abrazamos. Es un encuentro con la vida.

Estos errores básicos quizá expliquen por qué solo las personas mayores muestran interés por la religión. Si vamos a los templos, a las iglesias, a los *gurudwaras*, únicamente encontraremos a gente mayor, no a jóvenes. ¿Por qué? Solo hay una explicación: que, hasta ahora, las religiones han sido cosa de viejos, de quienes se aproximan al final de su vida, de quienes viven obsesionados con el temor a la muerte y piensan en lo que ocurre luego y quieren saber qué existe después.

¿Cómo puede una religión basada en la filosofía de la muerte influir en la vida entera? ¿Cómo puede una religión que solo toma en consideración la muerte lograr que este mundo sea religioso? No puede. Tras cinco milenios de enseñanzas religiosas, el mundo sigue viviendo en la irreligiosidad. Aunque no faltan templos, mezquitas, iglesias, sacerdotes, maestros y ascetas en este planeta, sus habitantes aún no son religiosos. Y no lo conseguirán, porque los fundamentos de la religión son erróneos. El fundamento de la religión es la muerte, no la vida. En lugar de centrarse en las flores, en la vida, la religión se ha centrado en las tumbas. No es de extrañar que las religiones que solo miran a la muerte no hagan vibrar el corazón de la vida.

¿Quiénes son los responsables de todo esto?

Durante los próximos días, me gustaría hablar sobre la religión de la vida. Para eso, en primer lugar hemos de entender unos puntos básicos.

Hasta ahora, se ha hecho todo lo posible por ocultar, suprimir y olvidar la verdad fundamental de la vida en lugar de comprenderla y explorarla. Y los efectos nocivos de los esfuerzos por negar esta verdad fundamental se han extendido por el mundo entero.

¿Cuál es el elemento central en la vida normal de los seres humanos? ¿Dios? ¿El alma? ¿La verdad? No. ¿Qué hay en el núcleo mismo de los seres humanos? ¿Qué hay en las profundidades del corazón humano, de alguien que nunca ha emprendido una búsqueda espiritual, que nunca ha seguido la senda de una búsqueda espiritual, que nunca ha iniciado una búsqueda espiritual? ¿La oración? ¿La devoción? No, en absoluto. Si indagamos en la energía vital de un ser humano normal, si indagamos en nuestra propia fuerza vital, no veremos ni a Dios, ni la devoción ni la oración, no encontraremos ni el culto ni la meditación. Veremos algo muy distinto, algo que se ha mantenido reprimido e innombrado.

¿Y en qué consiste ese algo que encontraremos si desvelamos y analizamos el núcleo de los seres humanos?

Dejemos de momento los seres humanos a un lado. Si miramos los reinos vegetal o animal, ¿qué encontramos en el núcleo de todo? Si investigamos la actividad de una planta, ¿qué encontramos? ¿Cuál es la esencia de una planta? Todo su ser, toda su savia vital está dedicada a la formación de nuevas semillas, a producir nuevas semillas.

¿Qué hace un pájaro? ¿Qué hace cualquier animal? Si observamos detenidamente la naturaleza, descubriremos que existe un único proceso, uno solo que se desarrolla con entusiasmo. Y ese proceso es el de la creación continua, el de la procreación, el de la continua resurrección de la vida bajo formas nuevas. Las flores nutren semillas; los frutos nutren semillas. ¿Y qué hace la semilla? La semilla se transforma en una planta nueva, una nueva flor, un nuevo fruto... Si nos fijamos, la vida es un proceso de procreación interminable, infinito. La vida es una energía dedicada al empeño constante de la procreación.

Lo mismo ocurre con los seres humanos. Ese empeño de los seres humanos en la procreación lo hemos denominado sexo, una etiqueta que ha dado mala fama a la energía, que la ha condenado, que ha embargado a los seres humanos con un sentimiento de rechazo. Sin embargo, también se produce entre los seres humanos un esfuerzo constante por crear vida, lo que hemos llamado sexo o energía sexual. Pero ¿en qué consiste esta energía sexual?

Desde tiempo inmemorial, las olas del océano baten las orillas. Las olas llegan, se estrellan contra la orilla y retroceden. Vuelven a llegar, se estrellan contra la orilla y retroceden. Durante cientos de miles de años, también la vida ha batido como olas interminables. Parece que la vida quiere elevarse hasta cierta altura. Parece que esas olas del océano, esas olas de la vida, quieren elevarse, pero se limitan a estrellarse contra la orilla y son destruidas. Surgen nuevas olas, que se destruyen y desaparecen. Este océano de la vida lleva millones de años batiendo, batallando, elevándose y decayendo día tras día. ¿Qué fin las mueve? Lo cierto es que parece existir un esfuerzo que impulsa a la vida a alcanzar cada día mayores alturas. También parece existir una tendencia a llegar a mayores profundidades. En este incesante proceso de la vida, parece que existe un esfuerzo por dar a luz una vida más plena.

No hace tanto tiempo —apenas unos cientos de miles de años— aparecieron los primeros seres humanos sobre la tierra. Antes, solo había animales. Y tampoco hace tanto tiempo que empezaron a existir los animales. Anteriormente, hubo una época en la que no existían animales; solo plantas. Y aún antes, otra época en la que no existían plantas en este planeta. Solo había rocas, montañas, ríos y océanos.

¿Y qué anhelaba ese mundo de rocas, montañas, ríos y océanos? Luchaba por producir plantas. Y poco a poco, muy lentamente, empezaron a existir las plantas. La energía de la vida se manifestó de una forma nueva. Entonces, la tierra se cubrió de verdor y nacieron las flores.

Pero las plantas no se sentían satisfechas de sí mismas; sentían la necesidad y el deseo de algo más elevado, y estaban dispuestas a producir animales. Y aparecieron las aves y los demás animales. Cubrieron el planeta durante siglos, pero aún no se veía al ser humano. Y, sin embargo, los seres humanos siempre habían estado allí, como algo inherente a los animales y las aves, luchando por traspasar la barrera, luchando por nacer. Con el paso del tiempo, empezaron a existir los seres humanos.

Y bien, ¿para qué está aquí el ser humano? El ser humano lucha continuamente para crear nueva vida. Hemos denominado sexo a esa tendencia, la hemos denominado pasión sexual, lujuria. Pero ¿cuál es el sentido fundamental y real de esa lujuria?

El sentido fundamental es ni más ni menos que los seres humanos no quieren acabar en sí mismos, que quieren fomentar la vida. Pero ¿por qué? ¿Por qué el alma misma de los seres humanos intenta alumbrar a un ser humano mejor, más grande, a un suprahumano? Sin duda, el alma de los seres humanos se esfuerza por conseguir un ser humano mejor, un ser superior. Desde Nietzsche hasta Aurobindo, pasando por Patanjali y Bertrand Russell, se ha exaltado un sueño: cómo crear a un ser humano superior.

Pero ¿cómo puede nacer un ser humano mejor? Llevamos milenios condenando el impulso de la procreación. En lugar de respetar el sexo, lo denostamos. Hasta nos da miedo hablar de él. Hemos intentado simular que no existe, que no ocupa ningún lugar en nuestra vida. La verdad es que no existe nada más importante que este impulso en la vida humana, pero se ha ocultado y reprimido. Y los seres humanos no se han librado del sexo ocultándolo y reprimiéndolo; por el contrario, se han obsesionado aún más con él. La represión da el resultado opuesto.

Quizá algunos de vosotros hayáis oído hablar de la ley de Emil Coué, el científico francés, la ley del efecto inverso. Podemos hacer algo de tal modo que produzca el resultado opuesto al que nos proponíamos. Por ejemplo: una persona está aprendiendo a montar en bicicleta. La carretera es grande y ancha, pero hay una piedra a un lado. Al ciclista le da miedo tropezar con ella. Hay una posibilidad entre cien de que el ciclista tropiece: lo más probable es que incluso un ciego la sorteara. Pero, por el miedo, el ciclista no puede pensar en otra cosa. La piedra se hace enorme en la mente de esa persona, y desaparece el resto de la carretera. Se siente hipnotizada por la piedra, arrastrada hacia ella, y acaba por chocar. Colisiona precisamente con lo que había hecho todo lo posible por evitar.

Con una carretera tan grande y ancha, ¿cómo sufrió esa persona un accidente?

Coué dice que nuestra mente está gobernada por la ley del efecto inverso. Chocamos precisamente contra lo que luchamos con todas nuestras fuerzas para salvarnos, porque nuestra conciencia se centra solo en eso.

Los seres humanos llevan cinco milenios intentando alejarnos del sexo, con el resultado de que el sexo los acecha por todas partes, a la vuelta de la esquina. La ley del efecto inverso ha puesto freno al alma de todos los seres humanos.

¿No habéis observado que la mente se siente atraída e hipnotizada por lo mismo que intenta evitar? Quienes enseñaron a los seres humanos a enfrentarse con el sexo son los responsables de que estén obsesionados con él. La preocupación por la sexualidad de los humanos es la consecuencia de unas enseñanzas erróneas.

Hoy en día nos da miedo hablar sobre el sexo. ¿Por qué nos intimida tanto este tema? Es por el temor de que los seres humanos se obsesionen aún más con el sexo al hablar de él. Esta idea carece de fundamento, y es completamente errónea. Este mundo solo se librará del sexo cuando seamos capaces de mantener un diálogo normal y sano sobre él.

Solo comprendiendo plenamente el sexo podremos ir más allá de él. Habrá lugar para el celibato en el mundo, los seres humanos superarán el sexo, pero solo si lo comprenden plenamente, si se familiarizan con él. Los seres humanos únicamente pueden librarse de esta fuerza conociendo su significado, sus vías, y su estructura. No se puede uno librar de un problema cerrando los ojos ante él. Solo los locos pueden creer que el enemigo desaparecerá si cierran los ojos. Así piensa el avestruz. El avestruz esconde la cabeza en la tierra y, como ya no ve al enemigo, piensa que el enemigo no está allí. Esta actitud se puede perdonar en un avestruz, pero es imperdonable en un ser humano.

En lo referente al sexo, la humanidad no ha tenido una conducta mejor que la de los avestruces hasta el momento. La gente piensa que si cierra los ojos, que si no le hace caso, como si no estuviera, el sexo desaparecerá. Si las cosas pudieran desaparecer simplemente con cerrar los ojos, la vida resultaría muy fácil, pero nada se desvanece por cerrar los ojos. Por el contrario: demuestra que tenemos miedo de algo, que, sea lo que sea, tiene más poder que nosotros. Como creemos que no podemos dominarlo, cerramos los ojos.

Cerrar los ojos es un signo de debilidad. Y en lo que es concerniente al sexo, la humanidad entera ha cerrado los ojos. No solo ha cerrado los ojos ante el sexo, sino que ha entablado toda clase de batallas contra él. Las devastadoras consecuencias de esta guerra contra el sexo son demasiado conocidas: el 98% de las enfermedades mentales de los hombres se deben a la inhibición de la sexualidad; el 99% de la histeria y otras enfermedades afines en las mujeres se debe a la represión sexual. Si las personas se sienten inquietas, nerviosas, desgraciadas y sufren, se debe a que han vuelto la espalda a una poderosa energía vital. El resultado es justo el contrario del que buscaban.

Si observamos la literatura de los seres humanos... Si llegaran extraterrestres a nuestro planeta y vieran nuestra literatura, leyeran nuestros libros, nuestra poesía, si vieran nuestros cuadros, se quedarían pasmados. Les sorprendería que todo el arte y la literatura se centren en el sexo. ¿Por qué están todos los poemas, los relatos y las novelas saturados de sexo? ¿Por qué aparece una mujer desnuda en la portada de todas las revistas? ¿Por qué aparece un ser humano desnudo en todas las películas? Se quedarían perplejos: ¿por qué los seres humanos no piensan sino en el sexo?

Se quedarían aún más perplejos si hablaran con un ser humano, porque les hablaría del alma, de Dios, del cielo y la salvación, pero no diría ni una palabra sobre el sexo, aunque su personalidad y su entorno enteros desborden sexo y sexualidad. Se preguntarían por qué se hacen mil y un esfuerzos para ensalzar algo de lo que nadie habla.

Hemos convertido a los seres humanos en pervertidos, y eso también en nombre de la religión. Hablamos del celibato, pero no hacemos ningún esfuerzo por comprender la energía sexual del ser humano, tras lo cual podrían realizarse experimentos para transformarla.

Sin comprender esta energía vital, que es básica, las tentativas y las enseñanzas para eliminarla y disciplinarla únicamente llevarán a las personas a la locura y la enfermedad. Pero no queremos darnos cuenta. Los seres humanos nunca han estado tan enfermos, tan neuróticos, tan envenenados, nunca han sido tan desgraciados e infelices.

Si observamos a los seres humanos, lo comprobaremos. Han acumulado demasiado veneno en su interior. La razón fundamental de haber acumulado tanto veneno es que no hemos aceptado nuestra naturaleza. Hemos intentado suprimir y cambiar a la fuerza nuestra naturaleza. No se ha hecho ningún esfuerzo para transformar la energía humana, para acrisolarla. Por el contrario, obstruimos esa energía y por dentro hierve como lava. Siempre está empujando desde dentro. Siempre empuja desde el interior. Puede emerger en cualquier momento. ¿Y sabéis qué es lo primero que nos ocurre a la menor oportunidad?

Supongamos que un avión sufre un accidente. Estáis allí cerca y corréis a ver qué ha pasado. ¿Cuál es la primera pregunta que se os viene a la cabeza al ver un cadáver en medio de los restos?

«¿Es hindú o musulmán?» No. «¿Es indio o chino?» No. Lo primero que se os ocurrirá será comprobar si el cuerpo es de un hombre o una mujer.

¿Sois conscientes de por qué eso es lo primero que os planteáis? Por la sexualidad reprimida. Es la represión de la sexualidad lo que os hace tan conscientes de la diferencia entre un hombre y una mujer. Podéis olvidar un nombre, una cara, la nacionalidad... Si conocéis a alguien, podéis olvidar el nombre, la cara, la casta, la edad, la situación social, todo sobre la persona en cuestión, pero nunca os olvidaréis de su sexo. Nunca nos olvidamos de si alguien es hombre o mujer.

¿Por qué? Si nos olvidamos de todo lo demás sobre una persona, ¿por qué no podemos borrar ese rasgo de nuestra memoria? Porque el sexo está siempre presente en la mente, en el proceso del pensamiento. El sexo siempre está ahí, activo.

Esta tierra, este mundo no estará sano mientras siga existiendo tal diferencia entre hombres y mujeres. Y este mundo no logrará la paz mientras ese fuego siga ardiendo y nosotros intentemos ocultarlo. Tenemos que hacer esfuerzos día tras día, momento a momento, para sofocarlo. Ese fuego nos consume, reduce nuestra vida a cenizas. Aun así, no estamos dispuestos a ver en qué consiste ese fuego.

Yo os digo que si llegáis a comprender ese fuego, no será un enemigo, sino un amigo. Si llegáis a comprender ese fuego, no os quemará. Calentará vuestros hogares en invierno, podréis cocinar con él vuestro alimento, os ayudará, y será vuestro amigo de por vida.

La electricidad lleva millones de años relampagueando en el cielo. A veces ha matado a las personas, pero a nadie se le había ocurrido que esa misma energía pudiera servir para iluminar o refrescar nuestras casas algún día. Entonces, nadie imaginaba semejantes posibilidades. Hoy en día, la electricidad es nuestra amiga. ¿Cómo y por qué? Si hubiéramos cerrado los ojos ante ella, no nos habríamos adentrado en sus secretos, no habríamos podido utilizarla. Habría seguido siendo nuestra enemiga. Pero adoptamos una actitud amistosa hacia la electricidad. Intentamos comprenderla, conocerla y, poco a poco, se estableció una amistad duradera. Actualmente, la vida resultaría difícil sin ella.

La energía sexual de los seres humanos es una energía aún mayor que la electricidad. La energía sexual de los seres humanos es una energía aún mayor que la atómica. Pero ¿os habéis parado a pensar en cómo transformar esa energía? Un pequeño átomo de materia destruyó una ciudad entera de cien mil habitantes, Hiroshima. ¡Pero un átomo de energía sexual humana crea una nueva vida, una nueva persona! Y esa persona puede ser un *Mahatma* Gandhi, un Mahavira, un Buda Gautama, un Jesucristo, un Einstein o un Newton. Un átomo infinitamente pequeño de energía sexual humana lleva oculta una personalidad imponente como la del *Mahatma* Gandhi.

Pero no estamos dispuestos ni siquiera a comprender el sexo. No somos capaces de reunir el valor suficiente ni siquiera para hablar sobre la energía sexual. ¿Qué clase de temor nos atenaza para que no podamos entender la energía de la que nace toda la vida? ¿Cuál es ese temor? ¿Por qué tanta vergüenza?

Hubo mucha gente que se avergonzó cuando dije ciertas cosas durante mi anterior charla aquí, en Bombay. Me llegaron muchas cartas que decían: «No hable de esas cosas, no mencione esos asuntos». Me quedé perplejo. ¿Por qué no debería hablar de tales asuntos? Si esa energía es algo inherente a todos nosotros, ¿por qué no hablar de ella? ¿Por qué no deberíamos conocerla, reconocerla? Sin conocerla y reconocerla, sin comprender su comportamiento, ¿cómo vamos a elevarla a un plano superior? Comprendiéndola podemos transformarla, conquistarla, depurarla. A menos que eso ocurra, nos moriremos y pudriremos en sus garras y jamás seremos capaces de librarnos de ella.

Quiero deciros que quienes prohíben que se hable del sexo son los mismos que mantienen atrapada a la humanidad en un abismo en que concierne al sexo. Quienes tienen miedo y piensan que las religiones no deberían ocuparse del sexo están locos, y están haciendo que el mundo entero enloquezca.

De lo que se ocupan las religiones es de la transformación de la energía humana. La verdadera religión desea que se manifieste plenamente lo que está oculto en la individualidad de una persona. Desea que la vida de una persona se convierta en una peregrinación desde lo más bajo a lo más elevado, que pase de lo material a lo divino.

Pero este deseo solo puede cumplirse mediante la comprensión. No es tan importante comprender el destino como el punto de partida, porque es ahí donde estamos y donde empieza el viaje. El sexo es un hecho. El sexo es la realidad de la vida de una persona. Pero ¿y Dios? Dios está lejos. Podemos alcanzar la verdad de Dios comprendiendo el hecho desde el punto de partida; en otro caso, no avanzaremos ni un centímetro. Simplemente daremos vueltas y más vueltas como un buey uncido a un yugo.

Cuando en mi anterior charla dije unas cuantas cosas, me dio la impresión de que no tenemos ninguna disposición para comprender ni siquiera los hechos de la vida. Por tanto, ¿qué se puede esperar de nosotros, si es que se puede esperar algo? ¿Qué podemos hacer? Entonces, tanto hablar de Dios y del alma es un simple consuelo, una falsedad. Habrá que comprender, por feas que sean, las verdades puras y duras de la vida.

Lo primero que hay que comprender es que toda persona nace por medio del sexo. La fisiología de una persona está compuesta por átomos de energía sexual.

¿En qué consiste esta energía sexual? ¿Por qué se aferra a nuestra vida con tanta fuerza? ¿Por qué influye tanto en nuestra existencia? ¿Por qué gira nuestra vida en torno al sexo hasta el final? ¿En qué consiste esa atracción? Vuestros sabios y profetas llevan siglos prohibiéndolo, pero parece que a los seres humanos no les ha afectado. Sabios y profetas llevan siglos predicando contra el sexo, diciendo que debemos apartarnos de él, borrar nuestros sueños y deseos, librarnos de él. Pero esos sueños no han abandonado a los seres humanos, y no pueden abandonarlos de ese modo.

Es algo que me sorprende: he conocido a prostitutas, pero nunca preguntan nada sobre el sexo. Preguntan sobre el alma y sobre Dios. También conozco a ascetas, monjes y santones, y siempre que nos quedamos a solas, no preguntan sobre otra cosa que el sexo. Me ha sorprendido enterarme de que los ascetas y los llamados *sanyasins*, que siempre están sermoneando contra el sexo, parecen preocupados, obsesionados, por el sexo. En público, hablan interminablemente sobre el alma y sobre Dios, pero por dentro tienen los mismos problemas que los demás.

Así tiene que ser, es natural, porque nunca hemos intentado comprender el problema. Nunca hemos intentado conocer los fundamentos de esta energía ni hemos preguntado por qué sentimos tal inclinación hacia el acto sexual.

¿Quién nos enseña algo sobre el sexo? El mundo entero hace cuanto puede para que no se enseñe. Los padres intentan evitar que sus hijos sepan sobre él, y los profesores también tratan de evitarlo. Otro tanto ocurre con los libros santos. No existe ninguna escuela, ninguna universidad que imparta enseñanzas sobre el sexo, pero de repente, un buen día, una persona descubre que todo su ser está conmocionado por el sexo. ¿Cómo ocurre? ¿Cómo ocurre esto sin que haya ninguna enseñanza? Se enseña la verdad, se enseña el amor, pero, al parecer, no se encuentran por ninguna parte. Entonces, ¿qué es esta poderosa fuerza del sexo? ¿Por qué esa atracción natural hacia él?

No cabe duda de que esconde algún misterio, y lo fundamental es comprenderlo. Incluso quizá podamos superarlo.

Lo primero que hay que tener en cuenta es que la atracción del ser humano hacia el sexo no es en realidad una atracción hacia el sexo. El deseo sexual, que está en el núcleo mismo de los seres humanos, no es realmente un deseo sexual. Esa es la razón por la que, tras cada acto sexual, nos sentimos con cargo de conciencia, tristes, deprimidos. Pensamos en cómo librarnos, porque no encontramos nada en ello.

Quizá la atracción sea hacia otra cosa, y esa atracción posea un profundo significado religioso. La atracción consiste en lo siguiente: en su vida normal los seres humanos son incapaces de llegar a las profundidades de su ser, excepto con la experiencia del sexo. En la vida cotidiana, viven diversas experiencias —la tienda, el negocio, ganarse la vida, hacerse famosos—, pero solamente la experiencia del acto sexual los lleva a las profundidades de su ser. En lo más profundo, ocurren dos cosas.

En primer lugar, en el momento del orgasmo se desvanece el ego y se anula el yo. Durante unos segundos no existe el ego; durante unos segundos, no existe ni rastro del «yo soy». ¿Sabíais que el yo también se disuelve por completo en la experiencia última de la religión, que en la religión el ego también se disuelve en la nada? En el acto sexual, el ego se desvanece momentáneamente, la persona se olvida de si es o no es, la sensación del «yoísmo» desaparece brevemente.

Lo que ocurre en segundo lugar es que durante un rato no hay tiempo. Surge la eternidad. Jesucristo dijo de la iluminación: «Ya no existirá el tiempo». En la experiencia de la iluminación no hay tiempo. Está más allá del tiempo. No existen el pasado ni el futuro; solo el presente. Eso es lo segundo que ocurre en la experiencia del sexo: que no hay pasado, ni futuro; también el tiempo se desvanece unos momentos.

Estos son los dos elementos más importantes de la experiencia religiosa: la ausencia de ego y de tiempo. Y son estos dos elementos lo que explican el tremendo instinto sexual de los seres humanos. No es el ansia de un hombre por el cuerpo de una mujer, ni de una mujer por el cuerpo de un hombre, en absoluto. Es un ansia por otra cosa: por vivir la ausencia del ego y del tiempo. Pero ¿por qué esta ansia? Porque en cuanto desaparece el ego, se vislumbra el alma; en cuanto desaparece el tiempo, se vislumbra lo divino. Existe una experiencia religiosa, una experiencia espiritual, bajo el anhelo del sexo. Si tomamos conciencia de esa experiencia, trascenderemos el sexo. Si no, viviremos y moriremos en el sexo.

Si comprendemos esa experiencia... El relámpago destella en la oscuridad de la noche. Si vemos el relámpago y lo comprendemos, incluso podremos destruir la oscuridad de la noche; pero si presuponemos que la oscuridad de la noche causa el relámpago, haremos cada vez más esfuerzos para oscurecer la noche a fin de que el relámpago brille más. El relámpago destella en el fenómeno del sexo, pero viene de más allá del sexo, trasciende el sexo. Si podemos apresar esa experiencia del más allá, nos elevaremos por encima del sexo. De lo contrario, no.

Quienes se oponen ciegamente al sexo no pueden comprender esa experiencia del más allá. Nunca podrán analizar y comprender hacia qué se dirige realmente ese deseo insaciable en nuestro interior, ese anhelo.

Quisiera resaltar que esa atención tan fuerte y continua por el sexo se dirige hacia la experiencia momentánea de un estado de *samadhi*, de ausencia de la mente, por la superconsciencia que implica. Y solo nos libraremos del sexo el día en que empecemos a vivir la experiencia del *samadhi* o ausencia de la mente sin sexo. A partir de ese día, quedaremos libres del sexo.

Si a una persona que logra una experiencia en pequeña medida y a un elevado coste se le muestra un lugar en el que puede tener la misma experiencia en abundancia y gratis, no estaría en sus cabales si fuera al lugar oneroso de la experiencia mínima. Si la experiencia que se obtiene mediante el sexo puede obtenerse por otros medios, dejaremos de inmediato de precipitarnos hacia el sexo y empezaremos a seguir ese nuevo camino.

Por eso decimos que los seres humanos vivieron su primera experiencia de *samadhi*, de la ausencia de la mente o superconsciencia, en la experiencia del sexo; pero es una experiencia sumamente costosa. Además, esa experiencia no dura sino un momento; tras una visión fugaz, volvemos a nuestro estado original. Nos elevamos unos momentos a un plano diferente; llegamos a unas profundidades extraordinarias durante unos momentos, a una experiencia máxima, a las alturas. Pero apenas acabamos de llegar cuando empezamos a caer. Es como una ola que se alza hacia el mar: antes de llegar a ninguna parte —apenas acaba de elevarse, apenas ha dialogado con los vientos— empieza a caer. Nuestra experiencia es exactamente igual. La energía se acumula una y otra vez y aspiramos a elevarnos; pero apenas hemos llegado a un lugar más alto, cuando la ola desciende y desaparece. Volvemos a la situación en la que estábamos, despojados de una considerable cantidad de potencia y energía.

Pero si una ola del mar se congela, quedando como una piedra, ya no tendrá que caer, mientras que la mente fluye por la energía sexual, se eleva y desciende, una y otra vez, durante toda una vida.

Pero la verdadera razón de esta intensa atracción es la experiencia de la ausencia del ego: «Que desaparezca el ego para que pueda conocer el alma. Que desaparezca el tiempo para que conozca la eternidad, para que conozca lo que está más allá del tiempo, lo que no tiene principio ni fin». Y al esforzarse por vivir esta experiencia, el mundo entero gira en torno al eje del sexo.

Pero ¿qué ocurrirá si nos limitamos a oponernos a ese fenómeno? ¿Alcanzaremos la experiencia que se vislumbra con el sexo? No. Cuando nos oponemos al sexo, este se convierte en el centro de nuestra conciencia. No nos libramos de él, sino que nos encadena: entra en funcionamiento la ley del efecto inverso y nos hace sus esclavos. Entonces intentamos huir del sexo, pero cuanto más lo intentamos más nos encadenamos a él.

Los seres humanos empezaron a luchar contra el sexo, y resulta difícil saber en cuántas perversiones ha derivado esta actitud. Cuanto más civilizada es una sociedad, más prostitutas tiene. ¿Os habéis parado a reflexionar sobre cómo empezó a existir la prostitución? ¿Encontramos prostitutas en las zonas montañosas de los pueblos tribales? Imposible. A esas gentes ni se les ocurre que pueda haber mujeres que vendan sus cuerpos, su honor, que intercambien sexo por dinero. Pero cuanto más avanza la civilización, más prostitutas hay. ¿Por qué? Y nos sorprendería aún más si hiciéramos un inventario de las demás perversiones del sexo que han surgido.

¿Quién es responsable de este estado de cosas? La responsabilidad recae sobre quienes han enseñado a los seres humanos a reprimir el sexo, a luchar contra el sexo en lugar de a comprenderlo. A consecuencia de esta represión, la energía sexual de los seres humanos rezuma por los poros que no debería. La sociedad humana está enferma y sufre. Si queremos transformar esta sociedad enferma, tendremos que aceptar la energía sexual y la atracción por el sexo como algo natural.

¿Por qué existe una atracción hacia el sexo? Si logramos comprender la base fundamental de tal atracción podremos elevar a los seres humanos por encima del mundo del sexo. Solo cuando un ser humano trasciende el mundo del *kama*, el mundo del sexo, comienza el mundo de Rama, de la santidad.

Yo me fui a Khajuraho, en India, con un grupo de amigos, a ver los templos. Los muros exteriores, los alrededores del templo, están esculpidos y decorados con escenas del acto sexual, con diferentes posturas. Mis amigos se quedaron perplejos al ver que aquellas esculturas decoraban un templo.

Les dije que quienes habían erigido aquellos templos eran personas de gran sabiduría. Sabían que el sexo existe en el círculo de la vida y que quienes aún seguían prisioneros del sexo no tenían derecho a entrar en el templo.

Les pedí que me acompañaran y les llevé adentro. En el interior no había esa clase de estatuas. Mis amigos se sorprendieron porque no había representaciones sexuales por ninguna parte. Les expliqué que el sexo y la pasión solo existen en el exterior, en el muro exterior de la vida; en el interior está el templo de Dios. Quienes siguen bajo el hechizo de la pasión y el sexo no tienen derecho a entrar en el sanctasanctórum del templo; tendrán que deambular alrededor de los muros exteriores.

Quienes erigieron ese templo eran sabios. Era un templo de meditación, un centro para la meditación. Decían a los aspirantes que primero reflexionaran sobre el sexo, que meditaran sobre las escenas representadas en el muro exterior. Y cuando habían comprendido por completo el sexo y estaban seguros de que su mente se había liberado de él, podían acceder al interior. Solo entonces podían encontrar al dios del interior.

Pero en nombre de la religión hemos destruido toda posibilidad de comprender el sexo. Hemos dado la espalda al sexo: «No hay ninguna necesidad de comprender el sexo. Cierra los ojos ante él y entra en el templo con los ojos cerrados». Pero ¿puede alguien entrar en el templo de Dios con los ojos cerrados? Incluso si lo hace, no podrá ver a Dios. Al contrario: lo único que verá es lo que intenta dejar atrás, y seguirá atado a ello.

Al escucharme, quizá algunas personas piensen que soy un propagandista del sexo. En tal caso, por favor decidles que no me han comprendido.

En la actualidad, difícilmente se encontrará mayor enemigo del sexo que yo. Porque si se comprende lo que digo, los seres humanos trascenderán el sexo. No hay otro modo. Los pseudopredicadores a quienes considerabais enemigos del sexo no son, en absoluto, sus enemigos. Han promovido una obsesión con el sexo, no la liberación de él; su insistente oposición ha provocado una atracción irresistible.

Un hombre me dijo en una ocasión que uno no se puede divertir si no hace algo que esté prohibido o mal visto. Eso lo sabemos todos: la fruta robada sabe mejor que la que hemos comprado. Por eso, tu mujer no te atrae tanto como la del vecino. La otra es como la fruta robada, como un placer prohibido. Hemos creado esa misma situación en torno al sexo. Lo hemos recubierto de tales mentiras, lo hemos rodeado de tales muros que su atractivo resulta irresistible.

Al decir de Bertrand Russell, en la época victoriana, cuando era niño, jamás se veían las piernas de las damas en público. La ropa que llevaban llegaba hasta el suelo, y las cubría hasta los pies. Si por casualidad se le veía el tobillo a una mujer, era suficiente para despertar el deseo de los hombres.

Russell añadía que, en el siglo xx, al igual que ahora, las mujeres iban por ahí medio desnudas, con las piernas al descubierto, pero que eso no impresionaba tanto a los hombres. Según él, esa situación demostraba que cuanto más se oculta algo, mayor es la atracción perversa que genera.

Si el mundo ha de liberarse de la sexualidad, habría que dejar corretear a los niños desnudos por casa todo lo que quisieran. Mientras sea factible, es aconsejable dejar que los niños, de ambos sexos, jueguen desnudos para que lleguen a conocer bien sus cuerpos. Más adelante, no sentirán ninguna necesidad de tocar el cuerpo de otra persona en medio de una multitud, ninguna necesidad de publicar desnudos en libros y revistas. Estarán tan familiarizados con los cuerpos de los demás que desaparecerá toda atracción perversa.

Pero el mundo se ha puesto patas arriba. No nos damos cuenta de que las personas que nos han impuesto la idea de que debemos cubrir y ocultar el cuerpo son las mismas que, sin quererlo, han creado esa atracción grande hacia él, esa enorme obsesión en nuestra mente.

Los niños deberían jugar desnudos más tiempo, de modo que niños y niñas pudieran ver sus cuerpos. Así no se propagaría la semilla de la ponzoña que los acecha durante el resto de su vida.

Pero la enfermedad ya está ahí, y nos topamos con ella sin cesar. Se inventan más y más válvulas de escape: se publican libros obscenos, la gente los lee, ocultos tras las cubiertas del *Bhagavad Gita* y la Biblia. Son las publicaciones pornográficas. Y encima, exigen que se prohíba la pornografía. Pero no nos paramos a pensar ni en cómo ni en por qué se ha llegado a leer esa pornografía. Protestamos por semejante despliegue de desnudos, pero no nos paramos a pensar en quiénes son las personas que desean verlos: hombres a quienes se les ha impedido ver el cuerpo femenino, en quienes se ha despertado una especie de curiosidad enfermiza por conocer el cuerpo de la mujer.

El cuerpo de una mujer no es tan bello como lo hace parecer la ropa con que se cubre. Más que para ocultar el cuerpo, la ropa ha servido para que se le preste más atención. Nuestra forma de pensar ha desembocado en resultado opuesto.

Si logramos comprender bien tres cosas —qué es el sexo, dónde está la raíz de su atracción, y por qué se ha pervertido—, nuestra mente superará la inclinación por el sexo. Así tiene que ser. Pero las tentativas de elevarse por encima del sexo han traído las consecuencias opuestas, porque hemos establecido una lucha con él. Nos hemos enemistado con él, no es nuestro amigo. Hemos provocado la represión, no la comprensión.

Lo que necesitamos es la comprensión, no la represión. Cuanto mayor es la comprensión, más se eleva el ser humano. Cuanto menor la comprensión, mayor es la represión. Y no pueden derivarse resultados sanos de ninguna represión.

El sexo es la mayor energía de la vida humana, pero no debemos detenernos ahí. Hay que transmutarlo, transformarlo en superconsciencia. Hay que entender el sexo para que pueda surgir el celibato.

Conocer el sexo significa liberarse de él, trascenderlo. Pero incluso tras toda una vida de experiencias sexuales, la gente no hace ningún esfuerzo para comprender que la relación sexual les proporciona una experiencia fugaz del *samadhi*, una ventana que se abre a la superconsciencia. Esa es la gran fuerza del sexo, la raíz de la atracción hacia el sexo. Eso es lo que cautiva del sexo.

Con una actitud de meditación, comprenderéis esa experiencia pasajera que continuamente tira de vosotros. Y hay formas más fáciles de obtener la misma experiencia: la meditación, la práctica del estado de atención vigilante, el yoga. Todas son formas para obtener la misma experiencia, pero es fundamental saber que esa es la experiencia que nos atrae.

Un amigo mío me escribió para decirme que el tema sobre el que tratan mis charlas le resulta embarazoso. Me pedía que imaginara la incómoda situación de una mujer que asistiera con su hijo a mis conferencias, o de un hombre acompañado por su hija. Decía que no se debía hablar de tales cosas abiertamente. Le dije que no podía ser más ingenuo. Si una madre es sensata, debería compartir sus experiencias sexuales con su hija a su debido tiempo, antes de que su hija entre en el mundo del sexo, antes de que se extravíe por los erróneos senderos del sexo por falta de información y por inmadurez. Un padre respetable e inteligente compartirá sus experiencias con sus hijos para que no vayan por el mal camino, para que no se perviertan.

Pero lo paradójico de la situación consiste en que ni los padres ni las madres tienen una experiencia profunda del asunto. Como no se han elevado por encima del nivel del sexo, temen que si sus hijos oyen hablar del tema también queden enredados en el mismo nivel. Yo le pregunto a esas personas: ¿a quiénes habéis hecho caso para haberos enredado así? ¡Os habéis enredado vosotros mismos! A vuestros hijos les ocurrirá lo mismo; pero ¿no es posible que si vuestros hijos acceden a la comprensión, a la capacidad de pensar, que si se les dan los conocimientos se libren de malgastar su energía, que la conserven y la transformen?

Todos hemos visto carbón muchas veces. Los científicos dicen que es un proceso que dura milenios: el carbón se transforma en diamante y no existen diferencias químicas ni estructurales entre ambos. Un diamante es la manifestación transformada de un trozo de carbón. Un diamante es simplemente carbón.

El sexo es carbón y el celibato un diamante, el estado transformado del carbón. El diamante no es antagónico del carbón; es solo una transformación. Es un viaje que realiza el carbón hasta una nueva dimensión. El celibato no es lo opuesto al sexo, sino una transformación del sexo. Quien sea enemigo del sexo nunca logrará el celibato.

Para llegar a la dimensión del celibato... y hay que llegar, porque, al fin y al cabo, ¿qué significa el celibato? El celibato significa haber logrado que la conducta y los actos de una persona sean como los de un dios, que la vida de una persona sea como la de un dios. Significa haber alcanzado la santidad. Y eso se consigue transformando nuestras energías mediante la comprensión.

En los siguientes días tengo intención de hablaros de cómo puede transformarse la energía del sexo para vivir la experiencia de la superconsciencia. Espero que me escuchéis con atención para que luego no haya ningún malentendido. Y cualesquiera preguntas sinceras y verdaderas que se os ocurran, debéis plantearlas. Enviádmelas por escrito para que os hable sobre ellas durante los dos últimos días. No hay por qué ocultar ninguna pregunta. No hay razón para ocultar la verdad de la vida. No hay necesidad de darle la espalda a ninguna realidad. La verdad es la verdad, tanto si cerramos los ojos ante ella como si no. Sé una cosa: que solo afirmo de una persona que es religiosa cuando tiene el valor de enfrentarse cara a cara con las verdades de la vida. Quienes son tan débiles y cobardes que no se enfrentan ni siquiera con los hechos de la vida no pueden esperar ser religiosos.

En estos días, os invito a que prestéis atención a este tema, porque no se puede esperar que vuestros sabios y profetas hablen jamás de él. Y quizá tampoco vosotros estéis acostumbrados a hacerlo; quizá vuestra mente se asuste; pero de todos modos, confío en que prestéis mucha atención en los próximos días. Es posible que la comprensión del sexo os lleve al templo de la superconsciencia. Ese es mi deseo. Que la vida cumpla ese deseo.

3

UNA NUEVA PUERTA

Me gustaría empezar con un pequeño relato.

Hace muchos años, siglos, vivía un pintor en cierto país. Quería pintar un retrato que irradiase santidad, un retrato cuyos ojos dimanaran infinita paz. De modo que se puso a buscar a alguien cuyo rostro transmitiese algo del más allá, de lo que trasciende esta vida, de lo que trasciende este mundo.

El pintor recorrió todo el país, fue de un pueblo a otro, de un bosque a otro, en busca de tal persona. Y por fin encontró en las montañas un pastor con esa inocencia y esa luz en los ojos, con un rostro y unos rasgos que transmitían la promesa de un hogar celestial. Solo con verle sería suficiente para que cualquiera se convenciera de que Dios habita entre los seres humanos.

El pintor hizo un retrato del joven pastor. Se vendieron millones de copias del retrato, incluso en tierras lejanas. La gente se sentía dichosa de poder colgar el cuadro en una pared de su casa.

Pasados unos veinte años, cuando el pintor había envejecido, se le ocurrió otra idea. Su experiencia de la vida le había enseñado que no todos los seres humanos llevan en sí lo divino, que también existe en ellos lo demoníaco. Se le ocurrió pintar un retrato que reflejase el demonio en los seres humanos. Pensó que los dos cuadros se complementarían y representarían al ser humano integral.

Ya anciano, volvió a buscar a un hombre, en esta ocasión que no fuera un hombre sino un demonio. Fue a garitos y manicomios. La persona que buscaba debía estar poseída del fuego del infierno; su rostro debía demostrar todo lo malvado, feo y sádico. Buscaba el vivo retrato del pecado. Ya había pintado la santidad; ahora quería retratar la encarnación del mal.

Tras una larga búsqueda, finalmente encontró a un preso. Aquel hombre había cometido siete asesinatos e iban a ahorcarle al cabo de unos días. El infierno ardía en sus ojos; parecía la encarnación misma del odio. Tenía la cara más fea que pueda imaginarse. El pintor empezó su retrato.

Cuando lo hubo terminado, llevó el anterior y lo colocó junto al nuevo para apreciar el contraste. Resultaba difícil decidir cuál era mejor desde el punto de vista artístico: ambos eran obras maestras. El pintor los contempló largamente, y de repente oyó un sollozo. Al volverse, vio al preso, encadenado y llorando. Desconcertado, preguntó:

—¿Por qué lloras, amigo? ¿Te molestan estos cuadros?

El preso contestó:

—Durante todo este tiempo he intentado ocultarte algo, pero hoy ya no puedo. Evidentemente, no sabes que ese que aparece en el primer cuadro también soy yo. Los dos retratos son míos. Soy el mismo pastor que conociste en las montañas hace veinte años. Lloro por mi perdición. He caído del cielo al infierno, de lo divino a lo demoníaco.

No sé hasta qué punto es cierta esta historia. Quizá sea verdad, quizá no, pero la vida de toda persona tiene dos lados. En toda persona está lo divino y lo demoníaco; en toda persona está la posibilidad del cielo y la posibilidad del infierno. En toda persona pueden crecer las flores de la belleza y también pueden formarse las ciénagas de la fealdad. Toda persona oscila continuamente entre estos dos extremos. Se puede llegar a uno de los dos, pero la mayoría acaba en la orilla infernal. Hay muy pocos afortunados que dejan crecer el cielo en su interior.

¿Podemos conseguir que lo divino crezca en nuestro interior? ¿Podemos ser como el retrato que irradiaba santidad? ¿Cómo hacerlo? Precisamente con esta pregunta me gustaría comenzar la charla de hoy. ¿Cómo hacer de la vida de un ser humano un paraíso, una fragancia, una belleza? ¿Cómo pueden conocer los seres humanos aquello que no muere? ¿Cómo pueden entrar los seres humanos en el templo de lo divino, de la santidad?

Lo que parece ocurrir en la vida es justo lo contrario. En la infancia vivimos en el paraíso, pero cuando llegamos a viejos vivimos en el infierno. Da la impresión de que a partir de la infancia descendemos por una espiral. El mundo de la infancia está lleno de inocencia y pureza, pero poco a poco iniciamos el viaje por un camino empedrado de hipocresía y astucia. Y cuando llegamos a la vejez, no solo somos viejos físicamente; también espiritualmente. No solo el cuerpo se debilita y enferma; también el alma se derrumba. Pero nos limitamos a pensar que así es la vida y a desaparecer de este mundo.

La religión quiere plantear una pregunta ante esto. La religión pone en entredicho este estado de cosas: nuestro viaje por la vida debe de estar equivocado en algún punto si partiendo del cielo acabamos en el infierno. Tendría que ser justo al revés. Este viaje tendría que conllevar una compensación: pasar del sufrimiento a la dicha, de la oscuridad a la luz, de la mortalidad a la inmortalidad. En realidad, este es el único anhelo, la única ansia de nuestro ser más íntimo. El único anhelo del ser consiste en alcanzar lo imperecedero a partir de lo perecedero. La única ansia, el único impulso del ser consiste en pasar de la oscuridad a la luz, de la falsedad a la verdad.

Pero para el viaje hacia la verdad, el viaje hacia el Dios que hay en nuestro interior, necesitamos reservas de energía. Tenemos que conservar nuestra energía para tener una abundante provisión; solo entonces podremos alcanzar lo divino. El paraíso no es para los débiles. La verdad de la vida no es para quienes desperdician su energía y desfallecen. Quienes despilfarran las energías de la vida y se quedan débiles y flaquean no pueden emprender este gran viaje. Se necesita mucha energía para escalar esas alturas, para realizar esa expedición.

Conservar la energía es la clave del viaje espiritual. Hay que conservar la energía para tener un almacén rebosante. Pero pertenecemos a una generación débil, enferma, que continuamente pierde toda su energía. Nos debilitamos más y más hasta que solo queda un vacío en nuestro interior.

¿Cómo perdemos nuestra energía?

La principal válvula por donde pierde energía una persona es el sexo. Y, ¿quién quiere perder energía? Nadie; pero con el sexo se entrevé brevemente cierta satisfacción, y por esa fugaz satisfacción estamos dispuestos a perder energía. Tenemos cierta experiencia en el momento del orgasmo, y por esa experiencia estamos dispuestos a perder energía.

Si se pudiera tener esa misma experiencia por otros medios, no estaríamos dispuestos a perder energía con el sexo. ¿Existe otra forma de lograr esa misma experiencia? ¿Existe otra manera de vivir la experiencia en la que llegamos hasta lo más recóndito del ser, en la que alcanzamos la cúspide de la vida, en la que entrevemos la dicha y la paz de la vida? ¿Existe otra manera de llegar a nuestro interior? ¿Existe otra manera de alcanzar la fuente de la paz y la dicha dentro de nosotros mismos?

Si se nos revela esa manera, se produce una revolución en la vida. Entonces volvemos la espalda al sexo y nos enfrentamos con la superconsciencia. Se produce una revolución interior, se abre una nueva puerta.

Si no somos capaces de mostrar a las personas una nueva puerta, seguirán moviéndose en un círculo vicioso y se destruirán. Pero los conceptos sobre el sexo que han imperado hasta ahora no han permitido a los hombres y las mujeres que abrieran otra puerta que la del sexo. Por el contrario, se ha producido una catástrofe. La naturaleza dota a los seres humanos de una puerta, el sexo, la sexualidad; pero las enseñanzas que se han impartido en el transcurso de los siglos han cerrado esa puerta sin abrir otra. Ante la inexistencia de esa puerta, la energía de una persona empieza a moverse en círculos. Si no hay una puerta por la que pueda pasar la energía, los remolinos de esa energía enjaulada acaban por volver loca a la persona. Así enloquecida, la persona no solo intenta abrir a la fuerza la puerta natural del sexo, sino que su energía también trata de derrumbar los muros y fluir por ellos. Entonces, la energía sexual discurre por caminos antinaturales. Es una de las mayores desgracias de la humanidad: no se ha abierto una nueva puerta, y la puerta antigua ya está cerrada.

Esa es la razón por la que me opongo abiertamente a todas las enseñanzas que fomentan el rechazo y la represión del sexo. A consecuencia de esas enseñanzas, la sexualidad de los seres humanos no solo ha aumentado, sino que se ha pervertido. ¿Cuál es el remedio? ¿Puede abrirse otra puerta?

He dicho que la experiencia que se vive en el momento del orgasmo se compone de dos elementos: la ausencia de tiempo y de ego. El tiempo desaparece y el ego se disuelve. Cuando el ego se anula y se detiene el tiempo, podemos vislumbrar nuestro auténtico ser, nuestro ser real. Pero esa maravilla solo dura unos momentos, y después volvemos a la rutina de siempre. Y en ese proceso perdemos energía, malgastamos una enorme carga de energía bioeléctrica.

La mente ansía esa fugaz visión; la mente tiene el anhelo de aferrarse a ella una y otra vez. Y esa visión es tan transitoria que apenas experimentada se desvanece. Ni siquiera deja tras de sí un recuerdo claro de lo que ha sido, de lo que hemos experimentado. Lo que queda es una necesidad, una obsesión, un anhelo de recuperar esa experiencia. Y los seres humanos se pasan la vida intentando lo mismo, pero no pueden tener esa visión sino momentáneamente. Pues bien: esa breve visión también puede lograrse mediante la meditación.

Existen dos vías para alcanzar la consciencia: el sexo y la meditación. El sexo es la vía que nos proporciona la naturaleza. El sexo es el camino que ofrece la naturaleza: lo poseen los animales, las plantas, los seres humanos. Mientras solamente utilicemos el camino de la naturaleza, no nos elevaremos por encima de los animales: no podemos. El territorio de lo humano comienza cuando abrimos una puerta distinta a la del sexo. Antes de eso, no somos seres humanos; antes de eso, solo somos humanos de nombre. Antes de eso, el centro de nuestra vida solo coincide con el centro de la vida de los animales, de la naturaleza. Hasta que nos elevamos por encima de esto, hasta que lo superamos, vivimos en el mismo nivel que los animales. Nos ataviamos como seres humanos; hablamos el lenguaje de los seres humanos, mantenemos las apariencias de los seres humanos, pero por dentro, en los niveles más profundos de la mente, no somos sino animales. No podemos llegar a nada más.

Esa es la razón por la que el animal que vive en nuestro interior irrumpe a la mínima oportunidad. En el momento de la partición de India y Pakistán, vimos cómo lo animal acecha bajo el ropaje de los seres humanos. Nos dimos cuenta de lo que son capaces las personas que rezan en las mezquitas y recitan el *Gita* en los templos. Son capaces de saquear, de matar, de violar, de hacer cualquier cosa. A las mismas personas a quienes se veía rezando en los templos y las mezquitas se las veía saqueando por las calles. ¿Qué les había ocurrido?

Si se produjeran disturbios aquí, ahora mismo, la gente tendría inmediatamente la oportunidad de despojarse de su humanidad, y saldría al exterior la animalidad, que siempre está a punto en su interior. El animal oculto en el hombre siempre está deseando que lo dejen suelto. En una multitud, en un motín, el hombre encuentra la oportunidad de despojarse de su disfraz humano y olvidarse de sí mismo. Entre la multitud, hace acopio de valor para desatar el animal que hasta entonces ha logrado dominar. Por eso, ningún ser humano ha cometido crímenes tan atroces individualmente como arropado por la multitud. Una persona sola tiene miedo de que la vean, de que se enfrenten a ella, de que la califiquen de animal. Pero en medio de una gran multitud pierde su identidad; no le preocupa que la señalen. Forma parte de la muchedumbre; no hay personas con nombre, solo una gran multitud. Y la persona hace lo que hace la multitud.

¿Y qué hace la persona? Incendia, viola. Como parte de la muchedumbre, tiene la oportunidad de desatar el animal que lleva oculto. Y esa es la razón por la que cada cinco o diez años el hombre desea la guerra, espera que se desencadenen disturbios. Si es con el pretexto del problema entre hindúes y musulmanes, bien; pero también le sirve la causa de los *gujaratis* y los *marathis*.* Si estos no inician los disturbios, también le servirá un conflicto entre los que hablan hindi y los que hablan otras lenguas. Necesita una excusa, cualquiera, para dejar suelta la bestia insaciable que lleva en su interior.

El animal que el hombre lleva dentro siente que le falta aire si se lo mantiene enjaulado demasiado tiempo. Y no se derrota a ese ani-

* Etnias de la India. *(N. de la T.)*

mal, no se le vence, hasta que la consciencia del hombre se eleva por encima de la puerta animal que proporciona la naturaleza.

Nuestra energía vital tiene una sola salida, la animal, y esa salida es el sexo. Cerrar esa vía causa problemas. Es fundamental que se abra una nueva puerta antes de cerrar la puerta del sexo, de modo que esa energía pueda fluir por otro camino. Puede hacerse. Hasta ahora no se ha hecho por la simple razón de que la represión parece más fácil. La transformación es difícil. Resulta más fácil ocultar algo que transformarlo. Para transformarlo se necesita un método, y también perfeccionar ese método. Por consiguiente, hemos llegado a la conclusión de que lo más fácil es reprimir el sexo.

Pero olvidamos que no se puede destruir nada suprimiéndolo; por el contrario, se fortalece. También olvidamos que reprimir algo aumenta nuestra atracción por ello. Lo que reprimimos penetra en los niveles más profundos de nuestra consciencia. Quizá podamos reprimirlo durante las horas de vigilia, pero por la noche destella entre nuestros sueños. Espera en el interior, ansioso por salir al exterior a la menor oportunidad.

La represión no nos libera de nada; al revés, sus raíces profundizan en el subconsciente y quedamos aún más atrapados. Precisamente por el esfuerzo de suprimir el sexo, la humanidad ha quedado esclavizada por él.

Esta es la razón por la que los seres humanos no tienen época de celo como los animales. Los seres humanos sienten el impulso sexual veinticuatro horas al día, durante todo el año. Los animales tienen un período concreto para ello, una época que llega y se va. Después de ese período, un animal no vuelve a preocuparse por el asunto. Pero veamos qué ha ocurrido con los seres humanos: lo que han intentado reprimir se ha extendido por toda su vida, veinticuatro horas al día, durante todo el año.

¿Os habéis parado a pensar en que ningún animal tiene instinto sexual continuamente, en toda situación, y que los humanos sí? La sexualidad arde continuamente en el interior de los seres humanos, como si el sexo lo fuera todo, como si fuera lo único en la vida. ¿Cómo ha ocurrido esto? ¿Por qué les ocurre solamente a los seres humanos, no a los animales? Existe una sola causa: los seres humanos han intentado suprimir el sexo, y en consecuencia se ha extendido por toda su vida, como un veneno.

¿Y qué tuvimos que hacer para suprimir la sexualidad? Tuvimos que condenar el sexo, adoptar una actitud insultante hacia él, degradarlo, maltratarlo. Lo llamamos la puerta del infierno; proclamamos que el sexo es pecado. Proclamamos que todo lo relacionado con el sexo es despreciable. Hemos tenido que inventar todos esos calificativos degradantes para el sexo a fin de justificar su represión. Pero no nos damos cuenta de que es precisamente a causa de estos insultos y condenas por lo que nuestra vida se ha emponzoñado.

Nietzsche dijo algo muy significativo: que las religiones han intentado matar el sexo corrompiéndolo, y que aunque el sexo no ha muerto, está corrompido. ¡Mejor que hubiera muerto! Pero no pudo ser, y las cosas han empeorado. Sigue vivo, pero corrompido.

La «sexualidad» es el sexo corrompido. El sexo también existe en los animales, porque es la energía de la vida, pero la «sexualidad» solo existe en los seres humanos. No hay sexualidad en los animales. Mirad a los ojos de los animales: no encontraréis que la sexualidad aceche en ellos. Si miráis a los ojos de los seres humanos veréis sexualidad y lujuria. Por eso, en cierto modo, los animales conservan cierta belleza, pero no existen límites para la fealdad de quienes están reprimidos.

Ya he dicho que si el mundo quiere librarse de la sexualidad, hay que hacer que los chicos y las chicas se conozcan a fondo. Antes de que madure en ellos la energía del sexo, antes de que cumplan catorce años, deben empezar a conocer mutuamente sus cuerpos, para que desaparezca la lujuria.

Pero hay muchas personas que prefieren que perros, gatos, caballos y otros animales no salgan descubiertos a la calle. Quieren que vayan vestidos. La idea oculta consiste en que los niños pueden corromperse al ver animales desnudos. ¡Qué absurdo pensar que los niños vayan a corromperse por ver animales desnudos! Pero algunos moralistas han llegado a querer prohibir que los animales vayan sin cubrir por la calle.

¡Hay que ver cuántas cosas se hacen para salvar a los seres humanos! Esos supuestos salvadores son precisamente los que están destruyendo a los seres humanos. ¿Os habéis fijado en la belleza de los animales desnudos? Incluso en su desnudez, los animales son inocentes, sencillos. Raramente se pensará que un animal está desnudo, y nunca se verán así a menos que alberguemos un temor enfermizo a la desnudez. Pero quienes tienen miedo intentarán cualquier cosa para compensar ese miedo a la desnudez, y debido a esas ideas, la humanidad cae cada día más bajo.

Lo que hace falta es que las personas sean lo suficientemente sencillas como para presentarse desnudas, sin ropa, inocentes y dichosas, como Mahavira, el maestro jainista que decidió ir siempre desnudo. La gente decía que, al ir desnudo, Mahavira renunciaba a llevar ropa; pero yo discrepo. Lo que yo pienso es que su consciencia era tan clara, tan inocente —tan pura como la de un niño— que sencillamente iba desnudo. Cuando no queda nada que ocultar, podemos mostrarnos desnudos. Mientras quede algo que ocultar, nos cubriremos. Pero cuando no hay nada que ocultar, no hay que soportar ni siquiera la ropa.

En realidad, lo que hace falta es un mundo en el que todo individuo sea tan inocente y puro y que esté tan libre de culpa que pueda desembarazarse de la ropa. ¿Qué culpa hay en estar desnudo? Pero hoy en día, la situación consiste en que todo el mundo tiene la conciencia culpable incluso con ropa. A pesar de toda la ropa, están desnudos. Y hay personas que no están desnudas ni siquiera en su desnudez. La desnudez es un estado de la mente. Con inocencia, con una mente pura, incluso la desnudez adquiere un significado sublime, adquiere una significación y una belleza.

Pero hasta ahora nos han dado veneno, y poco a poco ese veneno ha contaminado toda nuestra vida, de un extremo a otro de nuestra existencia.

En India pedimos a las mujeres que consideren dioses a sus maridos. También a ellas les enseñan desde la infancia que el sexo es pecado, la puerta del infierno. Mañana, cuando una de esas mujeres se case, ¿cómo va a respetar a su marido, que la arrastra al sexo, al infierno? Por un lado enseñan a las mujeres que sus maridos son dioses, pero su experiencia les dice que esos pecadores las están arrastrando al infierno.

Cuando hablé sobre este tema en Bombay, vino a verme un día una mujer y me dijo: «Estoy muy disgustada. Estoy muy enfadada con usted. El sexo es un tema repugnante. Es pecado. ¿Por qué ha hablado de eso largo y tendido? Detesto el sexo».

Vamos a ver: está casada, tiene hijos e hijas y detesta el sexo. ¿Cómo puede amar al marido que la arrastra al sexo? ¿Cómo puede amar a esos hijos nacidos del sexo? Su amor siempre estará contaminado, siempre habrá un veneno oculto en su amor. Y por eso se alzará una barrera entre esa mujer y su marido, entre esa mujer y sus hijos, por la actitud de condena ante el sexo. Para esa mujer, sus hijos son fruto del pecado, y la relación entre su marido y ella es pecaminosa. ¿Puede mantenerse una buena relación con otra persona si es pecaminosa? ¿Puede vivirse armoniosamente en pecado?

Quienes denigran el sexo han destruido la vida marital de todo el mundo. Y el resultado de destruir la vida marital *no es* que la gente supere el sexo. El hombre que se topa con la barrera del pecado entre su esposa y él no puede sentirse satisfecho con ella, y por eso va buscando, busca prostitutas. ¡No le queda otro remedio! Todas las mujeres podrían haber sido como hermanas y madres si se hubiera sentido satisfecho en su propia casa; pero, movido por su descontento, todas las mujeres le parecen potenciales esposas, que pueden ser su pareja en el sexo. Es natural, así tiene que ser. Tiene que ser así porque en lugar de encontrar dicha y satisfacción, lo que encuentra es veneno, repulsión y el olor del pecado. Y por eso empieza a buscar satisfacción por todas partes.

Pero hay algo fundamental en lo que no nos hemos fijado: que el torrente natural del amor, la fuente del amor, la fuente del sexo, está emponzoñada. Y cuando existe la sensación de pecado, de ponzoña, cuando entre esposo y esposa hay un sentimiento de desconfianza, esa sensación de culpabilidad destruye cualquier posibilidad de crecimiento y transformación de su vida en común.

Pero yo lo entiendo de otra manera: si un hombre y una mujer intentan apreciar y comprender el sexo de una forma armoniosa, con amor y comprensión mutuos, con sensación de alegría y sin condenar el sexo, poco a poco se transformará la relación entre ellos, se elevará. Y después, es posible que la mujer, la esposa, le parezca una madre al marido.

Hacia 1930, Gandhi fue a Ceilán. Le acompañó Kasturba, su esposa. Sus anfitriones pensaban que quien lo acompañaba era su madre, porque la llamaba *ba*, es decir, «madre». En el discurso de bienvenida, el anfitrión dijo que todos se sentían honrados por la presencia de la madre de Gandhi, que le acompañaba en su viaje y estaba sentada a su lado. El secretario de Gandhi se puso muy nervioso: había sido él quien había cometido el error. Tendría que haber presentado los miembros del grupo a los organizadores. Pero era demasiado tarde: Gandhi ya estaba ante el micrófono y había empezado su discurso. Al secretario le preocupaba lo que fuera a decirle Gandhi después. No sabía que Gandhi no iba a enfadarse con él... porque no hay muchos hombres que logren hacer de su esposa una madre.

Gandhi dijo: «Es una agradable coincidencia que el amigo que me ha presentado haya dicho la verdad sin darse cuenta. En los últimos años Kasturba se ha convertido realmente en mi madre. Al principio era mi esposa, pero ahora es mi madre».

Y eso es posible. Si marido y mujer realizan cierto esfuerzo por comprender el sexo juntos, pueden llegar a ser amigos y compañeros en la transformación del sexo. Y el día en que marido y mujer logran transformar el sexo, nace entre ellos un sentimiento de inmensa gratitud. Nunca antes de eso. Antes de eso, no existe sino un sutil enfado y animosidad. Antes, hay una constante lucha, no una amistad serena.

La amistad comienza el día en que se hacen compañeros y vehículos, el uno para el otro, de la transformación de su energía sexual. Entonces surge un sentimiento de gratitud mutua. Ese día, el hombre desborda de respeto hacia la mujer porque le ha ayudado a liberarse del deseo sexual. Ese día, la mujer desborda de gratitud hacia el hombre por haberla ayudado a liberarse de la pasión sexual. A partir de ese día viven en la verdadera amistad del amor, no de la sexualidad. Esto supone el comienzo de un viaje en cuyo final el marido se convierte en un dios para su esposa y la esposa en una diosa para su marido. Pero esa posibilidad ha sido envenenada desde sus orígenes.

Por eso he dicho que resulta difícil encontrar mayor enemigo del sexo que yo, pero mi enemistad no significa que repruebe ni condene el sexo. Por el contrario, os indico el camino que debéis seguir para transformarlo y trascenderlo. Soy enemigo del sexo en el sentido de que soy partidario de transformar el carbón en diamante. Quiero transformar el sexo.

¿Cómo lograrlo? ¿Cuál es el método? Hay que abrir otra puerta, una nueva puerta.

El sexo no brota en el niño en cuanto nace. Tarda tiempo. El cuerpo hace acopio de energías, las células se fortalecen, y llega el día en que el cuerpo está preparado. La energía se acumula lentamente y de repente abre de golpe una parte que ha estado cerrada durante los primeros catorce años, y eso supone el comienzo del mundo de la sexualidad para el niño.

Una vez abierta esa puerta resulta difícil abrir una nueva, porque está en la naturaleza de la energía que en cuanto encuentra una vía por la que fluir, le resulta más fácil quedarse en esa vía. Una vez que el Ganges ha establecido su curso, sigue fluyendo por él, sin buscar un nuevo curso cada día. Cada día pueden afluir nuevas aguas, pero el río continuará por el mismo curso. De igual manera, la energía vital de una persona busca un curso y por él continúa fluyendo.

Para que una persona se libere de la sexualidad, hay que crear una nueva puerta para la energía sexual antes de que se abra la puerta del sexo. Esa nueva puerta es la meditación. Deberían impartirse clases de meditación a los niños desde los primeros años de vida. Por el contrario, lo que enseñamos a los niños es a rechazar el sexo, algo completamente absurdo. Al niño no hay que ponerle en contra del sexo; hay que ofrecerle algo positivo: cómo aproximarse a la meditación. Y los niños pueden acceder a la meditación más rápidamente porque aún no se ha abierto la puerta de su energía sexual. Esa puerta está cerrada; la energía está sana y salva, preservada; puede llamar a cualquier puerta y abrirla. Más adelante, esos niños se harán mayores y les resultará muy difícil acceder a la meditación. Una planta joven y flexible se tuerce fácilmente en cualquier dirección, pero a medida que crece, se va endureciendo. Si intentamos doblarla, puede romperse.

Es un error esperar a que las personas envejezcan para que empiecen a meditar. Todos los esfuerzos para iniciarse en la meditación deberían centrarse en los niños. Pero, tal y como están las cosas, a la gente solo le interesa la meditación cuando está próximo el fin de su vida. Solo entonces empiezan a preguntar en qué consiste la meditación, qué disciplina espiritual es, cómo pueden alcanzar la paz. Cuando han gastado toda su energía, cuando se han agotado todas las posibilidades de progreso —cuando todo se ha encallecido, cuando se ha perdido toda flexibilidad, cuando toda transformación resulta difícil—, entonces quieren transformarse. Una persona con un pie en la tumba pregunta si se puede hacer algo para acceder a la meditación: «¿Hay alguna manera?». Es extraño, una locura. Este planeta no podrá ser un lugar pacífico y de meditación hasta que conectemos la idea de la meditación con los recién nacidos. Es inútil relacionarla con personas que han llegado al ocaso de su vida. Requiere unos esfuerzos enormes e innecesarios intentar alcanzar la paz al final de la vida, pero se podría haber logrado muy fácilmente si se hubiera intentado antes.

De modo que el primer paso para la transformación del sexo consiste en acercar a los niños pequeños a la meditación, iniciarlos en la paz, en la ausencia de pensamiento, en el silencio. De todos modos, según la escala de los adultos, los niños son silenciosos y pacíficos. Si se les orienta un poco y se les enseña a ser silenciosos y serenos incluso un rato cada día, se les habrá abierto una nueva puerta cuando lleguen a los catorce años, la época de la madurez sexual. La energía madurará y empezará a fluir por la puerta que ya está abierta. Habrán conocido las experiencias de la paz, la dicha, la ausencia de tiempo y de ego, mucho antes que la experiencia del sexo. Esta familiaridad evitará que su energía fluya por canales erróneos; la mantendrá en el sendero correcto.

En lugar de enseñar a los niños la tranquilidad que ofrece la meditación, les enseñamos a condenar el sexo. «El sexo es pecado, el sexo es sucio», les decimos. Les decimos que es feo y malo, que lleva al infierno. Pero denigrar el sexo no contribuye a cambiar la situación real. Por el contrario, los niños sienten más curiosidad; quieren saber más sobre ese infierno, sobre ese mal, sobre eso tan sucio que tanto miedo inspira a sus padres y profesores.

Al cabo de muy poco tiempo, los niños se enteran de que sus padres hacen precisamente lo que a ellos se les impide conocer. Y el día que lo descubren, dejan de respetar a sus padres y de confiar en ellos. No es la educación moderna la responsable de que disminuya la veneración por los padres: hay que culpar a los propios padres. Los niños comprenden muy pronto que los padres están totalmente inmersos en lo mismo que, según les enseñan, es sucio, que su vida diurna es distinta de su vida nocturna, que existe discrepancia entre lo que dicen y lo que hacen.

Los niños son unos observadores muy agudos. Están muy pendientes de lo que ocurre en la casa. Ven que lo que el padre llama «sucio» y la madre «malo» sucede allí. Se dan cuenta muy pronto. El sentimiento de veneración hacia sus padres desaparece, porque para ellos son hipócritas, farsantes. No ponen en práctica lo que predican. Y esa decepción se basa en el sexo, se centra en el sexo.

No enseñéis a los niños que el sexo es pecado. Explicadles que forma parte de la vida, que todos nacemos del sexo, que es nuestra vida. Eso les ayudará a comprender fácilmente el comportamiento de sus padres, con la perspectiva correcta. Y cuando se hagan mayores y vivan por sí mismos, honrarán a sus padres por su sinceridad y honradez. No puede existir un elemento más importante para que sus vidas se impregnen de religiosidad que descubrir la sinceridad y honradez de sus padres. Pero hoy en día todos los niños saben que sus padres son unos hipócritas y que les engañan, y esa es la causa más importante del conflicto entre padres e hijos. La represión del sexo ha abierto un abismo entre marido y mujer, y entre padres e hijos.

No, no necesitamos oponernos al sexo, condenar el sexo; lo que necesitamos es educación. En cuanto los niños maduran lo suficiente como para preguntar, debería explicárseles todo lo que parece esencial, todo lo que pueden entender, para que no sientan excesiva curiosidad por el sexo, para que no les atraiga hasta el extremo de obsesionarse e intenten averiguarlo por las fuentes que no deberían. En otro caso, como ocurre en la actualidad, los niños descubren lo que desean saber, pero por mediación de las personas que no deberían darles esa información. Lo descubren por canales inadecuados, y les produce dolor y sufrimiento durante el resto de su vida. Y mientras tanto, se erige una barrera de silencio y secreto entre sus padres y ellos, como si ni los unos ni los otros supieran nada sobre el sexo.

Hay que darles a los niños una educación sexual adecuada.

En segundo lugar, habría que enseñar a los niños a meditar, a mantenerse tranquilos, serenos, en silencio, a alcanzar el estado de la ausencia de la mente. Pueden aprenderlo muy rápidamente si se les dan facilidades en casa para que haya momentos de silencio, aunque sea una hora al día. Y eso solo será posible cuando los padres también se sienten a meditar con ellos. En todo hogar debería ser obligatorio sentarse en silencio durante una hora al día. Si en una casa no se hace una comida un día por alguna razón, puede tolerarse; pero en ningún hogar debería faltar una hora de meditación diaria. No se puede llamar «hogar familiar» a una casa en la que no se observe una hora de silencio al día. Es un falso hogar.

Con una hora de silencio al día, cuando el niño cumpla los catorce años se le habrá abierto la puerta de la meditación, una puerta que lleva al estado en el que se experimenta la ausencia del tiempo y del ego, en el que se vislumbra el alma. Vislumbrarla antes de cualquier experiencia sexual es importante, porque pone punto final a la incontrolada necesidad de sexo: la energía habrá encontrado un nuevo sendero.

Esto es lo que denomino el primer paso. La meditación es el primer paso en la disciplina del celibato, en la disciplina de trascender el sexo, en la disciplina de transformar la energía sexual.

El segundo paso es el amor. Habría que enseñar el amor a los niños desde muy pequeños. Hasta ahora, siempre se había pensado que la enseñanza del amor desemboca en el mundo del sexo, pero este temor no tiene fundamento. La enseñanza del sexo puede desembocar en el amor, pero la enseñanza del amor jamás arrastrará a nadie a la sexualidad. Lo cierto es que ocurre justo lo contrario. Cuanto más crece el amor en una persona, más energía sexual se transforma en amor compartido. Cuanto menos ama una persona, más se orienta hacia el sexo. Cuanto menos ama una persona, más odio siente y más rencor hay en su vida. Y cuanto menos amor siente una persona, más celos, competitividad, preocupaciones y desdicha habrá en su vida. Cuanto más sumida está una persona en las preocupaciones, los celos, el odio y el rencor, más se estancan las energías en su interior, y entonces, la única válvula de escape es el sexo.

El amor se convierte en válvula de escape de la energía. El amor es una corriente. Es creativo y por eso fluye y proporciona satisfacción. Y esa satisfacción es mucho más profunda y mucho más valiosa que la que proporciona el sexo. Quien conoce esa satisfacción nunca buscará un sustituto, al igual que a quien se le regalan joyas no buscará guijarros ni piedras.

Pero una persona llena de odio jamás encontrará satisfacción. Con el odio, la persona destruye las cosas. Y la destrucción jamás proporciona satisfacción; la satisfacción deriva de la creación. Una persona con celos lucha, pero la lucha nunca proporciona satisfacción. La satisfacción se alcanza dando, compartiendo, no quitando. Una persona que lucha, que se debate, arrebata cosas. Pero quitar cosas no proporciona la clase de satisfacción que se obtiene dando y compartiendo. Una persona ambiciosa corre de un lado a otro, pero no logra la paz.

La paz llega a quienes emprenden el viaje del amor, a quienes van de peregrinaje de un amor a otro, no a quienes emprenden el viaje del poder y la posición. Cuanto más llena de amor está una persona, mayor y más profunda es la satisfacción que siente, mayor la alegría, y por cada célula de su ser fluye una sensación de plenitud. Esa persona está rodeada de una satisfacción y una dicha deliciosas. Esa persona no se mueve en la dimensión del sexo, y no necesita hacer ningún esfuerzo para ello. Sencillamente, no se mueve en esa dimensión porque la satisfacción que antes conseguía durante unos momentos mediante el sexo ahora puede obtenerla veinticuatro horas al día mediante el amor.

De modo que el siguiente paso consiste en que nuestro ser crezca en la dimensión del amor. Amamos, ofrecemos amor, vivimos en el amor. Y para iniciarse en el amor, no hay que amar únicamente a los seres humanos. La iniciación en el amor es una iniciación que irradia afecto, que nos convierte en amantes, en personas que aman.

Se puede coger una piedra como si se recogiera a un amigo caído, y también estrechar la mano de una persona como si fuera la de un enemigo. Una persona puede tratar las cosas materiales con cariño, mientras que otra puede portarse con los seres humanos como si fueran cosas. Una persona llena de odio trata a los seres humanos como cosas; una persona llena de amor transmite una personalidad viva incluso a los objetos inanimados.

Un viajero alemán fue a ver en una ocasión a un célebre místico. Debía de estar enfadado por alguna razón. Se desató encolerizado los zapatos, los tiró a un rincón y abrió la puerta bruscamente, dando un golpe.

Cuando está enfadado, un hombre se quita los zapatos como si fueran sus peores enemigos, e incluso abrirá la puerta como si fuera una enemiga.

El hombre abrió la puerta de golpe, entró y presentó sus respetos al místico. El místico le dijo:

—Aún no puedo responder a su saludo. Primero, pida perdón a la puerta y a los zapatos.

—Pero ¿qué le pasa? —preguntó el hombre—. ¿Cómo voy a pedirle perdón a una puerta y a unos zapatos? ¿Acaso están vivos?

—Ni siquiera pensó usted en eso al descargar su furia sobre esos objetos inanimados —replicó el místico—. Ha tirado los zapatos como si fueran seres vivos culpables de algo, y ha abierto la puerta con tal agresividad que parecía que fuera su enemiga. Como ha reconocido la personalidad de esos objetos descargando su furia sobre ellos, ahora debería pedirles perdón. Si no lo hace, no hablaré con usted.

El viajero pensó que había recorrido un largo camino desde Alemania para conocer a aquel místico, y que algo tan trivial no le iba a impedir hablar con él. De modo que se acercó a los zapatos y con las manos entrelazadas dijo:

—Perdonadme por haberme portado mal, amigos. —Y, dirigiéndose a la puerta, añadió—: Lo siento. No quería haberte empujado así.

El viajero escribió en sus memorias que al principio se sintió ridículo, pero que cuando terminó de pedir perdón se quedó sorprendido: sentía una paz y una serenidad increíbles. No pensaba que pudiera sentirse tal paz, tranquilidad y serenidad simplemente por pedir excusas a una puerta y un par de zapatos.

A continuación fue a sentarse junto al místico, que se echó a reír.

—Ahora sí —dijo—. Ahora podemos iniciar el diálogo. Ha demostrado cierto amor, y puede relacionarse. Incluso puede comprender, porque ahora se siente ligero y alegre, se siente dichoso.

No se trata de ser afectuosos solo con los seres humanos, sino de amar en general.

Decir que una persona debería amar a su madre es un error. Si una mujer le pide a su hijo que la quiera simplemente porque es su madre, no le está enseñando lo que debe. Un amor que ha de tener una razón, con un «por tanto» y un «por consiguiente» es falso. Pedir que te quieran porque eres el padre o la madre no es una buena enseñanza, sino aportar una razón para amar.

El amor no atiende a razones; el amor nunca depende de una razón. Si una mujer le dice a su hijo: «He cuidado de ti mucho tiempo. Te he criado; por tanto, quiéreme», está dando una razón para amar, y supone el fin del amor. Obligado, el hijo quizá simule con desgana que la ama porque es su madre.

La enseñanza del amor no implica dar razones para amar; solo significa crear un entorno, una oportunidad en la que el niño pueda amar.

La mujer que le dice a su hijo: «Quiéreme porque soy tu madre», no enseña a amar a su hijo. Debería decir lo siguiente: «Es importante para tu vida, para tu futuro, para tu felicidad, que seas afectuoso con quien o con lo que se ponga en tu camino, ya sea una piedra, una flor, un ser humano, un animal. No se trata de dar amor al animal, la flor, la madre o a otra persona, sino de ser afectuoso. Tu futuro depende de lo afectuoso que seas. La posibilidad de que seas feliz en la vida depende de cuánto amor lleves en ti».

Las personas necesitan que las eduquen en el amor, y así se librarán de la sexualidad. Pero no las educamos así, no creamos sentimientos de amor. Por el contrario, todo lo que decimos y transmitimos en nombre del amor es falso.

¿Creéis que es posible amar a una persona y odiar a otra? No. Es imposible. Un ser humano que ama es un ser humano que ama; no tiene nada que ver con un individuo concreto. Incluso estando a solas, esa persona ama. Incluso cuando no tiene a nadie cerca, esa persona está amando. Ser afectuosa está en la naturaleza de esa persona, no tiene nada que ver con la relación con otra persona.

Una persona colérica lo es incluso cuando está a solas, una persona llena de odio odia incluso cuando está a solas. Incluso al ver a esa persona a solas nos damos cuenta de que siente cólera, aunque no muestre cólera hacia nadie en concreto en ese momento. Su personalidad es la de una persona colérica. Si vemos a una persona afectuosa, incluso a solas, notaremos que desborda amor.

Las flores que se abren en la soledad de la selva despliegan su fragancia tanto si hay alguien para apreciarla como si no, tanto si pasa alguien a su lado como si no. Ser fragante está en la naturaleza misma de una flor. ¡No vayas a creer que una flor emite su perfume solo para ti!

Amar debería convertirse en vuestra forma de ser, independientemente de «a quién» ames. Pero todo amante quiere que el amado solo le ame a él y a nadie más. No sabe que, a menos que puedas amar a todo el mundo, no puedes amar a nadie. La esposa dice que su esposo solo debería amarla a ella y no sentir amor hacia nadie más, que la corriente de su amor solo debería fluir hacia ella. Pero no se da cuenta de que semejante amor es falso, y que ella es la causa de que sea falso. ¿Cómo puede amar a su esposa un hombre que no rebose amor por todos los demás?

Amar está en la naturaleza de nuestra vida, veinticuatro horas al día. No se puede rebosar de amor por alguien y no sentir amor alguno por otros. Pero hasta ahora, no hemos sabido comprender esta sencilla verdad. El padre le pide al hijo que le ame pero ¿y el viejo criado de la casa? Con él no hace falta, es solo un criado. Pero ese viejo criado también es padre de alguien... Y cuando el hombre le dice a su hijo que no hace falta amar al criado, no se da cuenta de que mañana, si no hoy, cuando también él se haga viejo, se quejará de que su hijo no le ama. Su hijo podría ser una persona amorosa si le hubieran enseñado a serlo con todo y con todos.

El amor es una cuestión de naturaleza interna, no de relaciones. El amor no tiene nada que ver con las relaciones: es un estado del ser, un elemento interno de la individualidad de cada cual. Deberían impartirnos otra clase de enseñanza: amar a todo y a todos. Incluso cuando un niño deja un libro sobre la mesa sin cariño, habría que llamarle la atención: «No está bien poner el libro así. Te has portado mal con el libro. Eso está mal».

Recuerdo una anécdota sobre un místico que vivía en una pequeña choza. Un día, alrededor de medianoche, llovía a cántaros y el místico y su esposa estaban durmiendo. De repente, alguien llamó a la puerta, alguien que necesitaba cobijo.

—Hay alguien ahí fuera: un viajero, un amigo desconocido. Abre la puerta, por favor —le dijo el místico a su esposa.

¿Os dais cuenta? Dijo: «Un amigo desconocido». Mientras que vosotros no os hacéis amigos ni siquiera de quienes conocéis, la suya fue una actitud amorosa. «Un amigo desconocido está esperando fuera. Abre la puerta, por favor.»

—Pero si no hay sitio. Ni siquiera hay sitio para nosotros dos. ¿Cómo va a entrar aquí otra persona? —respondió su esposa.

—Vamos, vamos, esto no es el palacio de un hombre rico al que le puede faltar espacio —replicó el místico—. Es la choza de un pobre. En el palacio de un rico siempre falta espacio, solo con un invitado que llegue. Pero esto es la choza de un pobre.

—¿Qué tiene que ver con ser rico o pobre? ¡Sencillamente no tenemos sitio! —exclamó la mujer.

El místico contestó:

—Si tienes suficiente espacio en tu corazón, pensarás que incluso una choza es un palacio —contestó el místico—. Pero si tu corazón es estrecho, incluso un palacio te parecerá demasiado pequeño para acoger a un huésped. Abre la puerta, por favor. ¿Cómo vamos a rechazar a alguien que ha llamado a nuestra puerta? Hasta ahora estábamos acostados. Aquí no pueden acostarse tres personas, pero sí sentarse. Hay sitio para otra persona si nos sentamos.

La mujer tuvo que abrir la puerta. El hombre entró en la choza, empapado. Se sentaron y empezaron a charlar. Al cabo de un rato, llegaron otras dos personas y llamaron a la puerta. El místico dijo:

—Parece que ha llegado más gente.

Le pidió al invitado, que estaba junto a la puerta, que la abriera.

—¿Cómo que abra la puerta? No tenemos sitio —replicó el invitado. Ese hombre, que se había refugiado en la choza unos momentos antes, olvidaba que no era el amor del místico por él lo que le había brindado cobijo, sino que se debía a que el místico desbordaba amor. Y al haber llegado otras personas, el amor tenía que alojar a los recién llegados. El hombre dijo—: No hay que abrir la puerta. ¿No ves lo incómodos que estamos aquí, en cuclillas?

El místico se echó a reír y dijo:

—Querido amigo, ¿acaso no he hecho sitio para ti? Te dejamos entrar porque aquí hay amor. Y aquí sigue estando. No se ha acabado contigo. Abre la puerta, por favor. Ahora estamos sentados, pero podemos acurrucarnos todos juntos. Así habrá suficiente sitio. Además, la noche está fría, y nos sentiremos cómodos y calentitos todos juntos.

Abrieron la puerta y entraron otras dos personas. Se sentaron todos juntos y empezaron a conocerse.

Poco después, llegó un burro y empujó la puerta con la cabeza. Estaba chorreando y quería cobijo. El místico les pidió a los dos últimos hombres que habían llegado, que estaban junto a la puerta, que la abrieran.

—Ha llegado otro amigo desconocido —dijo.

Los dos hombres se asomaron y dijeron:

—No es un amigo ni nada parecido. No es mas que un asno. No hay por qué abrir la puerta.

El místico dijo:

—Quizá no os deis cuenta de que, a la puerta del rico, se trata a los seres humanos como animales, pero aquí estamos en la choza de un pobre, y nosotros estamos acostumbrados a tratar a los animales como a los seres humanos. Abrid la puerta, por favor.

—¡Pero si no tenemos sitio! —se lamentaron los hombres al unísono.

—Tenemos sitio de sobra. En lugar de estar sentados, nos pondremos de pie. Entonces tendremos suficiente espacio. No os preocupéis. Y si hace falta, yo me iré afuera para que haya suficiente espacio.

¡El amor puede llegar así de lejos!

Lo único que hace falta es tener una actitud de amor, un corazón amoroso. Cuando existe un corazón que ama, aparece un aura de satisfacción, un aura de gozo.

¿No os habéis fijado en que después de haber mostrado un poco de amor a alguien, una oleada de satisfacción invade el ser entero? ¿No os habéis fijado en que los momentos de más profunda satisfacción son los momentos de amor incondicional? Cuando no se ponen condiciones al amor, cuando se sonríe sencilla y cariñosamente a un desconocido en la calle, ¿no sigue a la sonrisa una brisa de paz y satisfacción? ¿No tenéis ninguna experiencia de la alegría que invade el corazón cuando ayudáis a levantarse a una persona que se ha caído, cuando tendéis una mano a una persona que ha resbalado, cuando regaláis una flor a un enfermo? No cuando lo hacéis porque el hombre en cuestión es vuestro padre o la mujer vuestra madre, no. La persona quizá no tenga ninguna relación con vosotros, pero el simple hecho de ofrecer un regalo es en sí una gran recompensa, proporciona una gran dicha.

El potencial para amar debería crecer en vuestro interior: amor a las plantas, a los animales, a los seres humanos, a los desconocidos, a quienes quizá estén lejos de vosotros, a la luna y las estrellas. El amor debería crecer.

El deseo sexual de una persona disminuye a medida que aumenta el amor en su interior. Amor y meditación unidos abren la puerta de lo divino. El amor unido a la meditación equivale a la divinidad. Cuando se unen amor y meditación, se alcanza la divinidad. Y el resultado de este logro es el celibato. Entonces, toda la energía vital asciende por una nueva vía. Entonces no rezuma poco a poco, sino que fluye libremente. La energía asciende, empieza a subir por senderos internos. Inicia un viaje ascendente.

Hoy en día, nuestro viaje es descendente, hacia los niveles más bajos. El sexo es el flujo descendente de la energía; el celibato, el viaje ascendente.

El amor y la meditación son las claves del celibato.

A continuación voy a hablar sobre lo que se logra con el celibato. ¿Qué recibimos? ¿Qué ganamos? Acabo de hablar de dos cosas: el amor y la meditación, y he dicho que ambos deberían enseñarse desde la infancia. Pero no debéis deducir de esto que porque ya no sois niños no podéis hacer nada. No saquéis esta conclusión, no renunciéis. En ese caso, habré malgastado mis esfuerzos. Cualquiera que sea vuestra edad, esta tarea comienza hoy. Aunque resulta más difícil en la edad adulta —es una suerte comenzar en la infancia—, también es una suerte empezar en cualquier etapa de la vida. Podéis comenzar hoy mismo. Quienes estén dispuestos a aprender aún son niños, aunque tengan muchos años, y pueden empezar ahora mismo. Si tienen deseo de aprender, si están abiertos al aprendizaje, si no les ha invadido la idea de que lo saben todo, de que lo han logrado todo, su viaje puede comenzar desde el principio, como el de un niño.

Un día, Gautama Buda le preguntó a un *bhiksu** a quien él había iniciado unos años antes:

—¿Qué edad tienes, *bhiksu?*

—Cinco años —contestó el *bhiksu.*

A Buda le sorprendió.

—¿Cinco? Parece que tienes por lo menos setenta. ¿Por qué dices eso?

—Lo digo porque el rayo de la meditación entró en mi vida hace solo cinco años —contestó el *bhiksu*—, y solo durante los últimos cinco años ha inundado mi vida el amor. Antes, mi vida era como un sueño; yo existía en el sueño. Al hablar de mi edad no tengo en cuen-

* Hombre santo que carece de propiedades y techo. (*N. de la T.*)

ta esos años. ¿Cómo iba a tenerlos en cuenta? Mi vida real empezó hace solo cinco años. Tengo cinco años.

Buda les dijo a todos sus discípulos que tomaran nota de la respuesta del monje:

—Todos deberíais contar así vuestra edad. Esa debe ser la medida para calcular la edad.

Si el amor y la meditación aún no han nacido en vuestro interior, habéis desperdiciado vuestra vida hasta ahora; aún no habéis nacido. Pero nunca es demasiado tarde para renacer, si se intenta.

De modo que no lleguéis a la conclusión de que, como ya habéis pasado la infancia, esta charla solo está destinada a las generaciones futuras. En ningún momento nos alejamos tanto como para no poder regresar a casa; nadie ha llegado tan lejos por el camino erróneo como para no ver el camino correcto. Incluso si habéis vivido en la oscuridad miles de años, eso no significa que cuando encendáis la lámpara la oscuridad diga: «Tengo miles de años de edad, o sea que no pienso marcharme».

No, cuando la lámpara está encendida, la oscuridad de mil años de antigüedad desaparece igual que la oscuridad de un día. Encender la lámpara resulta fácil en la infancia; después se hace un poco más difícil. Pero difícil no equivale a imposible. Difícil significa que se requiere un poco más de esfuerzo. Difícil significa que se requiere un poco más de decisión. Significa que tenéis que romper las pautas de vuestra personalidad con mayor decisión y abrir nuevos canales.

Pero incluso con el albor de los primeros rayos del nuevo sendero tendréis la sensación de haber hecho muy poco y estar recibiendo mucho. Incluso con la llegada de un solo rayo de esa verdad, de esa luz, tendréis la sensación de haber logrado mucho sin haber hecho nada, porque todo lo que habéis hecho es insignificante, y lo que habéis recibido es inestimable. Por lo tanto, no entendáis mal mis palabras, por favor. Eso os pido.

4

EL NACIMIENTO DE UNA NUEVA HUMANIDAD

En la escuela de una aldea de India, el maestro repasaba el *Ramayana*, la leyenda de Rama. Casi todos los niños estaban dormitando. No es de extrañar que los niños se queden dormidos mientras escuchan historias que han oído miles de veces; incluso los adultos se amodorran en tales ocasiones. Una historia que se ha contado tantas veces pierde el interés, nadie presta atención.

El maestro lo recitaba todo mecánicamente, sin ni siquiera mirar el libro que tenía ante él. Se lo sabía de memoria. Incluso cualquiera que hubiera entrado de repente en la clase se habría dado cuenta de que era como si estuviera dando clase dormido. Relataba los episodios como un loro, sin apenas ser consciente de lo que decía.

De repente se produjo un revuelo en clase. Había llegado el inspector del Ministerio de Educación. Entró en la clase, los alumnos empezaron a prestar atención y el maestro a leer en voz alta con más cuidado. El inspector dijo:

—Me alegro de que esté enseñando la leyenda del *Ramayana*. Me gustaría preguntarles algunas cosas a los niños sobre ese relato.

—Dando por supuesto que los niños recordaban las historias de destrucción, luchas y demás, hizo una pregunta muy sencilla—. A ver, niños. ¿Quién rompió el arco de Siva?

Un niño alzó la mano, se levantó y dijo:

—De verdad, señor, yo no he sido. He estado fuera quince días, y no sé quién lo rompió. Quiero dejarlo bien claro, porque siempre que se rompe o se estropea algo en esta escuela me echan la culpa a mí.

El inspector se quedó pasmado. No se le había ocurrido que nadie pudiera contestar semejante cosa. Se volvió hacia el maestro, que estaba a punto de descargar el bastón sobre el niño, y le oyó decir:

—¡Desde luego que este granuja es el culpable! ¡Es el peor de todos! —Y se dirigió, bramando, al niño—: Si no lo hiciste tú, ¿por qué te has levantado para decir que no lo hiciste? —Y al inspector—: No se deje engañar por la criatura. Él es responsable del noventa y nueve por ciento de las cosas que se rompen y se estropean en esta escuela.

El inspector no fue capaz de pronunciar palabra ante lo que veía. Dio media vuelta, salió de la clase, fue al despacho del director, le contó la historia y le preguntó qué pensaba hacer.

El director le rogó que no ahondara en el asunto. Le explicó que en los tiempos que corrían era peligroso decirle nada a los alumnos.

—Quienquiera que haya roto el arco, por favor, es mejor dejarlo —le dijo—. Llevamos dos meses de tranquilidad en la escuela. Los alumnos llevaban años rompiendo cosas, quemando muebles y estropeando el edificio de la escuela. Lo mejor es callarse. Si les decimos algo, solo servirá para crear problemas. ¡Podría haber una huelga, incluso una huelga de hambre y que alguien muriera!

El inspector se quedó estupefacto. No daba crédito a lo que estaba pasando. Fue a ver al presidente del comité del colegio y le contó lo ocurrido: que estaban enseñando el *Ramayana*, que un chico había dicho que él no había roto el arco de Siva, que el maestro había dicho que el chico debía ser el culpable, que el director le había rogado que olvidara el asunto sin importarle quién fuera el responsable, alegando que era una imprudencia ahondar en él y que había un temor constante a las huelgas y a toda clase de problemas. Le preguntó al presidente:

—¿Cómo explica esta situación?

El presidente respondió que pensaba que el director tenía una actitud prudente.

—Además —añadió—, no se preocupe por el culpable. Quienquiera que rompiera el arco, el comité se encargará de repararlo. Mejor repararlo que meternos en más líos.

¿Qué nos demuestra esta historia? No hay nada realmente nuevo en ella. Simplemente muestra una debilidad humana muy extendida. La gente quiere demostrar que sabe, incluso sobre cosas que no conoce en absoluto. Ninguno de ellos sabía quién había roto el arco de Siva y lo que significaba. ¿No habrían salido mejor parados si hubieran admitido su ignorancia y hubieran preguntado? Pero nadie está dispuesto a reconocer su ignorancia.

Esta ha sido la mayor desgracia en la historia de la humanidad. Nadie tiene el valor de decir «no sé» respecto a ningún asunto de la vida. Esta falta de valor es suicida, y con ella se desperdicia la vida. Debido al falso presupuesto de que sabemos, las respuestas que damos son tan ridículas como las que dieron en esa escuela, tanto el chico como el maestro, el director y el presidente del comité. Si intentamos responder sin saber, solo conseguimos quedar en ridículo.

Quizá la pregunta sobre quién rompió o dejó de romper el arco de Siva no tenga gran importancia en la vida de nadie, pero las cuestiones que sí tienen un sentido profundo en la vida —que decidirán si la vida es hermosa o fea, sana o insana, cuestiones de las que depende la dirección que tome nuestra vida— también fingimos conocerlas, pero nuestras respuestas nos dejan en ridículo. La vida de cada persona demuestra que no sabemos nada de la vida. En otro caso, ¿cómo es posible que haya tanto fracaso, tanta desesperación y desdicha, tanta angustia?

Eso es exactamente lo que me gustaría decir sobre el sexo: que no sabemos nada sobre él. Quizá os extrañe. Diréis: «Es posible que no sepamos nada sobre Dios, sobre el alma, pero ¿cómo no vamos a saber nada sobre el sexo? Ahí está la prueba: tenemos esposa o esposo, hijos, y sin embargo, ¿dices que no sabemos nada sobre el sexo?».

Pero quisiera deciros —aunque tal vez os resulte muy difícil aceptarlo— que podéis haber vivido la experiencia del sexo, pero no sabéis más sobre él que un niño pequeño. No mucho más. Vivir algo no es suficiente para conocerlo.

Una persona puede haber conducido un coche durante mil quinientos kilómetros, pero eso no significa que sepa nada del mecanismo, sobre el motor y su funcionamiento. Esa persona podría burlarse de lo que digo, argumentando que ha conducido mil quinientos kilómetros, pero yo seguiré insistiendo en que no sabe nada sobre el coche. Conducir un coche es algo superficial; comprender su mecanismo interno, algo completamente distinto.

Se aprieta un interruptor y la electricidad enciende la bombilla. Podríamos decir que conocemos la electricidad porque podemos encender o apagar la luz a voluntad, algo que hemos hecho miles de veces. Pero eso es una tontería, porque hasta un niño puede apretar un interruptor, algo que no requiere saber acerca de electricidad.

Cualquiera puede tener hijos. Eso no guarda ninguna relación con comprender el sexo. Cualquiera puede casarse. Los animales procrean, pero no existe razón alguna para caer en el engaño de que saben lo que es el sexo.

Lo cierto es que no se ha estudiado el sexo científicamente. No ha llegado a desarrollarse de verdad una filosofía o una ciencia del sexo, porque todo el mundo cree que ya lo sabe todo. Nadie ha comprendido la necesidad de estudios sobre el sexo, de una ciencia del sexo: una gran desgracia para la humanidad.

El día en que exista plenamente una ciencia del sexo, un sistema completo de pensamiento sobre el sexo, seremos capaces de crear una nueva raza de seres humanos. Entonces no habrá necesidad de traer al mundo seres humanos feos y lisiados, no habrá necesidad de seres humanos enfermos, débiles, torpes y tristes, de niños llenos de sentimientos de culpa y pecado. Pero no sabemos nada de esto. Sabemos encender y apagar la luz, y a partir de eso hemos llegado a la conclusión de que lo sabemos todo sobre la electricidad. Incluso al final de toda una vida, lo único que sabemos sobre el sexo es cómo saber encender y apagar la luz. Pero como tenemos la falsa idea de que lo sabemos todo, no existe posibilidad de investigar, de descubrir, de pensar, de reflexionar sobre el sexo.

Cuando todo el mundo lo sabe todo sobre algo, ¿qué necesidad hay de reflexionar? Ni lo discutimos entre nosotros ni le dedicamos un solo pensamiento. No existe un misterio, un secreto, un fenómeno más profundo en la vida que el sexo.

No hemos conocido el átomo hasta hace poco, y el mundo ha conocido una tremenda revolución. El día que logremos conocer el átomo del sexo, la raza humana entrará en una nueva era de sabiduría. Es imposible predecir las repercusiones, la magnitud de las alturas que alcanzaremos cuando comprendamos el proceso y la técnica de crear consciencia. Pero hay algo seguro: la energía sexual y su proceso son lo más misterioso, lo más profundo y único en el mundo, y no decimos nada sobre ello. Algo tan valioso y único también es tabú. Las personas viven notoriamente lo relativo al sexo durante toda su vida, y al final no saben ni siquiera en qué consiste el sexo.

Por eso, cuando dije que mediante el sexo se experimenta la ausencia del ego y del pensamiento, muchos no quedaron convencidos. Pensaban que era imposible. Pero al cabo del tiempo un amigo me dijo: «Nunca lo había pensado, pero ha ocurrido lo que tú decías». Una mujer vino a verme y me dijo: «Yo nunca he experimentado eso. Cuando hablaste sobre ello, recordé que sí, que la mente se queda en silencio y tranquila; pero nunca he sentido la ausencia del ego ni ninguna otra experiencia profunda de ese tipo». Es posible que mis palabras también hayan despertado preguntas en la mente de otras personas, y es conveniente explicar con más detalle varios puntos.

En primer lugar: una persona no nace con el conocimiento de toda la ciencia del sexo. Quizá unas cuantas personas, muy pocas en la tierra, las que han retenido las experiencias de muchas vidas anteriores, sean capaces de comprender plenamente el arte, el proceso y la ciencia del sexo. Ellas son quienes alcanzan el verdadero celibato, porque cuando una persona llega a saber todo lo relacionado con el sexo, el sexo le resulta inútil. Tal persona lo supera, lo trasciende. Pero no se han dicho muchas cosas con claridad a este respecto.

Una cosa —la primera que debemos tener muy clara— es que hay que olvidar el espejismo de que por el simple hecho de nacer ya se sabe qué es el sexo, qué es hacer el amor. No, no se sabe. Y por esta ignorancia, la vida de todos queda enredada en el sexo hasta la muerte. He dicho antes que los animales tienen una época fija para copular, una época de celo, y que los humanos no. ¿Por qué? Quizá se deba a que los animales son capaces de internarse más en las profundidades del sexo; los humanos ni siquiera son capaces de eso.

Quienes han realizado investigaciones sobre el sexo, quienes han penetrado en sus profundidades y han recogido muchas experiencias, han llegado a la conclusión de que si un orgasmo dura un minuto, una persona querrá hacer el amor al día siguiente, pero que si se puede prolongar hasta tres minutos, ni siquiera pensará en el sexo durante una semana. Han observado que si se puede prolongar hasta siete minutos ese estado orgásmico, esa liberación del ego y del tiempo, la persona se sentirá tan libre del sexo que ni siquiera pensará en él durante los tres meses siguientes. Y si se puede prolongar hasta tres horas, se habrá librado del sexo para siempre y no volverá a desearlo.

Pero la experiencia suele durar un momento; resulta difícil imaginar un orgasmo de tres horas. Sin embargo, os digo que si una persona puede permanecer en el estado en que se encuentra mientras hace el amor, permanecer en la ausencia del ego, sumergida en ese estado durante tres horas, un solo acto sexual es suficiente para liberarla del sexo para el resto de su vida. Produce tal satisfacción, tal experiencia de dicha, tal atención, que dura toda la vida. Tras ese único acto sexual se puede acceder al verdadero celibato.

Pero nunca alcanzamos el celibato, ni siquiera tras toda una vida de placer sexual. Llegamos a la madurez, al final de nuestra vida, pero nunca nos libramos del deseo sexual, de la pasión sexual. ¿A qué se debe? A que no hemos comprendido el arte y la ciencia del sexo. Nadie nos lo ha explicado, ni nosotros hemos pensado, reflexionado ni discutido sobre ello. En nuestra vida, nadie con experiencia nos ha invitado a dialogar sobre el asunto, nadie nos ha invitado a intercambiar ideas al respecto. Nos encontramos en una situación incluso peor que la de los animales.

Quizá dudéis de que una experiencia que suele durar un momento se prolongue hasta tres horas. Voy a ofreceros ciertas claves. Si prestáis atención, os facilitará el viaje hacia el celibato.

Cuanto más rápidamente se respira durante el acto sexual, menos se prolonga; cuanto más pausada y relajadamente se respira, más se prolonga el acto. Si conseguís respirar de una forma completamente relajada, la duración del acto puede prolongarse indefinidamente, y cuanto más dura el acto sexual, más en contacto se está con los elementos de la supraconsciencia, la ausencia del ego y del tiempo. La respiración debe ser muy relajada. A medida que se relaja, empezarán a desvelarse nuevos significados y profundidades, aparecerá una nueva comprensión.

Otra cosa que debéis recordar: si durante el acto sexual la atención está centrada entre los ojos, donde, según el yoga, se encuentra el centro del tercer ojo, la duración del acto sexual puede prolongarse hasta tres horas. Y semejante experiencia puede hacer que la persona abrace el celibato, no solo en esta vida sino en la siguiente.

Una mujer me escribió para preguntarme: «Usted no está casado, es célibe. ¿Eso significa que tampoco ha vivido la experiencia de la superconsciencia?».

Si esta mujer se encuentra aquí, quisiera decirle que ni yo ni nadie puede pasar a la etapa del celibato sin la experiencia del sexo. También quisiera decirle que la experiencia puede ser de esta vida o de una vida anterior. Abrazar el celibato desde el nacimiento solo puede conseguirse a partir de una profunda unión en el coito y en las vidas anteriores. No existe otro camino. Si se ha vivido una profunda experiencia del sexo en una vida anterior, esa persona nacerá liberada del sexo en esta vida; no le preocupará el sexo, ni siquiera en la imaginación. Por el contrario, esa persona se sorprenderá ante la conducta de los demás con el sexo, se quedará perpleja ante la obsesión de los demás con el sexo. Aun más: tendrá que hacer un esfuerzo consciente para distinguir, para diferenciar a un hombre de una mujer.

Quien piense que se puede ser «célibe nato» sin una experiencia profunda del sexo, se equivoca. Esa persona se volverá loca, pero no será célibe. Quienes intentan imponerse el celibato solo consiguen volverse locos, sin llegar a ninguna parte. El celibato no puede imponerse; evoluciona a partir de la vivencia del sexo. Es el resultado de una experiencia profunda, la experiencia del sexo. Si se puede vivir aunque sea una sola vez, la persona se libera del sexo para el interminable viaje de todas las reencarnaciones.

Hasta ahora he hablado de dos factores para alcanzar esa profunda experiencia: una respiración relajada, tan relajada como si no existiera, y la atención en el tercer ojo, el punto intermedio entre los ojos. Cuanto más se centre la atención en ese punto, el acto sexual será más profundo, y la duración del acto aumentará en proporción a lo relajado de la respiración. Y entonces os daréis cuenta de que no sentís atracción hacia el acto sexual como tal, sino hacia la iluminación, hacia la superconsciencia. Si podéis vislumbrarlo un momento, si la luz brilla un segundo y reconocéis el camino que estaba oculto en la oscuridad, podréis emprender fácilmente ese camino.

Hay un hombre sentado en una habitación sucia, lúgubre, con el aire viciado, hediondo. Las paredes están agrietadas y manchadas. Pero consigue levantarse y abrir la ventana. Junto a la ventana de la sucia habitación ve el cielo limpio en el horizonte; ve el sol, los pájaros volando. Ese hombre, que de repente ha entrado en contacto con la inmensidad del cielo, el sol y la luna, el vuelo de los pájaros, el balanceo de las ramas de los árboles y el perfume de las flores, no querrá quedarse mucho tiempo en la habitación sucia y oscura. Saldrá muy pronto de allí, al cielo abierto.

De igual modo, el día en que apenas vislumbréis el *samadhi*, la ausencia de la mente en el sexo, por fugaz que sea el momento, dejarán de atraeros las paredes sucias y oscuras que rodean al sexo y saldréis de allí muy pronto. Hemos de comprender que la mayoría de nosotros nace en una casa sucia y oscura, y es desde los límites de esa casa desde donde debemos experimentar parte de lo que se encuentra más allá de sus paredes. Entonces podremos olvidarnos de esa casa y salir a cielo abierto. Pero una persona que no abre la ventana, que cierra los ojos y se limita a sentarse en un rincón y a decir: «No quiero saber nada de esta sucia casa», no puede cambiar la situación. Tanto si la ve como si no, la persona está en esa casa sucia y allí se quedará.

A quien llamáis célibe, quien se ha impuesto el celibato, está tan aprisionado en la casa del sexo como cualquier otra persona. La única diferencia entre una persona así y vosotros consiste en que esa persona cierra los ojos, mientras que vosotros los abrís. Lo que vosotros hacéis abiertamente, esa persona lo hace en secreto. Lo que vosotros hacéis físicamente, esa persona lo hace mentalmente. No existe ninguna otra diferencia. Por eso os aconsejo que no os opongáis al sexo y que intentéis comprenderlo, vivirlo, y otorgarle un lugar sagrado en vuestra vida.

Ya hemos hablado de dos directrices. La tercera es el estado mental con el que se aborda el sexo. Habría que abordar el sexo como cuando nos aproximamos a un santuario, porque en el momento de hacer el amor es cuando más cercanos estamos a la existencia. A través del sexo la existencia puede crear y alumbrar nueva vida. En la experiencia sexual estamos más cercanos al Creador. Nos convertimos en la vía por la que llega una nueva vida, en dadores de vida. ¿Por qué? Porque el estado en el que nos encontramos durante el acto sexual es el más cercano a la creación misma. Si abordamos el sexo con un sentido de lo sagrado, como una oración, vislumbraremos lo divino.

Pero abordamos el sexo con odio, con hostilidad, con una actitud condenatoria. Eso crea una barrera y no conseguimos experimentar lo divino. Aproximaos al sexo como quien se aproxima a un templo, a un santuario. Considera a tu mujer una diosa. Considera a tu marido un dios. Y jamás te aproximes al sexo con dureza, con odio, con celos, con irritación, en momentos de angustia.

Lo que realmente ocurre es justo lo contrario. Cuanto más abatidos y preocupados estamos, cuanto más enfadados, desesperados y angustiados estamos, más nos acercamos al sexo. Una persona alegre no va en busca del sexo; pero una persona triste sí, porque lo ve como una oportunidad de escapar de la infelicidad. Pero recordad que si os acercáis al sexo con tristeza, con preocupación, con amargura, con irritación y conflictos, jamás tendréis la profunda experiencia que ansían vuestras almas, no vislumbraréis en él la supraconsciencia. Pero esto es lo que ocurre cuando se adopta la actitud opuesta.

Os ruego que os aproximéis al sexo únicamente cuando os sintáis dichosos, cariñosos, cuando estéis alegres, cuando tengáis el ánimo dispuesto a la oración, cuando sintáis el corazón lleno de alegría, paz y gratitud. Solo la persona que se aproxima al sexo con esta actitud puede alcanzar la superconsciencia, el *samadhi*. Si alcanzáis incluso una sola vez un rayo de *samadhi*, os libraréis del sexo para siempre y emprenderéis el camino de la superconsciencia.

El encuentro, la unión de una mujer y un hombre, posee un significado profundo. En la unión de una mujer y un hombre el ego se destruye por primera vez y se encuentran realmente las dos personas.

El niño que abandona el seno materno sufre; es como el árbol arrancado de la tierra. Todo su ser anhela reencontrarse con la tierra; su relación con ella era su vida, su alimento, su vitalidad. Lo han arrancado y anhela volver, porque le han privado de su contacto. Al nacer, al niño lo separan de sus raíces. Es como si lo arrancaran, lo separaran de la vida, de la existencia. El único anhelo, el único deseo del niño es reencontrarse con la vida, con la existencia. A ese deseo lo llamamos sed de amor. ¿A qué más nos referimos cuando hablamos de amor?

Todo el mundo desea amar y ser amado. ¿Qué significa el amor? Significa lo siguiente: «Me he quedado aislado, desconectado, y deseo reencontrarme con la vida». Y una de las experiencias más profundas de ese reencuentro tiene lugar entre una mujer y un hombre durante el acto sexual. El sexo es la primera experiencia de ese encuentro.

Quien comprenda esta experiencia del encuentro en el sentido de la sed de amor, del deseo de reunificación con la vida misma, con la existencia misma, pronto llegará a otra experiencia. Quienes meditan, el buscador espiritual, el místico, el iluminado, se unen, y también el hombre o la mujer que se aproximan al sexo. En el acto sexual se unen dos individuos; un individuo se une con otro y se hace uno. En el *samadhi*, la iluminación, un individuo se une con el todo y se vuelve uno con él. El acto sexual es el encuentro de dos individuos; la iluminación, el encuentro de un individuo con el todo, con el infinito. Naturalmente, un encuentro entre dos individuos solo puede ser momentáneo, pero el encuentro de un individuo con el todo dura eternamente.

Dos individuos son seres finitos, y por tanto su unión no puede ser infinita, no puede durar para siempre. Y en eso consiste el dolor, el sufrimiento de todo matrimonio, de todo amor: en que no podemos unirnos para siempre con esa persona. Nos unimos unos momentos, pero volvemos a distanciarnos y se abre el vacío. La distancia produce dolor, y por eso los amantes se encuentran en un estado continuo de desesperación. Poco a poco empieza a parecer que la pareja está creando esa distancia, y también empiezan a surgir la irritación y el enfado con el otro.

Pero quienes lo comprenden, saben que dos personas son fundamentalmente dos individuos distintos. Pueden propiciar un encuentro momentáneo pero no pueden encontrarse eternamente. Este es el dolor que produce el constante conflicto entre los amantes, lo que inicia la lucha con la persona amada. Empiezan a surgir la tensión, el conflicto, la sensación de aversión, porque parece que el amado no quiere fundirse y por eso la fusión no llega a completarse. Pero no se puede culpar a ningún individuo por eso. Dos individuos no pueden encontrarse en el nivel del «para siempre». Los amantes solo pueden fundirse unos momentos; como el individuo es limitado, la fusión de los individuos también es limitada. Solo puede darse la fusión eterna con lo divino, con la existencia total.

Quienes se introducen en las profundidades del sexo llegan a sentir que si un momento de fusión puede proporcionar tal dicha, lo que puede alcanzarse en la fusión eterna no tiene límite. Si la fusión de un momento proporciona una experiencia tan increíble, ¡qué no será posible, y aún más increíble, con la experiencia de fundirse con lo eterno!

Es como sentarse ante una vela encendida e imaginarse cuántas velas igualarían a la luz del sol. La comparación no tiene sentido. La luz de una sola vela es muy pequeña y el sol inmenso. Aunque se encuentra a unos ciento cincuenta millones de kilómetros de nosotros, nos da calor, nos quema; entonces, ¿cómo vamos a calcular la diferencia entre la luz de una vela y la del sol?

Pero sí es posible medir la luz del sol comparándola con la de una vela, por difícil que sea, porque la vela y el sol son finitos. La cifra puede parecer inconcebible, pero la comparación es posible. Sin embargo, resulta imposible medir la diferencia entre la dicha del orgasmo y la dicha del *samadhi*. El sexo es la fusión de dos individuos minúsculos, una fusión momentánea. El *samadhi*, la superconsciencia, es la fusión de una gota de agua con un océano ilimitado. No existe forma de compararlos, ni unidad para medir la magnitud de esta unión con el todo.

De modo que cuando se ha logrado esto... ¿qué acto sexual, qué deseo puede haber? Cuando se ha alcanzado tal infinitud, ¿quién pensará en un placer pasajero? En esta etapa, ese placer parece un sufrimiento, ese placer parece una locura. A partir de ahí, ese placer parece una pérdida de energía, y el celibato surge espontáneamente en la persona que ha logrado tal cosa.

Pero existe un puente, un camino entre el sexo y la superconsciencia. La superconsciencia es el último peldaño, a la altura del cielo, de la misma escalera cuyo primer peldaño es el sexo. Quienes se vuelven contra el primer peldaño de la escalera jamás avanzarán. Quienes reniegan del primer peldaño de la escalera jamás llegarán al segundo.

Hay que pisar el primer peldaño conscientemente, con comprensión y atención. No se trata de quedarse en ese peldaño, sino de poner los pies en él y rebasarlo.

Pero ha ocurrido un extraño accidente con la raza humana. Como ya he dicho, se ha vuelto contra el primer peldaño, y sin embargo, quiere llegar al último. Sin llegar al primero, sin conocer la luz de la vela, desea el resplandor del sol, algo imposible. Tenemos que aprender a comprender la tenue luz de la vela que nos otorga la naturaleza —una luz que vive un momento y después la apaga una leve brisa— para desear realmente el sol. Entonces pueden empezar de verdad los pasos que llevan hasta el sol; entonces se sienten el ansia y la insatisfacción, y el deseo y el anhelo del sol nacen de verdad en nosotros.

A partir de una pequeña experiencia con la música se puede

avanzar hacia la música definitiva; a partir de la experiencia de una pequeña luz se puede avanzar hacia la luz infinita, y conocer una gota es el primer paso hacia el conocimiento de todo el océano. El conocimiento de un átomo minúsculo nos revela la energía de la materia, pero aunque la naturaleza nos ha dotado de diminutos átomos de sexo en forma de energía sexual, no reconocemos y exploramos esa energía. En cierto modo, vivimos con los ojos cerrados ante ella, de espaldas a ella. No aceptamos por completo la energía sexual en nuestro corazón. No conocemos una alquimia que nos permita vivirla y entrar en sus profundidades dichosas. Como ya os he dicho, el día en que la humanidad llegue a conocer esa alquimia, podrá alumbrar una nueva clase de ser humano.

En este contexto, el hombre y la mujer son dos polos opuestos, el polo positivo y el polo negativo de la energía. El encuentro correcto de esos dos polos completa un circuito y es una especie de armonía, o de melodía. Si el acto sexual dura lo suficiente, en tiempo e intensidad, si una pareja formada por un hombre y una mujer puede prolongar el acto sexual durante más de media hora, aparece un halo de luz a su alrededor. Cuando la electricidad corporal de los dos coincide profunda y totalmente, se ve un destello de luz alrededor de la pareja en medio de la oscuridad. Varios destacados investigadores han realizado su trabajo en este campo e incluso han hecho fotografías. La pareja que llega a la experiencia de ese halo eléctrico trasciende el sexo para siempre.

Pero no es esta vuestra experiencia, de modo que lo que he dicho os parece extraño. Si no es esta vuestra experiencia, eso solo significa una cosa: que deberíais volver a reflexionar, a pensar en ello desde el principio, comenzar vuestra vida de nuevo —al menos la vida sexual—, como se empieza con el alfabeto.

Mi experiencia y mi opinión sobre la comprensión de este asunto, sobre la vida consciente, es que un Mahavira, un Buda, un Jesucristo o un Krisna no nacen por casualidad. Su nacimiento es el resultado de la unión total de dos personas. Cuanto más profunda la unión, más increíble y extraordinaria la descendencia; cuanto más superficial y más incompleta es la unión, peor y más oprimida la descendencia. Hoy en día la raza humana está degenerando. Algunos culpan al deterioro de los patrones morales, mientras que otros lo atribuyen a los efectos de una «época de oscuridad», pero no tiene ningún sentido: es falso, absurdo.

Solo existe una diferencia: ha decaído la calidad del sexo. El sexo ha perdido su carácter sagrado, su comprensión científica, su sencillez y naturalidad. El sexo ha degenerado, se ha convertido en algo forzado, en una pesadilla. Ha dado un giro casi violento; ya no es un acto amoroso, un acto sagrado y pacífico, un acto de meditación. Y debido a esto, la humanidad seguirá degenerando.

Si un escultor hace una estatua estando borracho, ¿pensáis que puede crear una hermosa obra de arte? Si un bailarín está rabioso, en un estado mental de inquietud y preocupación, ¿pensáis que puede actuar con inspiración? La calidad de cuanto hacemos depende del estado mental en que nos encontremos. En este sentido, el sexo ha sido el aspecto de nuestra vida que más hemos descuidado. Y lo más increíble es que se trata del fenómeno del que depende la procreación, mediante la cual llegan a este mundo otros niños, otras almas.

Quizá no seáis conscientes de que el sexo únicamente brinda una situación en la que, si todo lo demás es adecuado, se genera un alma. Vosotros solo brindáis la ocasión. No le dais vida a un niño; solo proporcionáis la ocasión de que un niño llegue al seno materno. Dependiendo de la calidad y lo adecuado de esa ocasión, hace su aparición un alma. Si la ocasión es mala, enfermiza —si en el momento del acto sexual estabais enfadados, os sentíais culpables o angustiados—, el alma que decide entrar en el seno materno procederá del mismo nivel de consciencia. No puede pertenecer a un nivel superior.

Para propiciar la llegada de un alma superior, también deben poseer una cualidad superior las circunstancias. Solo entonces pueden nacer las almas superiores, solo entonces puede alcanzarse el nivel supremo de la consciencia humana. Por eso digo que el día en que la humanidad conozca perfectamente la ciencia del sexo, el arte del sexo —el día en que seamos capaces de transmitir esa ciencia, ese arte, a jóvenes y viejos—, podremos dar a luz un nuevo ser humano.

¡Se puede crear a un niño así, un mundo así! Hasta que seamos capaces de crear tal mundo, no habrá paz en el mundo. Hasta entonces no cesarán las guerras y el odio; hasta entonces no se podrán erradicar la inmoralidad, la corrupción, el libertinaje y la oscuridad reinantes.

A pesar de la propaganda de los políticos, no cesarán las guerras, no se aliviarán las tensiones, no desaparecerán la envidia y la violencia. Han pasado muchos años, diez mil años de mesías, profetas y santos en contra de la guerra, la violencia, la ira, pero nadie les ha hecho caso. Por el contrario, hemos seguido asesinando, crucificando a quienes predicaban el amor, la no violencia, la compasión. Ese ha sido el resultado de sus enseñanzas. Gandhi nos enseñó a ejercer la no violencia, a amar, a vivir en armonía, y le respondimos con balas. Tal fue el resultado de sus enseñanzas.

Todos los grandes hombres, las almas nobles de la humanidad, han fracasado. Deberíamos comprenderlo. No han logrado nada. No han prevalecido ninguno de los ideales y valores que defendían. Todos sus valores han sido derrotados, no han conseguido nada. Hasta el más noble de los profetas ha fracasado, ha perecido, y los seres humanos se internan cada día más en la oscuridad, en los infiernos. ¿Acaso no demuestra esto que existe un error básico en sus enseñanzas?

Una persona es nerviosa porque fue concebida con nerviosismo. Tal persona conlleva el germen del nerviosismo, lleva en lo más profundo de su ser el mal del nerviosismo. Nada más nacer, esa persona está nerviosa, sufre, y siente dolor. El mapa de su vida se ha formado en el momento de su concepción. Con esa persona, nada lograrán ni los Budas, ni los Mahaviras, ni los Jesucristos ni los Krisnas.

Por una cuestión de delicadeza y educación no podemos decirlo abiertamente —eso es otra historia—, pero lo cierto es que todos han fracasado. La raza humana se ha hecho más inhumana día a día. A pesar de tanta enseñanza sobre la no violencia, el amor y la paz, la única señal de nuestro avance es haber pasado del puñal a la bomba de hidrógeno. ¿Podemos decir que esto supone que ha triunfado la no violencia?

Matamos a varios millones de personas durante la Primera Guerra Mundial, y a continuación, en una época en la que se hablaba de paz y amor, murieron muchos millones de personas más en la Segunda Guerra Mundial. Y a continuación, desde Bertrand Russell hasta el *Mahatma* Gandhi, todos han rogado por la paz y nos estamos preparando para una tercera guerra mundial. Y las guerras anteriores parecerán un juego de niños en comparación con la que está por venir.

Un día, le preguntaron a Einstein qué podría ocurrir si se desencadenaba la tercera guerra mundial. Einstein contestó que no podía decir nada sobre una tercera guerra mundial, pero que podía predecir algo sobre la cuarta. Perplejo, el entrevistador le preguntó que si no podía decir nada sobre la tercera guerra mundial cómo era capaz de predecir la cuarta. Einstein replicó que sobre la cuarta guerra mundial había algo indudable: que no se produciría porque no existía posibilidad alguna de que ni una sola persona sobreviviera.

Este es el fruto de la moral y las enseñanzas religiosas de la humanidad.

La causa fundamental es otra. A menos que logremos una comprensión y una armonía profundas en el acto sexual, a menos que lo hagamos espiritual —una puerta hacia la superconsciencia—, no podrá existir una humanidad mejor. A menos que esto ocurra, la humanidad empeorará cada día más, porque los niños de hoy en día tendrán hijos peores que ellos. La calidad de cada generación empeorará más y más: esto es cierto; al menos esto sí se puede predecir. Pero ya hemos llegado a un nivel tan bajo que, probablemente, ya no se puede descender más. El mundo entero ya casi se ha convertido en un enorme manicomio.

Un día, sentaos en un rincón tranquilo y considerad vuestro propio estado. Os sorprenderá comprobar cuánta locura se oculta en vuestro interior. En cierto modo la reprimís y la mantenéis bajo control, pero eso es distinto. Con un ligero empujón cualquier persona enloquecerá fácilmente.

Es muy probable que dentro de cien años el mundo entero se convierta en un gigantesco manicomio. Por un lado, habrá muchas ventajas: no harán falta tratamientos para la demencia; no se necesitarán psiquiatras para tratar a los neuróticos. Nadie notará que hay locos, porque el primer síntoma de un loco es no darse cuenta de que lo está. Esta enfermedad siempre aumenta. Este mal, esta enfermedad mental, esta angustia y oscuridad mental siempre crece. A menos que el sexo adquiera una dimensión espiritual, una categoría espiritual, no nacerá una nueva humanidad.

El alma humana ansía escalar cimas, elevarse hasta el cielo, iluminarse como la luna y las estrellas, abrirse como las flores. El alma humana clama por la música, por la danza. Pero el hombre da vueltas sin cesar como un buey uncido al yugo y acaba su vida así, es incapaz de escapar del yugo. ¿Cuál es la causa?

Existe una sola causa: el actual proceso de procreación es absurdo, una locura. Por eso no hemos sido capaces de convertir el sexo en una puerta hacia la superconsciencia. La sexualidad humana *puede* convertirse en una puerta hacia la superconsciencia. Durante estos últimos días solo he hablado sobre esta gran verdad.

Voy a repetir uno de los puntos y con ello daré por terminada la charla de hoy.

Las personas que rehúyen las verdades de la vida son enemigos de la humanidad. Alguien que te dice: «No hables nunca del sexo» es enemigo de la humanidad. Son enemigos que no han permitido a las personas pensar sobre ello, reflexionar sobre ello. Si no, ¿cómo es posible que aún no hayamos adoptado una actitud científica ante el sexo?

Quien dice que el sexo no guarda relación con la religiosidad se equivoca de medio a medio, porque la energía sexual transformada y sublimada es el nódulo del sentimiento religioso. La energía sexual ascendente nos lleva a unos terrenos desconocidos, donde no existen ni la muerte ni el dolor, donde solo existe la dicha.

Pero ¿dónde está esa energía? ¿Quién tiene esa energía que le lleva a la verdad, la consciencia, la felicidad? Hemos desperdiciado esa energía. Somos como cubos con agujeros en el fondo, e intentamos coger agua del pozo con esos cubos. Oímos el chapoteo cuando el cubo llega al agua del pozo, el ruido del cubo al llenarse, y mientras sube, el ruido del agua que se escapa, que nos indica claramente que hay agua en el cubo. Pero cuando llega hasta nosotros no queda agua en él. Se ha escapado toda, y acabamos con el cubo vacío. Somos como barcas con agujeros en el fondo; remamos pero nos hundimos. Nuestras barcas no llegan a la orilla; nos arrastran hacia la corriente y nos destruyen.

Esos agujeros existen porque el flujo de la energía sexual se desvía por donde no debe. Y los responsables de esas desviaciones no son quienes producen y promocionan fotografías de desnudos, escriben libros obscenos y hacen películas pornográficas. La responsabilidad de la perversión de la energía sexual de los seres humanos recae en quienes ponen barreras a la comprensión de la verdad del sexo. Por esas personas hay demanda de fotografías de desnudos, por esas se venden libros pornográficos, por esas se hacen películas con desnudos, se inventan clubes extraños y aparecen sin cesar nuevas perversiones absurdas. ¿Y todo debido a quién? A quienes llamamos santos, hombres santos. Han creado el mercado para todo eso. Si miráis en las profundidades de vuestro ser, veréis que son ellos las verdaderas agencias de publicidad de la pornografía.

Terminaré la charla de hoy con un cuento.

Un sacerdote se dirigía a su iglesia. Aún le quedaba cierta distancia e iba corriendo para llegar a tiempo. Al atravesar un sembrado, vio a un hombre herido, tendido en una zanja cercana. Del pecho del hombre sobresalía un cuchillo, y sangraba. El sacerdote pensó en incorporar al hombre y asistirle, pero reflexionó y se dio cuenta de que llegaría tarde a la iglesia. Había elegido el tema del «amor» para el sermón de aquel día; había decidido ampliar la famosa máxima de Jesucristo, «Dios es amor». Mientras corría hacia la iglesia iba preparando mentalmente los comentarios.

Pero el herido abrió los ojos y gritó:

—¡Padre, sé que va a la iglesia a dar un sermón sobre el amor! Yo también pensaba ir, pero unos bandidos me han apuñalado y me han tirado aquí. Si sobrevivo, le contaré a la gente que un ser humano estaba moribundo, tirado en la carretera, y que en lugar de salvarlo, usted salió corriendo para pronunciar el sermón sobre el amor. No me abandone, piénseselo bien.

Aquellas palabras preocuparon al sacerdote. Comprendió que si aquel hombre sobrevivía y hablaba sobre lo ocurrido, los del pueblo dirían que sus sermones eran pura farsa. No le preocupaba el moribundo, sino la opinión pública, de modo que se acercó al hombre de mala gana. Al aproximarse vio su cara con más claridad: le resultaba conocida. Dijo:

—Me parece que le he visto antes.

—Seguro que sí —respondió el herido—. Soy Satanás, y tengo relaciones muy antiguas con los sacerdotes y los dirigentes religiosos. Si no le resulto conocido a usted, ¿a quién si no?

De repente, el sacerdote lo recordó con toda claridad: tenía una representación suya en la iglesia. Retrocedió. Dijo:

—No puedo salvarte. Es mejor que mueras. Eres Satanás. Siempre te hemos querido ver muerto y más vale que mueras. ¿Por qué habría de intentar salvarte? Incluso tocarte es pecado. Me voy.

—El día en que yo muera, se te acabó el negocio —dijo entre risas Satanás—. No puedes existir sin mí. Eres quien eres porque yo estoy vivo: yo soy el fundamento de tu profesión. Más te vale salvarme, porque si muero todos los sacerdotes y pastores de la iglesia perderán su trabajo. Desapareceréis. Y el mundo mejorará y ya no os necesitará nadie.

El sacerdote reflexionó unos segundos y comprendió que Satanás había dicho una gran verdad. Cogió inmediatamente al moribundo Satanás sobre sus hombros y dijo:

—Mi querido Satanás, no te preocupes. Voy a llevarte al hospital para que te atiendan. Te pondrás bien enseguida. No te mueras, por favor. Tienes razón. Si te mueres, nos quedaremos sin trabajo.

Quizá no podáis concebir que Satanás sea la raíz misma de la profesión sacerdotal, y aún más, que el sacerdote se encuentre tras la obra de Satanás, tras la profesión de Satanás, tras la explotación del sexo en el mundo entero. Tras todo lo que hay en este mundo acecha la explotación del sexo. No vemos que los sacerdotes están detrás de todo eso, que el sexo atrae cada día más porque los sacerdotes lo condenan, que los seres humanos son cada día más lujuriosos e indulgentes debido a que los sacerdotes exigen sin cesar la represión del sexo. Cuanto más prohíben los sacerdotes el sexo, cuanto más nos piden que ni siquiera pensemos en él, más misterioso nos resulta. Y nos encontramos impotentes, sin poder hacer nada al respecto.

Lo que hace falta es saber más sobre el sexo. El conocimiento es poder, y conocer el sexo puede convertirse en un gran poder. No es bueno vivir en la ignorancia, y aún menos vivir en la ignorancia del sexo.

No pasa nada si no vamos a la Luna; no existe ninguna necesidad real de hacerlo. La humanidad no obtendrá grandes beneficios si llega a la Luna. Tampoco es necesario llegar a las profundidades insondables del océano, donde no penetra la luz. Llegar allí no reportará ningún bien a la humanidad. Tampoco es necesario que conozcamos y fisionemos el átomo. Pero sí que hay algo absolutamente necesario —algo fundamental—, y es que lleguemos a conocer y comprender el sexo para que nazca una nueva humanidad.

Os he hablado de estos asuntos durante los últimos días y mañana contestaré a vuestras preguntas. Escribid y plantead preguntas honradas, porque esto no trata sobre Dios y el alma ni la clase de preguntas que planteáis sobre esas cosas. Trata sobre la vida, y si planteáis preguntas directas y honradas podremos profundizar más en el asunto.

5

DEL CARBÓN AL DIAMANTE

Me han hecho muchas preguntas.

¿Por qué ha elegido el sexo como tema de sus discursos?
Yo quería hablar de la verdad, pero para hablar sobre la verdad, en primer lugar hay que destruir las mentiras que se han aceptado como verdades. A menos que se arranquen de raíz esas mentiras, no podrá avanzarse ni un solo paso hacia la verdad.

Me pidieron que hablase sobre el «Amor» en la primera reunión de Bombay, pero pienso que mientras mantengamos ideas erróneas sobre el sexo no se puede comprender nada sobre el amor. Mientras se mantengan creencias erróneas sobre el sexo, cuanto hablemos sobre él será incompleto, falso. Por eso dije unas cuantas cosas sobre el sexo en esa reunión, que la energía sexual transformada es lo que se convierte en amor.

Un hombre compra estiércol y lo amontona en la calle, frente a su casa, y a la gente le molesta el mal olor. Pero otro hombre extiende el mismo estiércol en su jardín y planta semillas. Las semillas germinan y se convierten en plantas, de las plantas brotan flores y su agradable perfume se extiende por todo el barrio. A los transeúntes les encanta, y las plantas se mecen al son de la música. Quizá no os hayáis parado a pensarlo, pero el mal olor del estiércol se ha transformado en el perfume de la flor. Un olor repugnante puede transformarse en un dulce perfume, como la energía sexual puede transformarse en amor.

Pero ¿cómo puede una persona que vuelve la espalda a la energía sexual transformarla en amor? ¿Cómo puede una persona enemiga del sexo depurar esa energía? Por tanto, hay que comprender el sexo, y hay que transformar la energía sexual.

Cuando acabé la charla y bajé del estrado aquel día, me sorprendí al ver que habían desaparecido todos los dirigentes y personajes públicos que habían estado en el estrado. No vi ni a uno de ellos al cruzar el pasillo cuando me dirigía hacia la puerta. Ni uno solo de los organizadores estaba allí para darme las gracias. Todos habían huido del estrado.

La de los dirigentes es una especie muy débil. Salen corriendo antes que sus seguidores.

Pero varias personas con valor subieron al estrado, chicos, chicas, jóvenes y viejos. Todos dijeron: «Nos ha contado cosas de las que nadie nos había hablado. Nos ha abierto los ojos, nos sentimos iluminados». Pensé que sería conveniente profundizar en este tema, y por eso lo elegí para las siguientes charlas. Una de las razones para terminar la historia que había quedado inconclusa en la primera reunión es que me lo pidieron. Y me lo pidieron unas personas que están intentando sinceramente comprender la vida. Quieren que diga cuanto tengo que decir. Esa es una de las razones.

La segunda razón es que quienes habían bajado a toda prisa del estrado empezaron a propagar el rumor de que yo había proferido tales blasfemias que la religión sería destruida, que lo que yo había dicho haría irreligioso a todo el mundo. Y pensé que esos rumores merecían una respuesta, una aclaración práctica que demostrara que la gente no se vuelve irreligiosa por comprender el sexo. Por el contrario, las personas son irreligiosas porque hasta ahora no han comprendido el sexo.

La ignorancia puede derivar en la irreligiosidad; el conocimiento, nunca. Y si el conocimiento puede provocar la irreligiosidad, aun así afirmo que es preferible el conocimiento que lleva a la irreligiosidad que la ignorancia que lleva a la religiosidad. Porque cuando la ignorancia lleva a la religiosidad, esa religión no vale nada: ¡es una religión basada en la ignorancia! La religión solo puede ser verdadera si se basa en el conocimiento, y yo no veo que el conocimiento sea dañino para nadie. Lo dañino es la oscuridad, la ignorancia.

Si la humanidad se ha degradado, si se ha pervertido y ha enloquecido por el sexo, la responsabilidad no es de quienes han reflexionado y meditado sobre el sexo. No es responsabilidad de quienes han profundizado en el conocimiento del sexo, sino de los moralistas, de los pseudorreligiosos, los santos y el clero, que llevan milenios intentando mantener a la gente en la ignorancia en cuanto al sexo. La humanidad podría haberse liberado de la sexualidad hace mucho tiempo, pero no ha sido así gracias a los que han intentado mantener la ignorancia sobre el sexo.

Pensé que si un pequeño rayo de verdad había despertado tal inquietud, sería conveniente hablar sobre el espectro completo, aclarar si el conocimiento contribuye a que una persona sea religiosa o irreligiosa. Esa es la razón por la que elegí este tema.

De no haber sido así, no se me habría ocurrido elegir este tema. Aun más: quizá no habría hablado sobre ello. Si tenéis intención de dar las gracias, no me las deis a mí, sino a quienes concertaron esa primera reunión. Ellos me impulsaron a elegir este tema; yo no tuve nada que ver.

Si, como dice, es la energía sexual lo que se transforma en amor, ¿quiere decir que el amor de una mujer hacia su hijo también es energía sexual?

Ya me han hecho preguntas parecidas varias veces. Os ayudará comprender lo siguiente.

Si me habéis prestado atención, recordaréis que he dicho que existen grandes profundidades en la experiencia del sexo, profundidades a las que normalmente no se accede. Existen tres niveles en la experiencia sexual, y me gustaría hablar sobre ellos.

Un nivel del sexo es físico, totalmente fisiológico. Un hombre va con una prostituta, por ejemplo. La experiencia que vive no puede ser más profunda que lo puramente físico. Una prostituta puede vender su cuerpo pero no puede vender su alma, y naturalmente, no hay forma de vender el alma. Una persona viola a otra. En una violación, no se puede obtener ni el corazón ni el alma de la persona violada; solo tiene lugar en el nivel físico. No hay forma de violar el alma; nunca la ha habido ni la habrá. La experiencia en la violación también es puramente física.

La experiencia primaria del sexo nunca llega más allá del nivel físico, y quienes se quedan ahí jamás llegan a la experiencia del sexo, no pueden conocer las profundidades de las que he hablado. Y la mayoría de las personas se han quedado en el nivel físico.

En este sentido tiene gran importancia saber que en los países en los que se dan matrimonios concertados, sin amor, el sexo se estanca en el nivel físico. Puede darse el matrimonio de dos cuerpos, pero no de dos almas. Entre dos almas solo existe el amor, y por eso, si el matrimonio es el resultado del amor, adquiere un significado más profundo. Pero si se trata de un matrimonio concertado, el resultado de los cálculos de astrólogos y sacerdotes, o de un matrimonio basado en consideraciones de casta, credo o dinero, jamás llegará a un nivel más profundo que el físico.

Pero esos matrimonios tienen una ventaja: que el cuerpo es más estable que la mente, y por eso, en las sociedades en las que el cuerpo constituye el fundamento del matrimonio, los matrimonios son más estables. Pueden durar toda la vida. El cuerpo es más estable, y los cambios se introducen en él muy poco a poco, casi imperceptiblemente.

El cuerpo existe en el nivel de la materia. Las sociedades que consideraban necesario dar estabilidad a la institución del matrimonio, para mantener la monogamia, para no permitir ninguna posibilidad de cambio, tuvieron que prescindir del amor, porque el amor surge del corazón, y el corazón es inestable. Los divorcios son inevitables en las sociedades en las que los matrimonios se basan en el amor. Los matrimonios serán poco sólidos; no puede haber matrimonios estables en esas sociedades porque el amor, el corazón, es voluble; el cuerpo, estable, inerte.

Si hay una piedra en vuestro jardín, por la noche estará en el mismo sitio en el que estaba por la mañana. Pero una flor se abre por la mañana y por la tarde se inclina hacia la tierra. La flor es un ser vivo, que nace, vive y muere. La piedra es un objeto inanimado; por la noche seguirá lo mismo que por la mañana. La piedra es duradera y fiable.

Un matrimonio concertado es como una piedra. Un matrimonio basado en el nivel físico traerá estabilidad; favorecerá los intereses de la sociedad pero irá en detrimento del individuo, porque la estabilidad se ha producido en el nivel físico y se ha evitado el amor.

Esa es la razón por la que en tales matrimonios el sexo entre marido y mujer jamás puede alcanzar terrenos más profundos, jamás superará el nivel físico: se convierte en una rutina mecánica. La vida sexual de esas personas se hace mecánica, repiten sin cesar la misma experiencia, que se hace aburrida, sin vida. Nunca llegan a un nivel más profundo.

No existe una diferencia fundamental entre ir con una prostituta y vivir un matrimonio que no ha surgido del amor, o muy poca. Se compra a una prostituta por una noche, y se adquiere una esposa para toda la vida: la diferencia no es tan grande. Donde no hay amor, existe la compra, tanto si se alquila a una mujer para una noche o se toman disposiciones para toda una vida. Naturalmente, con la convivencia cotidiana se establece una especie de relación, y se lo toman como amor. No es amor. El amor es algo completamente distinto. Como estos matrimonios existen en el nivel corporal, la relación nunca traspasa lo físico. Ninguno de los manuales escritos sobre el sexo, desde Vatsyayana y sus *Kama Sutras* hasta el día de hoy, han traspasado el nivel físico.

El segundo nivel es psicológico. De la mente, del corazón. Para las parejas que se enamoran y se casan, la experiencia del sexo no supera el nivel físico. El sexo se encuentra en el nivel del corazón; llega a las profundidades de lo psicológico. Pero debido a lo repetitivo de la experiencia, también revierte en el nivel físico al cabo del tiempo y se hace mecánico.

La institución del matrimonio que se ha desarrollado en Occidente durante los últimos doscientos años lleva el sexo hasta el nivel psicológico, y por eso las sociedades occidentales están sumidas en el caos. La razón es que no podemos fiarnos de la mente. La mente hoy desea una cosa y mañana otra. Quiere una cosa por la mañana y otra por la noche. Lo que piensa ahora será completamente distinto de lo que pensaba hace unos momentos.

Quizá hayáis oído que lord Byron, hasta que se casó, mantuvo relaciones íntimas con unas sesenta o setenta mujeres. Pero incluso cuando salía de la iglesia, tras la boda, del brazo de su flamante esposa —las campanas aún repicaban, los candelabros estaban encendidos, los amigos que habían asistido a la ceremonia aún presentes— vio a una hermosa mujer que pasaba por allí. Su belleza le dejó boquiabierto, y durante unos momentos se olvidó de su esposa. Olvidó que acababa de casarse. Pero debía de ser un hombre muy honrado, porque en cuanto subió al carruaje con su mujer le dijo: «¿Te has dado cuenta? Me acaba de pasar algo curioso. Hasta ayer, antes de que estuviéramos casados, me preocupaba si podría conseguirte. Eras la única mujer que tenía en la cabeza, pero ahora que estoy casado contigo, acabo de ver a una mujer guapa por la carretera mientras bajábamos la escalera de la iglesia y me he olvidado de ti unos momentos. Mi mente empezó a perseguir a esa mujer, y se me pasó una idea por la cabeza: "¡Quiero poseer a esa mujer!"».

La mente es tan veleidosa... Y por eso, quienes deseaban que las sociedades fueran más ordenadas y estables no han permitido que el sexo llegue al nivel psicológico, y han hecho esfuerzos para detenerlo en el nivel físico. Han dicho: «Decidíos por el matrimonio, no por el amor. Si el amor surge del matrimonio, bien; si no, que las cosas sigan su curso».

Se puede dar la estabilidad en el nivel físico; en el psicológico, resulta muy difícil. Pero la experiencia del sexo es más profunda en el nivel psicológico, y por tanto, la experiencia del sexo en Occidente ha sido más profunda que en Oriente. Todo cuanto han escrito sobre el sexo los psicólogos occidentales, desde Freud hasta Jung, está relacionado con este nivel psicológico del sexo.

Pero el sexo del que yo estoy hablando se encuentra en un tercer nivel, que hasta ahora no ha surgido ni en Oriente ni en Occidente. Ese tercer nivel del sexo es el nivel espiritual.

Existe una especie de estabilidad en el nivel físico porque el cuerpo es material. También existe cierta estabilidad en el nivel espiritual, sencillamente porque en el nivel del espíritu no se producen cambios. Allí todo está en calma, todo es eterno. Entre estos niveles existe otro, el de la mente, donde sí existe el cambio. La mente es inestable, voluble, y cambia rápidamente.

La vivencia del sexo en Occidente se centra en este segundo nivel, y por eso se deshacen los matrimonios y se desintegran las familias. Los matrimonios y las familias que surgen de un encuentro en el nivel psicológico no pueden ser estables. Según la media, el divorcio se produce unos dos años después del matrimonio, ¡pero también puede darse cada dos horas! La mente puede cambiar incluso en el transcurso de una hora. La sociedad occidental está sumida en el caos. En comparación, la sociedad oriental ha sido estable, pero Oriente no puede tener las experiencias más profundas del sexo.

Existe otro tipo de estabilidad, otra etapa: el nivel espiritual. Un esposo y una esposa, un hombre y una mujer que puedan unirse incluso una sola vez en el nivel espiritual sentirán que se han hecho uno para infinitas vidas venideras. Ahí no se producen cambios. Lo que se necesita es la estabilidad de ese nivel; lo que se necesita es la experiencia de ese nivel.

La experiencia a la que me refiero, el sexo al que me refiero, es el sexo espiritual. Quiero dar un sentido espiritual al sexo. Y si comprendéis lo que digo, os daréis cuenta de que el amor de la madre hacia su hijo también forma parte del sexo espiritual.

Quizá penséis que es absurdo... ¿Qué relación sexual puede existir entre una madre y su hijo? Como ya he dicho, un hombre y una mujer, un esposo y una esposa se encuentran unos momentos y también sus almas se hacen una sola en esos momentos, la dicha que experimentan en esos breves momentos es lo que los vincula. Pero ¿os habéis parado a pensar que el niño permanece en el seno materno durante nueve meses? Y durante ese tiempo, su existencia se hace una con la de la madre. El marido se une con su mujer unos momentos, ¡y el niño es uno con la madre durante nueve meses! Por eso, la intimidad de una mujer con su hijo no se puede dar ni siquiera con su marido. El marido se encuentra con ella unos momentos en el nivel existencial, donde reside el ser, y después se separan. Se aproximan unos momentos y después vuelve la distancia de kilómetros.

Pero el niño en el seno materno respira lo mismo que la madre, su corazón late a través del corazón de la madre. El niño es uno con la sangre y la vida de la madre. Aún no tiene una existencia individual, todavía forma parte de la madre. Esa es la razón por la que ninguna mujer se siente plenamente satisfecha hasta que es madre. Ningún hombre puede satisfacer a una mujer tanto como un hijo; ningún esposo puede ofrecerle a su esposa el profundo gozo que le proporciona el hijo. Una mujer no se siente completa hasta que es madre. Su esplendor y su belleza solo se manifiestan plenamente cuando es madre. La relación del ser de una mujer con el ser de su hijo es muy profunda.

Y también es esa la razón —no lo olvidéis— por la que en cuanto una mujer es madre empieza a disminuir su interés por el sexo. ¿No os habéis fijado en eso? Ha probado una bebida más profunda: la maternidad. Ya no siente tanta pasión por el sexo. Ha coexistido durante nueve meses con un nuevo ser, un ser palpitante; después, tiene poco interés por el sexo. Muchas veces, al marido le desconcierta la apatía de su mujer, porque el hecho de ser padre no conlleva ningún cambio, pero ser madre supone una transformación básica en la mujer.

La paternidad no supone una relación tan profunda. El padre no posee un sentido tan arraigado de unidad con la nueva vida que ha surgido. La paternidad es simplemente una institución social; podrían nacer niños sin la institución de la paternidad. Pero la maternidad supone una relación profundamente íntima con la madre, y después ella se siente satisfecha con esa nueva dignidad espiritual que la llena tras el nacimiento de un hijo.

Si contemplamos a una mujer que ha sido madre y a otra que no lo ha sido, veremos la diferencia en la expresión radiante, llena de energía, en la diferencia de las dos personalidades. En una mujer que ha sido madre veremos un destello, una calma, como la calma del río que ha llegado a la llanura. En la mujer que aún no ha sido madre vemos una especie de aceleración, como la del río que se precipita montaña abajo, rugiendo como una catarata, todo ruido y velocidad. Pero cuando es madre, una mujer adquiere una calma y una serenidad profundas.

Por lo tanto, también quiero aclarar que esa es la razón por la que las mujeres apasionadas por el sexo, algo muy corriente en el mundo occidental de hoy en día, no quieren ser madres, porque tras la maternidad, la atracción de la mujer hacia el sexo disminuye súbitamente. En la actualidad, la mujer occidental se niega a ser madre porque sabe que en cuanto tenga un hijo perderá interés por el sexo. Mantiene su interés por el sexo negándose a ser madre.

Los gobiernos de muchos países occidentales están preocupados por esta situación. Si continúa esta tendencia, ¿qué ocurrirá con su población? En Oriente hay preocupación por el aumento de la población, pero en algunos países de Occidente temen la baja natalidad. ¿Qué se puede hacer si tantas mujeres deciden no ser madres porque saben que dejará de interesarles el sexo? No se puede iniciar una acción legal. Hasta cierto punto, la ley puede imponer un programa de control de la natalidad, pero ninguna ley puede obligar a las mujeres a que tengan hijos.

Este problema de los países occidentales es más complicado que el problema de la explosión demográfica de India. Se puede imponer un tope al crecimiento de la población mediante unas leyes, pero ningún gobierno puede imponer el aumento de la población. No se puede obligar a nadie a tener hijos. Durante los próximos dos siglos, este problema adquirirá enormes proporciones en Occidente. Y la creciente población de los países de Oriente puede hacer que estos acaben dominando el mundo. La mano de obra de Occidente continuará decreciendo; tendrán que convencer a las mujeres de que sigan teniendo hijos. Algunos psicólogos incluso han empezado a defender el matrimonio entre niños, porque si no, se correrán riesgos, o eso dicen. A una mujer que ya está en la edad madura no le interesa ser madre: prefiere disfrutar del sexo. De modo que si se las casa de jóvenes, serán madres antes de que se les ocurran otras cosas.

Esta es otra de las razones para que haya matrimonios entre niños en Oriente. Allí se sabe que cuanto más madura es una niña más comprensión adquiere, y que cuanto más prueba el sexo menos quiere ser madre, a pesar de que no tiene ni idea de lo que puede obtener al ser madre, porque solo puede darse cuenta una vez que ha sido madre. No hay forma de saberlo de antemano.

¿Por qué se siente tan gratificada una mujer tras haber sido madre? Porque ha experimentado el sexo en el nivel espiritual con su hijo, y por eso existe una intimidad tan intensa entre madre e hijo. Una mujer dará la vida por su hijo, y no puede ni siquiera concebir quitársela a él. Una mujer puede matar a su marido —ocurre con frecuencia—, e incluso si no llega a hacerlo, crea las circunstancias que equivalen a lo mismo. Pero con su hijo, ni se le pasa por la cabeza semejante cosa. Esa relación es demasiado profunda.

Pero cuando la relación con su marido se desarrolla hasta tal profundidad, el marido se le aparece como un hijo, no como un marido.

Hay muchos hombres y mujeres presentes en esta reunión. Me gustaría preguntarles a los hombres si, en los momentos en que han sido más amantes con sus esposas, no han actuado como un niño con su madre. ¿Sabéis por qué las manos de un hombre se sienten inconscientemente atraídas hacia el pecho de una mujer? Son las manos de un niño pequeño tratando de alcanzar los pechos de su madre. En cuanto un hombre desborda amor por una mujer, sus manos se dirigen automáticamente hacia su pecho. ¿Por qué? ¿Qué relación hay entre los pechos y el sexo? El sexo no tiene ninguna relación con los pechos. Los pechos tienen relación y asociación entre el niño y la madre. Desde su más tierna infancia al niño le han hecho consciente de su vínculo con el pecho, con el cordón umbilical. Por eso, cuando un hombre desborda amor, se transforma en hijo. ¿Y adónde van las manos de la mujer? A la cabeza del hombre, para acariciarle el pelo: es el recuerdo del hijo; está acariciando el pelo de su hijo.

Esa es la razón por la que, si el amor florece en el nivel espiritual, el marido acaba por transformarse en hijo. Y el marido debe transformarse en hijo, pues solo entonces se experimenta el sexo en el tercer nivel, el nivel espiritual. Existe una relación en este nivel, pero la desconocemos.

La relación de marido y mujer no es sino una preparación, no la culminación; se trata del inicio del viaje, no del final. Y como es un viaje, marido y mujer se encuentran siempre en conflicto. Un viaje siempre supone disputas; únicamente se logra la paz al llegar al destino. Marido y mujer nunca pueden estar en paz, porque esa relación solo representa la mitad del viaje, en el que la mayoría de las personas perecen, sin llegar al objetivo. Y por este motivo, entre marido y mujer siempre hay conflictos, disputas cotidianas con la persona amada.

Por desgracia, ni el marido ni la mujer comprenden la verdadera causa de esa tensión y esos conflictos. Los dos piensan que se han equivocado al elegir su pareja. El marido piensa que todo habría ido mejor de haberse casado con otra, y la mujer que probablemente todo habría ido bien de haberse casado con otro hombre.

Tal es la experiencia de todas las parejas en el mundo, pero si se nos ofreciera la posibilidad de cambiar de pareja, la situación no cambiaría. Pasaría lo mismo que cuando se lleva un ataúd al cementerio y hay que pasarlo de unos hombros a otros: se siente alivio unos momentos, pero después el ataúd resulta igual de pesado. La experiencia en Occidente, donde hay un porcentaje galopante de divorcios, demuestra que la nueva esposa acaba siendo como la anterior, y lo mismo ocurre con el nuevo marido al cabo de un par de semanas.

No hay que buscar la razón en la superficie, sino en algo más profundo. La causa no tiene nada que ver con una mujer o un hombre concretos, sino con que la relación entre un hombre y una mujer, entre esposo y esposa, es un viaje, un proceso, no el destino final. Al destino final solo se llegará cuando la mujer sea madre y el hombre vuelva a ser hijo.

Por eso, lo que os digo es que la relación entre madre e hijo es la del sexo espiritual. Y el día en que nace la relación del sexo espiritual entre una mujer y un hombre, entre esposa y esposo, vuelve a establecerse la relación entre madre e hijo. Una vez forjada, se experimenta lo que yo denomino satisfacción, y de esa satisfacción surge el celibato.

De modo que no penséis que no existe el sexo en la relación entre madre e hijo. Existe un sexo espiritual. Y para decirlo correctamente, solo se puede llamar amor al sexo espiritual. Es amor. En el momento en que el sexo se hace espiritual se transforma en amor.

No podemos aceptarle como autoridad en materia de sexo. Hemos venido a que nos hablara de Dios, y se ha puesto a hablar de sexo. Hemos venido aquí para que nos hable de Dios, así que por favor, háblenos de Dios.

Quizá no os deis cuenta de que es inútil preguntar sobre Dios a alguien que no consideráis ni siquiera una autoridad en materia de sexo. ¿Preguntaríais a alguien por el último peldaño de la escalera si ni siquiera sabe nada del primero? Si lo que tengo que decir sobre el sexo os parece inaceptable, tampoco deberíais preguntarme nada sobre Dios: así son las cosas. Si no soy digno de hablar sobre el primer paso, ¿cómo voy a poder hablar del último?

Pero existe una razón profunda tras esa pregunta. La razón es que, hasta ahora, se ha considerado enemigos a Dios y el sexo. Hasta ahora, nos han enseñado que quienes buscan lo trascendental no tienen nada que ver con el sexo, y que quienes inician un viaje hacia el sexo no tienen nada que ver con la espiritualidad y Dios. Ambas ideas son absurdas. También existe el viaje hacia lo divino a través del sexo. La tremenda atracción hacia el sexo no es sino la búsqueda de lo trascendente, y por eso el sexo nunca llega a satisfacer. Nunca sentimos que la satisfacción llegue por medio del sexo. Esa sensación no surge salvo al alcanzar lo divino.

Y quienes buscan a Dios oponiéndose al sexo en realidad no buscan a Dios; esta actitud es un simple escapismo en nombre de la espiritualidad. Se esconden detrás de Dios, detrás de lo trascendente, para huir del sexo, porque le tienen miedo al sexo, porque el sexo les hace temblar. Buscan refugio en la repetición de mantras y oraciones para olvidarse del sexo.

Siempre que veáis a un hombre invocando el nombre de Dios, fijaos bien en él: tras la repetición del nombre de Dios se oculta el eco del sexo. En cuanto aparezca una mujer, ese hombre empezará con la letanía pasando las cuentas del rosario a mayor velocidad y entonando el nombre de Rama a voz en grito. ¿Por qué? El sexo empuja desde su interior, y esos que quieren huir de él intentan no hacerle caso, sofocarlo, suprimirlo entonando el nombre de Dios. ¡Si esos trucos tan sencillos pudieran cambiar la vida de las personas, el mundo habría mejorado hace mucho tiempo! Pero no es tan fácil.

Hay que entender el sexo para entender la búsqueda espiritual. ¿Por qué? Es como alguien que quiere ir de Bombay a Calcuta e intenta averiguar dónde está Calcuta. Pero si esa persona ni siquiera sabe dónde está Bombay, dónde se encuentra en relación con Calcuta, ¿cómo logrará su objetivo? Para ir de Bombay a Calcuta, es necesario saber dónde se encuentra Bombay, su emplazamiento. «¿Dónde está situado el lugar en el que me encuentro ahora?» Únicamente así podrá dirigir sus pasos hacia Calcuta. Sin la información sobre Bombay, toda la información sobre Calcuta carece de sentido, porque el viaje tiene que empezar en Bombay. El viaje debe comenzar en Bombay, y el principio es lo primero. El final llega después.

¿Dónde te encuentras ahora? Dices que deseas emprender el viaje hacia la superconsciencia: muy bien. Dices que deseas llegar a Dios: muy bien. Pero ¿dónde te encuentras ahora? Estás metido de lleno en el sexo, en la lujuria. Es ahí donde vives, y a partir de ahí iniciarás el viaje. Por eso, lo primero que hay que hacer es comprender dónde estás. Hay que conocer la realidad en primer lugar para darse cuenta de qué posibilidades hay. Para saber qué puedes ser, en primer lugar tienes que saber qué eres. Para comprender el último tramo hay que comprender el primero, porque el primer paso allanará el terreno para el último tramo del viaje. Si das el primer paso en falso, ¿cómo llegarás a tu destino?

Por lo tanto, es más importante comprender el sexo en primer lugar que comprender la superconsciencia. ¿Que por qué es tan importante? Porque no se puede acceder a lo trascendente sin haber comprendido antes el sexo. De modo que os ruego que no pidáis lo imposible.

En cuanto a la autoridad, ¿cómo podéis decidir que yo sea una autoridad o no? Nada de lo que diga yo será decisivo, puesto que se pone en duda mi autoridad. Si os digo que soy una autoridad, no tiene sentido. Tampoco tiene sentido que diga que no soy una autoridad, porque el tema de debate, una vez más, se centraría en si la persona que hace tales declaraciones es o no una autoridad. De modo que, diga lo que diga, carecerá de sentido.

Lo que os digo es que experimentéis con el sexo y averigüéis por vosotros mismos si soy o no una autoridad. Llegaréis a conocer la verdad de lo que digo cuando viváis la experiencia vosotros mismos. No existe otro medio.

Por ejemplo, si os dijera que se aprende a nadar de esta u otra manera, podríais dudar de si digo la verdad o no. Yo os respondería que vinierais a un sitio donde pudierais adentraros en el agua conmigo. Si mi consejo os ayudara a atravesar el río a nado, sabríais que lo que digo es verdad, y que sé lo que digo.

Quien me ha interpelado también ha dicho que Freud podría ser una autoridad; pero lo más probable es que Freud no supiera nada sobre lo que os estoy hablando. Freud no podía elevarse por encima del nivel mental. No tenía ni la más remota idea de la existencia del sexo espiritual. Toda la obra de Freud, toda su información, trata sobre el sexo enfermizo: la conducta histérica, la masturbación, todo es una investigación sobre eso. Es una investigación sobre el sexo enfermizo y pervertido, lo patológico, en busca del tratamiento de los enfermos. Freud era médico. Por eso, los estudios que realizó con personas —en Occidente— fueron en el nivel mental del sexo. No escribió ni un solo texto sobre lo que podría llamarse el sexo espiritual.

De modo que si queréis investigar la veracidad de lo que he dicho, solo podréis seguir un sendero, el del tantrismo. Dejamos de pensar en el tantrismo hace miles de años. El tantrismo hizo las primeras tentativas en el mundo para elevar el sexo a la dimensión espiritual. Los templos de Kajuraho, Puri y Konark dan testimonio de esos esfuerzos. ¿Habéis estado en Kajuraho? ¿Habéis visto las imágenes que hay allí? Experimentaréis dos fenómenos prodigiosos. En primer lugar, al contemplar esas imágenes de parejas desnudas en pleno acto sexual, no las consideraréis groseras, no veréis nada feo ni malo en las imágenes de hombres y mujeres desnudos copulando. Y en segundo lugar, al verlas experimentaréis una sensación de paz, os envolverá la sensación de lo sagrado. Quizá os sorprenda vuestra reacción. Los autores de esas estatuas conocieron íntimamente el sexo espiritual.

Si veis el rostro de un hombre poseído por el deseo sexual, si miráis su rostro y sus ojos, parecerá feo, aterrador, bestial, veréis una lujuria amenazante, perturbada. Cuando una mujer ve incluso a su amado, al hombre con el que mantiene más intimidad y al que más quiere, aproximándose a ella lleno de lujuria, ve en él a un enemigo, no a un amigo. Incluso para la mujer más enamorada, un hombre que se le aproxima con actitud lujuriosa le parece un mensajero del infierno, no del cielo. Pero al ver los rostros de esas estatuas de Kajuraho, tenemos la sensación de estar viendo el rostro de Buda o de Mahavira. La calma y la serenidad de los rostros de esas estatuas, de las parejas en el acto sexual, son las del *samadhi*. Al mirar las estatuas, el corazón se nos impregna de una suave paz, de una sensación de lo sagrado. Y nos embarga el asombro.

Si pensáis que os dominará la sexualidad tras haber visto imágenes y estatuas de desnudos, os ruego que vayáis inmediatamente a Kajuraho, sin tardar. Kajuraho es un monumento único en la tierra en la actualidad. Pero los moralistas de India opinaban que se deberían cubrir de barro los muros de Kajuraho porque las imágenes pueden incitar a la gente a copular. ¡A mí eso sí que me asombra!

Quienes construyeron Kajuraho comprendían que quien se sentara ante las estatuas y las contemplara durante una hora se libraría de la lujuria. Esas estatuas son objeto de meditación desde hace milenios. A quienes estaban obsesionados con el sexo se los enviaba a los templos de Kajuraho y se les pedía que meditaran sobre las estatuas, que se embebieran de ellas.

Resulta asombroso que aunque tengamos acceso a esta misma verdad en la vida cotidiana no hayamos sido capaces de verla. Por ejemplo, si vemos a dos personas peleando en la calle, nos dan ganas de detenernos y presenciar la pelea. ¿Por qué? ¿Os habéis parado a pensar qué provecho sacáis al contemplar cómo se pelea la gente? Dejando un montón de cosas urgentes a un lado, nos quedamos media hora viendo la pelea. ¿Por qué? ¿Qué beneficio obtenemos? Probablemente no os deis cuenta de que sí existe un beneficio. Al observar a los dos hombres peleando, el arraigado instinto de pelea que existe en nuestro interior pasa por una catarsis. Se desvanece; es expulsado. Si una persona se sienta tranquilamente a meditar sobre las imágenes del acto sexual durante una hora, desaparece la locura interior, la sexualidad incontrolada.

Un hombre que trabajaba en una oficina fue a ver a un psiquiatra porque tenía un problema: estaba muy enfadado con su jefe. En cuanto el jefe le decía cualquier cosa se sentía insultado, humillado, y sentía la tentación de quitarse un zapato y golpearle con él.

Pero ¿cómo vas a golpear a tu jefe? Resulta muy difícil encontrar a alguien que no sienta deseos de golpear a su jefe en alguna ocasión. Si eres jefe, eres consciente de eso; si eres empleado, también. Un empleado se duele de ser «solo un empleado», y desea vengarse. Pero si estuviera en situación de vengarse, ¿por qué sería empleado de alguien, en primer lugar? Se siente impotente y continúa reprimiendo cosas en su interior.

Este hombre no hacía más que reprimir el deseo de golpear a su jefe. Al final ese deseo se convirtió en una enfermedad interna, hasta el punto de que tenía miedo de pegar realmente a su jefe algún día, y empezó a dejarse los zapatos en casa. Pero no podía olvidarse de los zapatos. Siempre que veía a su jefe, automáticamente se llevaba las manos a los pies. Por suerte, tenía los zapatos en casa, de modo que se sentía un poco más tranquilo.

Pero no podía librarse de los zapatos simplemente dejándoselos en casa: se le aparecían mentalmente, enormes. Cuando jugueteaba con una pluma, dibujaba zapatos en el papel; en los momentos de ocio dibujaba zapatos. Los zapatos empezaron a obsesionarle, y tenía miedo de agredir algún día a su jefe.

De modo que le dijo a su familia que sería mejor que dejara de ir a la oficina, que quería jubilarse. Dijo que se encontraba en tal estado mental que no le hacían falta sus zapatos, que podía coger los de cualquiera para golpear a su jefe. Incluso había empezado a mover las manos hacia los pies de sus compañeros. La familia pensó que se estaba volviendo loco y le llevaron a un psiquiatra.

El psiquiatra dijo que no debía preocuparse demasiado por la enfermedad, que tenía cura. Le aconsejó que colgara una fotografía de su jefe en su casa y que le diera zapatazos religiosamente todas las mañanas, cinco veces, como un ritual religioso que no pudiera saltarse. Debía observar el ritual a diario, como las oraciones matutinas, y repetirlo al volver de la oficina.

La primera reacción de aquel hombre fue pensar «¡Qué tontería!», aunque le pareció bien la idea, le gustó. Colgó la foto e inició el ritual prescrito.

El primer día, cuando fue a la oficina tras haber golpeado cinco veces la fotografía con un zapato, tuvo una experiencia nueva: no estaba tan enfadado con su jefe como de costumbre. Y, al cabo de un par de semanas, trataba a su jefe con gran amabilidad. El jefe también notó el cambio, pero, naturalmente, no sabía qué ocurría. Le preguntó a su empleado:

—Estás muy amable conmigo últimamente, muy obediente. ¿A qué se debe?

—Será mejor que no me lo pregunte —contestó el empleado—. No se lo puedo contar.

¿Qué había ocurrido realmente? ¿Puede cambiar algo por el simple hecho de dar golpes a una fotografía? Sí, al golpear la foto, el deseo de aquel hombre de golpear a su jefe con un zapato se desvaneció, se evaporó.

Debería haber templos como los de Kajuraho, Konark y Puri en todos los pueblos, en todos los rincones del país. Los demás templos no se necesitan; no tienen nada de científico, no tienen significado ni propósito; solo son pruebas de estupidez. Únicamente son pruebas de un pensamiento primitivo. Pero los templos de Kajuraho tienen un sentido. Aquellos cuya mente esté desbordada por la sexualidad deberían ir allí a meditar. Al volver, se sentirán alegres, en paz.

No cabe duda de que los tántricos intentaron transformar el sexo en espiritualidad, pero los moralistas, los predicadores de la moralidad en India, esas almas impías, no dejaron que su mensaje llegara a las masas. Tampoco quieren que les llegue mi mensaje.

Tras mi primera charla sobre este tema en Bombay, recibí una carta de un amigo en la que me decía: «Si no dejas de decir esas cosas, te pegarán un tiro». Quise contestarle, pero este caballero al que tanto le gusta apretar el gatillo es al parecer un cobarde: en la carta no había firma ni remite. Probablemente tenía miedo de que lo denunciara a la policía. Sin embargo, si está aquí presente —y sé que si está, se habrá escondido detrás de un árbol o de una pared—, si anda por aquí, quiero decirle que no tengo intención de denunciarle a la policía. Debería darme su nombre y dirección para que al menos pudiera responderle. Pero si ni siquiera tiene valor para eso, le contestaré desde aquí para que me oiga.

En primer lugar, no tenga tanta prisa por pegarme un tiro, porque en el momento en que me dispare lo que esté diciendo quedará sellado como algo verdadero. Si no hubieran crucificado a Jesús, el mundo le habría olvidado hace tiempo. En cierto sentido, sus perseguidores le hicieron un favor al crucificarle.

He oído decir que el propio Jesucristo planeó su crucifixión. Quería que le crucificaran porque así sus palabras perdurarían y resultarían beneficiosas para millones de personas. Es muy probable, porque Judas, que vendió a Jesucristo por treinta monedas, era uno de sus discípulos más queridos. No resulta muy creíble que alguien que había pasado tantos años con Jesús le vendiera por treinta monedas a menos que el mismo Jesús se lo pidiera, a menos que el mismo Jesús le pidiera que se aliara con sus enemigos, para que sus palabras fueran inmortales y salvaran a millones y millones de personas.

En la actualidad podría haber trescientos millones de jainistas en el mundo en lugar de tres millones si Mahavira hubiera sido crucificado. Pero Mahavira murió en paz; probablemente nunca había oído hablar de crucifixiones. Nadie intentó crucificarle, ni él intentó que nadie lo hiciera.

Hoy en día, la mitad del mundo es cristiano, y no existe ninguna otra razón para ello salvo que Jesús fue clavado en la cruz, al contrario que Buda, Mahoma, Mahavira, Krisna o Rama. Y es posible que el mundo entero sea cristiano algún día. Por tanto, le digo a ese amigo que no tenga demasiada prisa por pegarme un tiro, porque será él quien salga perdiendo.

En segundo lugar, quiero decirle que no tiene que preocuparse demasiado, porque no tengo la menor intención de morir en la cama. Haré todo lo posible para que alguien me pegue un tiro, o sea, que no hace falta que se precipite. Cuando llegue el momento, deseo que alguien me mate de un disparo. La vida es útil, y cuando asesinan a alguien, la muerte también resulta útil. Una muerte cargada de balas a veces puede conseguir lo que no ha conseguido una vida.

Hasta ahora, los enemigos siempre han cometido el mismo error: los que le dieron el veneno a Sócrates, los que asesinaron a Mansoor, o Godse, el hombre que mató al *Mahatma* Gandhi. Godse no comprendió que ninguno de los seguidores de Gandhi habría logrado prolongar el recuerdo de Gandhi hasta el extremo que lo consiguió él por el hecho de asesinarle. Gandhi juntó las manos, saludando, cuando estaba moribundo. Ese gesto, ese *namaste*, es muy significativo. Es la expresión de que el último y mejor discípulo de Gandhi por fin había llegado: el hombre que le haría inmortal. Dios había enviado al hombre que necesitaba.

La trama de la vida, el relato de la vida, son complejos: las cosas no son tan sencillas como parecen. Quien muere en la cama muere para siempre, mientras que quien muere a manos de un asesino continúa viviendo.

Mientras se preparaba el veneno para Sócrates, varios amigos suyos preguntaron qué harían después con el cadáver. «¿Incinerarlo, enterrarlo o qué?» Sócrates se echó a reír y dijo: «¡Si seréis tontos! Vosotros no lo sabéis, pero nunca conseguiréis libraros de mí. Yo seguiré viviendo incluso cuando todos vosotros ya no estéis aquí.

¡El truco que he elegido para morir es simplemente para que me ayude a vivir eternamente!».

De modo que mi amigo —si es que está aquí—, debe comprender todo esto y no precipitarse. Si se precipita, él será quien salga perdiendo. A mí no me pasará nada. Yo no soy de los que matan las balas, sino de los que sobreviven a todas las balas. Ese hombre no debería tener prisa por pegarme un tiro, ni preocuparse, porque pienso hacer todo lo posible para no morirme en la cama. Esa clase de muerte no favorece a nadie. Esa clase de muerte es un desperdicio, una muerte inútil. También la muerte debe cumplir un objetivo.

Y el tercer punto que ese hombre debe recordar es que no ha de tener miedo a firmar las cartas, no ha de tener miedo a escribir su dirección. Porque cuando tengo la sensación de que alguien está realmente dispuesto a pegarme un tiro, yo estoy dispuesto a acudir a un sitio, a cierta hora, sin haberle dado cuentas a nadie, de modo que él no tenga nada que ver con lo que ocurra.

Pero se dan esas ideas, esas locuras, ese fanatismo religioso... Y ese pobrecillo que escribió la carta seguramente está convencido de estar protegiendo la religión. Me escribió porque pensaba que yo trataba de destruir la religión, mientras que él trataba de preservarla. No hay nada malo en sus intenciones. Sus sentimientos eran sinceros y, en su opinión, religiosos. Pero es precisamente esa clase de personas religiosas las que han causado problemas al mundo. Tienen muy buenas intenciones, pero la inteligencia de los idiotas.

Durante siglos, los moralistas y quienes son como ellos han puesto obstáculos a la plena manifestación de las verdades de la vida, no han permitido que la verdad saliera a la luz. Por este motivo se ha propagado la ignorancia y vamos a tientas, y caemos en la oscura noche de la ignorancia. Y en medio de esa oscuridad, los predicadores morales erigen altos púlpitos para pronunciar sus sermones.

Pero también es verdad que el día en que seamos mejores personas, el día en que el rayo de la verdad ilumine nuestras vidas, el día en que vislumbremos la superconsciencia —el día en que empecemos a ver lo divino en nuestra vida cotidiana—, esos predicadores no servirán de nada. No habrá lugar para ellos. El predicador tiene importancia mientras la gente anda perdida en la oscuridad.

En un pueblo se necesita un médico mientras la gente enferma. Dejará de necesitarse si la gente deja de ponerse enferma. Los profesionales de la medicina viven de una paradoja, porque dependen para su sustento de que la gente contraiga enfermedades. Aparentemente, un médico trata a sus pacientes, pero en el fondo espera que se pongan enfermos. Y cuando hay una epidemia, da gracias a Dios por el negocio.

Me contaron la siguiente historia:

Una noche, un grupo de amigos estaba celebrando una gran fiesta en un bar. Comieron, bebieron y se divirtieron hasta después de medianoche. Cuando empezaron a marcharse, el propietario del bar le dijo a su mujer: «Demos gracias a Dios por enviarnos clientes tan derrochadores. Si siguen viniendo, pronto seremos ricos». El anfitrión de la fiesta, que estaba pagando la cuenta, lo oyó y le pidió al propietario del bar que rezara por la prosperidad de su negocio para que pudieran volver muchas veces. El propietario le preguntó: «¿Y a qué se dedica usted, señor?». «Soy director de una funeraria —contestó aquel hombre—. Mi negocio depende de que muchas personas mueran.»

De igual manera, la profesión de un médico puede consistir en curar, pero cuantas más personas enferman, más dinero gana. En el fondo, espera que sus pacientes no se recuperen demasiado pronto, y por eso los pacientes tardan tiempo en curarse, sobre todo los ricos. Los pobres se recuperan más rápidamente porque el médico no gana mucho si están enfermos mucho tiempo. Los beneficios proceden de los clientes ricos, y por eso los cura lentamente. Además, los ricos siempre se encuentran mal: son la respuesta a las oraciones de un médico, cuyo deseo oculto influye en su actitud para que el paciente no se cure demasiado rápido.

La situación de un predicador no es distinta. Su púlpito se hace más alto cuanto más inmoral es la gente, cuantos más elementos antisociales existen, cuanto más se propagan el vicio, la corrupción y la anarquía. Entonces se le necesita más para que exhorte a las personas a observar la no violencia, a ser veraces, honradas, a observar ese mandamiento, el otro y así sucesivamente. Si la gente fuera recta, disciplinada, tranquila, honrada y santa, la profesión de predicador dejaría de existir. No habría lugar para ella.

¿Y por qué hay en India más predicadores y dirigentes religiosos que en ningún otro lugar del mundo? ¿Por qué cada pueblo y cada casa tiene su predicador, su gurú, su líder religioso o sacerdote? ¿Por qué hay tal cantidad de hombres santos en este país?

No porque India sea un país profundamente religioso donde solo nacen sabios y grandes almas. Se debe a que, hoy en día, es el país más irreligioso e inmoral del mundo. Por eso tantos predicadores encuentran oportunidades de oro para prosperar en este país. Se ha convertido en nuestra enfermedad endémica.

Un amigo mío me envió un artículo de una revista norteamericana. Quería conocer mi opinión sobre un defecto que había encontrado en el texto. Es un artículo humorístico, que asegura que se pueden determinar las características nacionales básicas de cualquier nación emborrachando a un nativo. Si se emborracha a un holandés, se abalanzará sobre la comida y se negará a levantarse de la mesa: en cuanto se tome una copa, se pasará comiendo dos o tres horas. Si un francés bebe, le dará por cantar y bailar. Si se emborracha a un inglés, se sentará en un rincón, a solas. Normalmente, los ingleses son callados, y cuando se emborrachan se quedan aún más apagados. Así se presentan en el artículo las reacciones típicas de diversas nacionalidades.

Pero, por error o por ignorancia, no se menciona la característica india. Mi amigo me preguntaba qué pensaba yo sobre el asunto. ¿Qué pasaría si un indio bebiera demasiado? Yo le contesté que la respuesta se conocía en el mundo entero: cuando un indio se emborracha, inmediatamente se pone a dar un sermón. Esta es nuestra característica nacional.

Esta interminable serie de predicadores, ascetas, monjes y gurús es el signo de una enfermedad muy extendida, de una inmoralidad muy propagada. Y lo más extraño es que, en el fondo, ninguno de ellos desea la extinción de la inmoralidad. No desean que se erradique esa enfermedad, porque si se cura, dejarán de hacer falta los predicadores. Internamente ansían que continúe la enfermedad, que aumente la enfermedad.

La forma más fácil de contribuir a que esa enfermedad siga propagándose sin obstáculos consiste en no permitir que surja un conocimiento global de la vida y en asegurarse de que el hombre no llegue a comprender lo más profundo de la vida. Así continuarán propagándose la inmoralidad y la corrupción. Si las personas logran comprender lo más profundo de la existencia, la inmoralidad desaparecerá inmediatamente de sus vidas.

Y quisiera que os fijarais en el hecho de que el sexo es la entidad con mayor responsabilidad en la inmoralidad humana. En él se encuentran las raíces básicas, fundamentales, de la perversión y la corrupción de los seres humanos. Por eso los predicadores nunca quieren hablar del asunto.

Un amigo me envió una nota en la que decía: «Ningún santo, ninguna gran alma religiosa habla jamás sobre el sexo. La alta estima en que te tenía ha disminuido muchísimo por tus charlas sobre el sexo».

Yo le contesté: «No tiene nada de malo. Era antes, cuando me respetabas, cuando estaba mal. La situación actual es la debida. ¿Qué necesidad tienes de respetarme? ¿Cuál es tu motivación? ¿Cuándo he pedido yo respeto? Si me tenías respeto, te equivocabas; si ya no me lo tienes, eres muy amable. Ya no soy una gran alma».

Si alguna vez hubiera deseado ser «una gran alma» me habría preocupado mucho. Habría dicho, perdón, he dicho todo esto por error. Nunca he sido *mahatma*, una «gran alma». No lo soy y no quiero serlo. No puede haber hombre más ruin y egoísta que el que quiere ser *mahatma* en este ancho mundo poblado de seres humanos pobres y desgraciados. Donde hay tantas personas desdichadas, donde hay tal océano de pobres almas, de almas miserables, imaginarse ser una «gran alma», un «gran hombre» es un pecado.

Yo anhelo la grandeza de la humanidad. Deseo ver una gran humanidad, pero no ser «una gran alma». Los días de las grandes almas deben tocar a su fin: lo que hace falta es una gran humanidad, no grandes hombres. Ha habido muchos grandes hombres y, ¿de qué ha servido?

Así que me gustó que al menos alguien se sintiera decepcionado. La decepción de una persona no se trata de un asunto sin importancia. Quizá ese hombre pensara que al decir eso me tentaría, que puedo prepararme para ser una gran alma, un gran profeta, si no hablo sobre esos temas. Hasta ahora, así se han preparado las personas para ser grandes almas y grandes profetas. Naturalmente, esos débiles nunca dijeron nada que hubiera podido arrebatarles su posición de «grandes almas». En su preocupación por mantener esa posición, nunca se han preocupado por el perjuicio para la vida.

A mí no me interesa la posición de las grandes almas. No tengo tales pensamientos; ni siquiera se me pasan por la cabeza. Me falta el aire si alguien se empeña en considerarme *mahatma*.

En los tiempos que corren, resulta tan fácil ser *maharishi*, *mahatma*, que parece inconcebible. Y siempre ha sido así. Siempre ha sido fácil. De modo que no hay que plantearse eso. Lo que hay que plantearse es la siguiente pregunta: ¿cómo se puede evolucionar hacia la grandeza? ¿Qué podemos hacer para alcanzar ese objetivo? ¿En qué podemos pensar, qué debemos explorar?

Creo que lo que os he dicho sobre el tema fundamental os ayudará a dar una nueva dirección a vuestra vida, de la que surgirá un nuevo camino, y vuestro camino se transformará gradualmente, dirigiéndose hacia el alma.

Tal y como sois ahora, solo sois vuestra sexualidad, no vuestra alma. Mañana, también podéis transformaros en alma. Pero ¿cómo ocurrirá? Mediante una transformación completa de la energía sexual, mediante la elevación constante de esa energía.

Se plantean muchas preguntas sobre lo que dije ayer. Quiero decir algo al respecto.

Dije que deberíais esforzaros por manteneros continuamente alerta con el fin de vislumbrar el *samadhi* en el sexo e intentar comprender ese punto, ese destello de *samadhi* que aparece como un relámpago en medio del acto sexual. El relámpago brilla un momento y después desaparece. Intentad comprender ese estado y en qué consiste. Intentad conocerlo, aferraos a él. Si lográis vislumbrarlo incluso una vez, tomaréis conciencia de que no sois un cuerpo: en ese momento, sois incorpóreos. Durante esas fracciones de segundo no sois un cuerpo; en ese destello del tiempo os transformáis en otra cosa, en el alma. Si vislumbráis esa maravilla incluso una sola vez, podréis profundizar y aferraros a ella mediante la meditación. Se puede experimentar y vivir plenamente con la meditación. Cuando este conocimiento pase a formar parte de vuestra comprensión y de vuestra vida, ya no habrá lugar en vuestra vida para el sexo.

¿Qué ocurriría con la procreación si desapareciese el sexo? Si tras haber experimentado la superconsciencia, todos llegamos al celibato, ¿qué ocurrirá con las nuevas generaciones?

Desde luego, la procreación no será como la de hoy en día. La procreación actual está bien para los gatos, perros y gusanos, pero no para los seres humanos. ¿Ha de ser así, esta procreación de niños, irreflexiva, accidental, sin objetivos? ¿Seguir teniendo montones de hijos, multitudes? ¡Ya hay una enorme multitud! ¡Nuestra población ha ascendido a proporciones tan increíbles que si no se controla a tiempo, dentro de cien años no tendremos espacio ni para mover los codos! Dentro de cien años, la gente tendrá la sensación de estar en medio de una reunión multitudinaria continuamente. Convocar una reunión multitudinaria será innecesario, e imposible.

Este amigo ha planteado bien la pregunta: con tanto celibato, ¿cómo se tendrán hijos?

Hay algo que quiero decir a este amigo, y todos los demás deberíais tomar nota, porque es importante: se puede procrear con el celibato, pero el significado y el objetivo de esa procreación adquieren una nueva dimensión. Los niños nacen por mediación del sexo, pero tal y como ocurre ahora, es algo puramente accidental. Nadie mantiene relaciones sexuales para tener hijos. Tenemos otros motivos, y los niños simplemente son un resultado. Los niños son como cuando te llega gente a la que no has invitado a tu casa, y ya sabes que no se siente tanto cariño por esas personas como por las que sí has invitado.

Sabéis cómo se trata a quienes no han sido invitados. Lo preparáis todo para que se sientan cómodos y les servís comida; los recibís amablemente y los tratáis bien, pero es todo superficial. En el fondo, no sentís ningún cariño por ellos. No paráis de pensar: «A ver cuándo se marchan estos pesados».

Los niños no deseados se van a enfrentar a una situación desagradable. Su destino no será que los traten bien. Si los padres no los deseaban, si no eran la respuesta a un profundo deseo, son un subproducto. No son el producto fundamental, sino la paja que acompaña al grano.

Y se han realizado esfuerzos en el mundo entero, desde la época de Vatsyayana hasta nuestros días, para desvincular el sexo de la procreación. A partir de ahí se ha desarrollado el control de la natalidad: se inventaron medios artificiales para disfrutar del sexo y, al mismo tiempo, no tener hijos. Se han realizado esfuerzos durante siglos para desvincular el sexo de la concepción. En las antiguas escrituras ayurvédicas aparecen recursos para evitar el embarazo. Hoy en día, a los ministros de Sanidad les preocupan las mismas cosas que nos muestran las escrituras ayurvédicas de hace tres, cuatro o cinco mil años. ¿Por qué? ¿Por qué intentamos inventar cosas en este terreno? Porque los niños son un incordio, se entrometen en todo, nos cargan de responsabilidades, y además, existe el peligro de la apatía de la mujer hacia el sexo tras el parto.

Los hombres tampoco quieren hijos. Un hombre quizá desee hijos si aún no los tiene, pero no porque le gusten, sino porque le gustan sus riquezas. ¿Quién las heredará el día de mañana? Cuando un hombre desea un hijo, no penséis que su alma lo anhela. No. Ha amasado su fortuna a base de trabajo. ¿Quién sabe en qué manos caerá tras su muerte? Necesita un heredero, alguien de su propia sangre, para que ponga a salvo sus riquezas.

Nadie desea un hijo por el hijo mismo. Siempre hemos intentado evitarlos, pero ellos siguen llegando por sí solos. ¡Solo queremos disfrutar del sexo y de repente se presenta un niño! De modo que son únicamente un fenómeno asociado, esas criaturas son derivados de la sexualidad y por eso son enfermos, débiles, desgraciados, tristes y están angustiados.

También pueden nacer del celibato, pero no serán los subproductos del sexo. El sexo será simplemente un medio para traer al mundo a esos niños, no un fin en sí mismo. Cuando se viaja a algún sitio en un carro de bueyes, el carro no es el objetivo. Cuando se sube a un avión para ir a Delhi, el objetivo es ir a Delhi, no el avión en sí mismo. El avión es el medio para llegar a Delhi.

Cuando se haya llegado al estado del celibato, cuando se haya completado el viaje del sexo a la superconsciencia, se desearán hijos. ¡Pero entonces el hijo será una verdadera creación! El sexo solo supondrá un medio para conseguirlo.

Y en la misma medida en que se han realizado tantos esfuerzos hasta el momento presente —y tened muy en cuenta lo que voy a decir— para disfrutar del sexo y no tener hijos, la nueva humanidad realizará esfuerzos para tener hijos y evitar el sexo. ¿Me entendéis? Si se extiende el celibato, el *brahmacharya*, lo que buscaremos en ese mundo será cómo tener hijos evitando el sexo en lugar de lo que ocurre actualmente, que consiste en mantener relaciones sexuales evitando tener hijos. Y eso es posible, no existe ninguna dificultad. Se puede hacer.

No existe relación alguna entre el celibato y el fin del mundo. Sí, ya se ha planteado la relación entre el fin del mundo y la sexualidad. Si seguís teniendo hijos, el mundo tocará a su fin, sin necesidad de bombas atómicas ni bombas de hidrógeno. La tasa de natalidad no para de crecer. Y la humanidad, que parece un enjambre nacido de la sexualidad, se autodestruirá.

Del celibato nacerá un ser humano completamente distinto. Podrá gozar de una longevidad inimaginable; la salud será prodigiosa, la gente se verá libre de enfermedades. El cerebro tendrá una capacidad que raramente encontramos en los genios. La fuerza misma de la vida de una persona, su verdad, su calidad religiosa, todo eso será distinto. Las personas nacerán con la religiosidad en su interior.

Nacemos con la irreligión, vivimos y morimos con la irreligión.

Y por eso hablamos de la religión noche y día. La nueva humanidad no tendrá que discutir sobre la religión, porque la religión estará en la vida de todos. Hablamos de las cosas que no forman parte de nuestra vida, no de las cosas que sí forman parte de nuestra vida. No hablamos del sexo porque es nuestra vida entera, mientras que no paramos de hablar de Dios porque, tal y como es nuestra vida, no tiene nada que ver con Dios. En realidad, lo compensamos hablando de cosas que no hemos logrado en la vida.

Quizá hayáis observado que las mujeres cotillean más que los hombres. Las mujeres se ponen de palique con todos, con los vecinos, los amigos. Dicen que resulta difícil imaginarse a dos mujeres juntas en silencio durante un rato.

He oído que una vez se organizó un gran concurso en China para elegir al mayor mentiroso del país. El ganador recibiría un gran premio, y los mejores mentirosos se congregaron en el lugar elegido para el concurso. Cuando le llegó su turno, un hombre dijo: «Fui a un parque y vi a dos mujeres sentadas en un banco calladas durante cinco minutos». Se formó gran alboroto y se oyó una ovación. La gente gritó: «¡No puede haber mayor embuste! ¡El primer premio para este hombre!». Aquel hombre ganó el concurso.

¿Por qué hablan tanto las mujeres? Los hombres tienen su trabajo, pero las mujeres no tienen mucho que hacer. Cuando no hay mucho trabajo, mucha actividad, siempre hay cotilleo. Esta característica femenina coincide con el carácter nacional de India. En este país nadie hace nada; se pasan el día de charleta.

El hombre nuevo, el hombre que nazca del celibato, no se limitará a hablar; vivirá la vida. El hombre nuevo no hablará de la religión, sino que la vivirá. Todos se olvidarán de la religión como si fuera algo separado de sus vidas, porque será algo normal, natural. Solo pensar en un ser humano así es maravilloso, es prodigioso.

Han nacido unos cuantos seres humanos así, pero son algo excepcional. De vez en cuando, muy de vez en cuando, nace un ser humano maravilloso, un Mahavira, de tal modo que ni la ropa más costosa puede embellecerlo más. Y por eso se presenta sin ropa, desnudo. La fragancia de la belleza de un ser humano así se propaga por todas partes. La gente se agolpa a su alrededor para verle. Es tan bello como una estatua de mármol. De él irradiaba tanta luz y tanta vitalidad que aunque se llamaba Vardhamana, «el guerrero», le llamaban Mahavira, el gran vencedor. El esplendor del celibato irradia de tal modo de su persona que los demás se quedan pasmados: ese hombre es un ideal. De vez en cuando nace un Buda, un Jesucristo, un Lao Tzu. En toda la historia de la humanidad, esas personas se pueden contar con los dedos de las manos.

El día en que los niños nazcan del celibato, sí, prestad atención, porque diréis: «¿Cómo van a nacer niños si somos célibes?», pero yo hablo de un concepto completamente distinto. El día en que nazcan niños del celibato, todo el mundo será tan bello, tan poderoso, habrá tales genios, personas tan inteligentes, que no tardarán demasiado en llegar a la consciencia universal. La conocerán de una forma tan natural como quien se va a dormir por la noche.

Pero si alguien padece insomnio y le dices que puede quedarse dormido en cuanto apoye la cabeza en la almohada, te lo negará, dirá que es una cochina mentira. Dirá: «Doy vueltas y vueltas en la cama, me levanto, cojo el rosario, cuento ovejas, pero no me sirve de nada, no puedo dormir. Me estás mintiendo. ¿Cómo me puedo dormir enseguida, nada más acostarme? Me estás mintiendo, porque lo he intentado todo y no me vence el sueño. Muchas noches no puedo dormir ni un momento».

Entre el treinta y el cuarenta por ciento de los habitantes de ciudades como Nueva York toman pastillas para dormir. Y se teme que dentro de cien años, ni un solo estadounidense será capaz de dormir de forma natural, que todo el mundo tendrá que tomar tranquilizantes antes de irse a la cama. Otra cosa es que en India surja esa situación dentro de doscientos años, pero de todos modos surgirá, porque los dirigentes indios están decididos a competir con ellos. Dicen: «No nos podemos quedar atrás. Tenemos que competir con ellos en todas las enfermedades».

De modo que es bastante posible que dentro de quinientos años la humanidad entera se vaya a la cama con una pastilla para dormir. E inmediatamente después de nacer, el niño necesitará un tranquilizante en lugar de leche, porque no se ha sentido en paz ni siquiera en el vientre de su madre. Entonces resultará difícil convencer a la gente de que hace quinientos años bastaba con cerrar los ojos para dormirse. Dirán que es imposible, preguntarán cómo lo hacían.

Resultará muy difícil convencer a los seres humanos nacidos del celibato de que antes no eran honrados, de que eran ladrones y asesinos, de que se suicidaban, de que consumían venenos, de que se mataban unos a otros y de que libraban guerras. Les resultará muy difícil creer que pudieran ocurrir tales cosas.

Hasta ahora, se ha procreado mediante la sexualidad, una sexualidad que no va más allá de la fisiología.

Pero puede nacer el sexo espiritual, y entonces comenzará una nueva vida para la humanidad.

Durante los últimos cuatro días os he hablado sobre el nacimiento de esa nueva vida. Habéis atendido a mis charlas con mucho cariño y serenidad; y a veces he dicho cosas que os habrá costado trabajo escuchar con cariño y serenidad, que en ocasiones os habrán resultado duras.

Es más, un amigo mío me dijo que temía que algunas personas se opusieran a estas charlas, porque no se debe hablar de tales cosas, y que yo debería dejarlo. Le respondí: «Ojalá hubiera habido gente con tanto valor. Pero ¿dónde están las personas capaces de levantarse y decirle a alguien que cierre la boca? Si hubiera esa clase de personas en este país, con ese valor, hace tiempo que habría desaparecido una interminable lista de imbéciles que predican estupideces. Pero no es así». Le dije: «Llevo tiempo esperando a que alguien se atreva a levantarse un día y pedirme que me calle. ¡Qué alegría, poder discutir con semejante persona!».

De modo que habéis escuchado todo esto, y algunos amigos temen que alguien proteste, con todo su cariño... Sois todos muy amables y no sé cómo agradecéroslo. Al fin y al cabo, lo que más deseo es que la energía sexual de cada persona se transforme en una escalera para llegar al templo de la superconsciencia. Muchísimas gracias.

Y, por último, me inclino ante el dios que habita en todos vosotros. Aceptad mis respetos, por favor.

SEGUNDA PARTE

El sexo importa

6

LA DECONSTRUCCIÓN
DEL CONDICIONAMIENTO SEXUAL

El hombre es el único ser que puede eliminar sus energías o transformarlas. Ningún otro ser puede hacerlo. Eliminación *y* transformación: dos aspectos de un único fenómeno, que consiste en que el hombre puede hacer algo para y por sí mismo.

Los árboles existen, como los animales, pero no pueden influir en su existencia: forman parte de ella. No pueden distanciarse de ella. No pueden ser los ejecutores. Están tan fusionados con su energía que no pueden separarse de ella.

El hombre sí puede. Puede hacer algo consigo mismo. Puede observarse desde la distancia, contemplar sus propias energías como si estuvieran separadas de él. Y entonces, puede suprimirlas o transformarlas.

La supresión solo supone ocultar ciertas energías, no dejar que existan, no dejar que se manifiesten. La transformación supone cambiar las energías para que adquieran una nueva dimensión.

Por ejemplo, el sexo está ahí, existe. Hay algo en el sexo que nos avergüenza. Esa vergüenza no se debe únicamente a que nos la ha enseñado la sociedad. En el mundo existen y han existido muchos tipos de sociedades, pero en ninguna se tomó o toma el sexo con ecuanimidad.

Hay algo en el fenómeno del sexo que nos hace sentir vergüenza, culpa, timidez. ¿Por qué? Incluso si nadie te enseña nada sobre el sexo, si nadie moraliza sobre el tema, si nadie lanza conceptos sobre él, aún hay algo en ese fenómeno con lo que no te sientes cómodo. ¿Qué es?

En primer lugar, el sexo muestra la dependencia más profunda. Demuestra que necesitamos a alguien para el placer. Sin ese alguien no es posible el placer. De modo que nos hacemos dependientes, perdemos la independencia, y eso hiere el ego. Cuanto más egoísta es una persona, más se opondrá al sexo.

Los supuestos hombres santos se oponen al sexo, no porque el sexo sea malo, sino a causa de su ego. No pueden concebir la idea de depender de nadie, de pedirle nada a nadie. El sexo es lo que más hiere el ego.

En segundo lugar, existe la posibilidad del rechazo sexual: el otro puede rechazarte. No tienes la seguridad de que te vaya a aceptar; el otro puede decir «no». Y este es el peor rechazo posible, cuando te acercas a alguien en busca de amor y ese alguien te rechaza. Ese rechazo provoca miedo. El ego dice: «Mejor no intentarlo que ser rechazado».

La dependencia, el rechazo, la posibilidad del rechazo... y algo aún más profundo. En el sexo, nos convertimos en animales, y eso hiere profundamente el ego humano, porque no existe diferencia alguna entre un hombre y un perro haciendo el amor. ¿Cuál es la diferencia? De repente somos como animales, y todos los predicadores y moralistas no paran de decir: «¡No seáis como animales! ¡No actuéis como animales!». Es la mayor condena posible.

En nada como en el sexo nos parecemos tanto a los animales, porque en ninguna otra cosa somos tan naturales. En todo lo demás podemos no ser naturales.

Comemos. Hemos creado tal sofisticación con la comida que no somos como los animales. El acto básico de comer es un acto animal, pero las mesas, los modales a la hora de comer, la cultura y la ceremonia que rodean la comida de los humanos solo sirve para que nos distingamos de los animales.

Como a los animales les gusta comer en solitario, toda sociedad alienta en la mente del individuo la idea de que comer a solas no es bueno. Hay que compartir, comer en familia, con los amigos, tener invitados. A ningún animal le interesan los invitados, los amigos, los huéspedes. Siempre que un animal come, no quiere a nadie cerca; prefiere la soledad.

Si una persona quiere comer a solas le dirán que es como un animal, que no quiere compartir. Sus costumbres a la hora de comer son naturales, no sofisticadas. Hemos creado tal sofisticación en torno a la comida que el hambre ha perdido importancia, mientras que la ha ganado el sabor. A los animales no les importa el sabor. El hambre es una necesidad básica; cuando satisface el hambre, el animal queda satisfecho. Pero no es el caso del hombre, como si lo fundamental no fuera el hambre, sino otra cosa. Tienen más importancia el sabor, los modales, cómo se come, no lo que se come.

En todo lo demás, el hombre ha creado a su alrededor un mundo artificial. Los animales van desnudos, y por eso nosotros no queremos ir desnudos. Y si alguien va desnudo, es como un golpe para nuestra sociedad, como si socavara sus cimientos. Por eso existe tanta oposición al desnudo en todo el mundo.

Si vas desnudo por la calle, no le haces daño a nadie, no ejerces la violencia contra nadie; eres inocente. Pero la policía aparecerá al instante, y todos se pondrán nerviosos. Te cogerán, te pegarán y te encarcelarán. ¡Y no has hecho nada! Se comete un crimen cuando realmente se hace algo. No has hecho nada; simplemente pasearte desnudo. Pero ¿por qué se enfada tanto la sociedad? No se enfada tanto ni siquiera con un asesino. Qué cosa tan extraña. Y con un hombre desnudo, se pone furiosa.

Esto se debe a que, a pesar de todo, el asesinato es algo humano. Ningún animal asesina. Los animales matan para comer, pero no asesinan. Y ningún animal asesina a otro de su misma especie; eso solo lo hace el hombre. Y como es algo humano, la sociedad puede aceptarlo, pero no puede aceptar la desnudez, porque un hombre desnudo nos hace tomar conciencia de que todos somos animales. Por muy oculto que quede por la ropa, el animal está ahí, desnudo, el animal desnudo, el mono desnudo.

No nos volvemos contra el hombre desnudo por el hecho de que esté desnudo, sino porque nos hace conscientes de nuestra propia desnudez, y eso ataca al ego. Vestido, el hombre no es un animal. Gracias a las costumbres y los modales para comer, el hombre no es un animal. Gracias al lenguaje, la moralidad, la filosofía, la religión, el hombre no es animal.

Lo más religioso consiste en ir a la iglesia, al templo, a rezar. ¿Por qué es tan religioso? Porque los animales no van a la iglesia ni rezan. El hecho de ir a un templo a rezar es algo completamente humano, cosa que nos distingue de los animales.

El sexo es una actividad animal. Hagamos lo que hagamos, por mucho que queramos ocultarlo, por mucho que creemos a nuestro alrededor, lo básico sigue siendo lo animal. Y cuando nos acercamos a ese carácter básico, nos parecemos a los animales. Esa es la razón por la que muchas personas no pueden disfrutar del sexo. No pueden convertirse en animales: no se lo permite su ego.

Ahí radica el conflicto: el sexo enfrentado al ego. Cuanto más egoísta es una persona, más se opone al sexo. Cuanto menos egoísta, más le interesa. Pero incluso el menos egoísta se siente culpable, se siente menos, piensa que algo va mal.

Cuando nos adentramos realmente en el sexo se disuelve el ego, y a medida que se aproxima el momento en el que desaparece el ego, somos presa del miedo.

De modo que las personas hacen el amor sin profundidad. Se limitan a una demostración superficial de amor, porque si realmente hicieran el amor, habría que olvidarse de la civilización. Habría que dejar de lado la mente: la religión, la filosofía, todo. De repente, sientes como si un animal salvaje naciera en tu interior. Sentirás deseos de rugir. Quizá te pongas realmente a rugir como un animal salvaje, a gritar, a chillar. Y si permites que eso ocurra, desaparecerá el lenguaje. Solo habrá ruidos, como los de los animales. De repente desaparece la civilización de un millón de años. Eres de nuevo como un animal, en un mundo salvaje.

Hay miedo, y a causa de ese miedo el amor resulta casi imposible. Y el miedo es real, porque cuando se pierde el ego uno casi enloquece y puede ocurrir cualquier cosa. Y sabemos que puede ocurrir cualquier cosa. Podemos incluso matar, asesinar al ser amado, comer su cuerpo, porque desaparecen todos los controles.

La supresión parece la manera más fácil de evitar todo esto. Suprimir, o solo permitir lo suficiente para no correr peligro, justo la parte que siempre se puede controlar. Lo permitimos hasta cierto punto, y después nos refrenamos. Nos encerramos en nosotros mismos.

La supresión existe como protección, como salvaguarda, como medida de seguridad, y las religiones se han servido de esta medida de seguridad. Han explotado el temor al sexo y nos han infundido aún más miedo. Han creado una duda interior. Han hecho del sexo el pecado fundamental, y dicen: «A menos que desaparezca el sexo, no entraréis en el reino de Dios». En cierto sentido, tienen razón, pero también se equivocan.

Yo también digo que a menos que desaparezca el sexo no entraréis en el reino de Dios, pero el sexo solo desaparece cuando se ha aceptado por completo, no cuando se ha suprimido, sino transformado.

Las religiones han explotado el miedo humano y la tendencia humana al egoísmo. Han creado muchas técnicas para la supresión. No resulta muy difícil suprimir, pero sí muy costoso, porque la energía se divide al luchar consigo misma, y se desperdicia la vida entera.

El sexo es la energía más vital, la única energía que tenemos. No hay que luchar contra ella —sería una pérdida de vitalidad y de tiempo—, sino transformarla. Pero ¿cómo hacerlo? ¿Cómo transformarla? ¿Qué podemos hacer? Si habéis comprendido ese temor, podréis comprender la clave, lo que hay que hacer.

El miedo existe porque pensáis que perderéis el control, y una vez perdido el control no podréis hacer nada. Yo os enseño un nuevo control: el control de la personalidad, no el de una mente manipuladora sino el de una personalidad como testigo que todo lo ve. Y ese control es el mejor posible, tan natural que no lo notaréis. El control se da de una forma natural al ser testigo, al presenciar.

Adentraos en el sexo, pero siendo testigos. Lo único que hay que recordar es lo siguiente: debo vivir el proceso completo, debo ver a través de él, como testigo, sin perder la consciencia. Eso es todo.

Enloqueced, pero no perdáis la consciencia. En ese caso, la locura no representa ningún peligro; es hermosa. En realidad, solo un hombre enloquecido puede ser hermoso. La mujer que no enloquece no puede ser hermosa, porque cuanto más enloquecida, más viva está. Entonces sois como tigres salvajes, o como ciervos correteando por el bosque... ¡Qué belleza!

Pero no se trata de perder la consciencia. Si perdéis la consciencia, seréis presa de las fuerzas inconscientes, presa de lo que en Oriente llamamos *karma*. Cuanto hayáis hecho en el pasado se acumula ahí. Esos condicionamientos acumulados pueden apoderarse de vosotros y haceros avanzar en unas direcciones que podrían resultar peligrosas para vosotros mismos y para otros. Pero si seguís siendo testigos, los condicionamientos pasados no pueden intervenir.

De modo que el método, o el proceso de convertirse en testigo, consiste en el proceso de transformar la energía sexual. Al adentrarte en el sexo, mantente alerta. Pase lo que pase, obsérvalo, atraviésalo con la mirada, no te pierdas nada. Ocurra lo que ocurra en tu cuerpo, en tu mente, en tu energía interior, se está creando el nuevo circuito, la electricidad corporal se dirige en otra dirección, en un nuevo sentido circular: la electricidad corporal se ha hecho una con la pareja, con el cónyuge. Y se crea un nuevo círculo, que puedes notar. Si te mantienes alerta, lo notarás. Notarás que te has transformado en un vehículo de energía vital en movimiento.

Mantente alerta. Muy pronto te darás cuenta de que cuanto más se crea ese círculo, más pensamientos van desapareciendo, cayendo como las hojas amarillas de un árbol. Los pensamientos van cayendo, y la mente se vacía cada vez más.

Mantente alerta y pronto verás que no existe el ego. No puedes decir: «Yo». Te ha ocurrido algo mayor que tú mismo. Tu pareja y tú, los dos, os habéis disuelto en esa energía más amplia.

Pero esa fusión no debería ser inconsciente; si no, no tiene sentido. Será un hermoso acto sexual, pero no una transformación. Es hermoso, no tiene nada de malo, pero no es la transformación. Y si es inconsciente, seguiréis siempre dando vueltas, querréis tener esa misma experiencia una y otra vez. La experiencia como tal es hermosa, pero llegará a convertirse en una rutina. Y cada vez que la tengáis, surgirá mayor deseo. Cuanto más viváis esa experiencia, más la desearéis, y os meteréis en un círculo vicioso. En lugar de crecer, iréis en círculos.

Caer en esos círculos no es bueno, porque así no nos desarrollamos interiormente. En ese caso, la energía simplemente se desperdicia. Incluso si la experiencia es buena, se desperdicia la energía, porque existen muchas más posibilidades. Y esas posibilidades estaban ahí, solo bastaba moverse un poco. Se podría haber alcanzado lo trascendente con la misma energía. Con la misma energía es posible el éxtasis definitivo, y desperdiciamos esa energía en experiencias momentáneas. Poco a poco, esas experiencias empezarán a aburrirnos, porque repetir lo mismo una y otra vez aburre, sea lo que sea. Cuando desaparece la novedad, aparece el aburrimiento.

Si te mantienes alerta, en primer lugar notarás los cambios en la energía de tu cuerpo; en segundo lugar, que tu mente se libra de pensamientos, y en tercer lugar, que tu corazón se libra del ego.

Hay que observar estas tres cosas, observar cómo se van desarrollando, con sumo cuidado. Y cuando ocurre la tercera, eso significa que la energía sexual se ha convertido en energía meditativa. Significa que ya no estás atrapado en el sexo. Puedes estar acostado con el ser querido, con vuestros cuerpos unidos, pero ya no estás allí: te has trasladado a un nuevo mundo.

Sobre esto habla Siva en el *Vigyan Bhairav Tantra* y en otros libros tántricos.* Habla extensamente sobre este fenómeno: la transmutación, la mutación que se produce, y que se produce cuando se es testigo.

Si seguís el camino de la supresión, podéis convertiros en los llamados seres humanos: falsos, superficiales, huecos, imitaciones, no auténticos, irreales. Si no seguís el camino de la supresión sino el del exceso, seréis como animales —bellos, más bellos que los llamados seres civilizados, pero animales al fin y al cabo—, y no estaréis aler-

---

* Los comentarios de Osho al *Vigyan Bhairav Tantra* están publicados en *The Book of Secrets*, St. Martin's Press.

tas, no seréis conscientes de la posibilidad de crecimiento, del potencial humano.

Si transformáis la energía, os haréis divinos. Y recordad que cuando digo divino, significa las dos cosas. El animal salvaje con la belleza absoluta de ser está ahí. Ese animal salvaje no es rechazado ni negado. Está ahí, con una naturaleza más rica porque está más alerta. De modo que reúne en sí todo lo salvaje y la belleza de lo salvaje, y también todo lo que la civilización ha intentado forzar, pero de una forma espontánea, no forzada. Una vez transformada la energía, la naturaleza y Dios se unen en el hombre: la naturaleza con su belleza, Dios con la armonía absoluta.

En eso consiste el sabio. En el sabio se une la naturaleza con lo divino, lo creado con el Creador, el cuerpo con el alma, lo que está abajo y lo que está arriba, la tierra con el cielo.

Dice Lao Tzu: «Se produce el Tao cuando se unen tierra y cielo. En eso consiste la unión».

Ser testigo es el procedimiento fundamental, pero resulta difícil ser testigo, ser consciente, en el acto sexual si no se intenta ser testigo en otros actos de la vida. De modo que hay que intentarlo continuamente, pues en otro caso nos engañamos a nosotros mismos. Si no podéis ser testigos mientras andáis por la calle, no tratéis de engañaros: no podréis ser testigos mientras hagáis el amor. Si en un proceso tan sencillo como andar por la calle no podéis ser testigos —no tenéis consciencia de lo que hacéis—, ¿cómo seréis testigos mientras hacéis el amor? El proceso es tan profundo que perderéis la consciencia.

Pierdes la consciencia mientras andas por la calle. Inténtalo: incluso durante escasos segundos no recordarás nada. Inténtalo mientras andas por la calle: voy a recordar que estoy andando; estoy andando, estoy andando. Al cabo de unos segundos te habrás olvidado. En tu mente se ha deslizado otra cosa, has seguido otra dirección, te has olvidado por completo. Y de repente recuerdas: lo he olvidado. De modo que si un acto tan insignificante como el de caminar no puede realizarse conscientemente, resultará difícil convertir el acto sexual en meditación consciente.

Inténtalo con cosas sencillas, con actividades sencillas. Inténtalo mientras comes, mientras caminas, mientras escuchas y hablas. Inténtalo en todos los terrenos. Que se convierta en un martilleo constante en tu interior: deja que tu mente y tu cuerpo sepan que estás realizando un esfuerzo por permanecer alerta.

Solo así podrás ser testigo algún día mientras haces el amor, y cuando eso ocurra, significará que has experimentado el éxtasis, que has vislumbrado lo divino por primera vez. A partir de ese momento, el sexo dejará de ser sexo, y tarde o temprano, el sexo desaparecerá. Con su desaparición conocerás el *brahmacharya*, y serás célibe.

Una vez que hayas conocido la dicha que aporta ser testigo en el acto sexual, tu vida se transformará, empezarás a actuar como un dios. ¿Cuáles son las características del comportamiento de un dios? ¿Cómo actúa un dios?

No es dependiente, sino absolutamente independiente. Te ofrece su amor, pero no por necesidad. Te lo otorga porque le sobra, porque tiene demasiado. Sencillamente le quitas un peso de encima si lo aceptas, pero no es una necesidad para él. Y el dios es creador. Siempre que el sexo se convierte en una fuerza transformada, la vida se hace creativa. El sexo es fuerza creativa. En la actualidad se encamina hacia la biología: crea, alumbra nuevos seres. Cuando no hay sexo y la energía se transforma, se encamina hacia un nuevo mundo de creatividad, y entonces se abren múltiples dimensiones de creatividad.

No es que vayáis a empezar a pintar, o a escribir poesía o cualquier otra cosa; no se trata de eso. Puede ocurrir o no, pero hagáis lo que hagáis, será un acto creativo; hagáis lo que hagáis, será artístico.

7

LO MORAL Y LO INMORAL

¿Cuál es el futuro de la moralidad en lo tocante al sexo?

La moralidad, de la clase que sea, no tiene ningún futuro en relación con el sexo. En realidad, la combinación de sexo y moralidad ha emponzoñado el pasado de la moralidad. La moralidad se ha centrado tanto en el sexo que ha perdido todas las demás dimensiones, mucho más importantes. El sexo no debería tener tal dimensión en el pensamiento moral.

La verdad, la sinceridad, la autenticidad, la totalidad: esas deberían ser las preocupaciones de la moralidad. La consciencia, la meditación, la atención vigilante, el amor, la compasión: esas deberían ser las verdaderas cuestiones de la moralidad.

Pero sexo y moralidad se hicieron casi sinónimos en el pasado, y el sexo lo dominó todo, se adueñó de todo. De modo que cuando se dice de alguien que es inmoral, simplemente nos referimos a que pasa algo raro en su vida sexual. Y cuando se dice que una persona tiene una gran moralidad, solo nos referimos a que respeta las reglas de la sexualidad impuestas por la sociedad en la que vive. La moralidad se ha hecho unidimensional, y por eso no existe futuro para ella; se está muriendo. Aún más, ya está muerta. Lleváis a cuestas un cadáver.

El sexo debería ser más divertido, no ese asunto tan serio en que se convirtió en tiempos pasados. Debería ser como un juego: dos personas que juegan con sus respectivas energías corporales. Si ambas son felices, no debería importarle a nadie. No le hacen daño a nadie; sencillamente se regocijan con la energía del otro. Es la danza común de dos energías. La sociedad no debería intervenir en eso. A menos que alguien interfiera en la vida de otro, a menos que se imponga, que fuerce a alguien, que ejerza la violencia, que viole la vida de otra persona, hasta entonces la sociedad no tendría por qué intervenir. En otro caso, no existe problema alguno, nadie debería preocuparse.

En el futuro existirá una visión del sexo completamente distinta. Será diversión, amistad, juego, en lugar del asunto tan serio en que se ha convertido. La visión actual ha destruido la vida de las personas y les ha impuesto unas cargas tan duras como innecesarias. Ha dado lugar a los celos, al deseo de posesión, a la dominación, el acoso, las peleas, los enfrentamientos, la condena, y todo ello sin razón alguna.

La sexualidad es un fenómeno sencillo, biológico. No habría que darle tanta importancia. Su única importancia radica en que la energía puede transformarse, llevarse a planos más elevados, alcanzar mayor espiritualidad. Y la forma de hacerla más espiritual consiste en restarle seriedad.

El doctor Biber estaba perplejo ante el caso de una estudiante a la que le había hecho todo tipo de pruebas sin haber llegado a ninguna conclusión.

—No estoy muy seguro de qué es —acabó por reconocer—. O estás resfriada o embarazada.

—Debo de estar embarazada —replicó la chica—. No conozco a nadie que haya podido contagiarme un resfriado.

Esto es algo del futuro.

Clarice y Sheffield estaban desayunando después de mediodía. Su apartamento de Park Avenue estaba patas arriba, tras una fiesta que había durado toda la noche.

—Cielo, me da un poco de vergüenza —dijo Sheffield—, pero ¿fui yo quien hizo anoche el amor contigo en la biblioteca?

—¿A qué hora más o menos? —preguntó Clarice.

Otra historia del futuro.

No hay que preocuparse por el futuro de la moralidad en cuanto al sexo. Desaparecerá por completo. En el futuro existirá una visión completamente distinta del sexo. Y una vez que el sexo deje de ejercer tal poder sobre la moralidad, la moralidad será libre para ocuparse de otros asuntos, mucho más importantes.

La verdad, la sinceridad, la honradez, la totalidad, la compasión, el servicio, la meditación: estas serán las verdaderas preocupaciones de la moralidad, porque son lo que transforman la vida de las personas.

¿Por qué se oponen todas las religiones al sexo? ¿Y por qué no se opone usted?

Todas las religiones se oponen al sexo porque es la única manera de hundiros, la única manera de haceros sentir culpables, la única manera de reduciros al estado de pecadores.

El sexo es una de las verdades más fundamentales de la vida, tanto que si alguien dice que es algo malo, te crea problemas. No puedes librarte del sexo. A menos que recibas la iluminación, no puedes librarte de él. Y para recibir la iluminación no hace falta librarse de él. Aún más, si profundizas en él, la iluminación llegará más fácilmente, porque la persona que ha profundizado en el amor es capaz de profundizar en la meditación, porque en los momentos más profundos del amor se vislumbra la meditación, durante unos momentos.

Así se ha descubierto la meditación, así se han descubierto el *samadhi* y el *satori*, porque cuando se da una historia de amor intensa, a veces, de repente, desaparece la mente de los amantes. Ni pensamientos, ni tiempo, ni espacio. Os hacéis uno con el todo. Las personas guardan en su memoria esas breves visiones y desean llegar a ellas de una forma más natural, mientras se encuentran a solas, porque depender del otro no es conveniente, y porque además solo dura unos momentos. ¿Cómo lograr esa visión permanentemente, para que permanezca y pase a formar parte de uno mismo?

Las religiones se oponen al sexo porque en el transcurso de los siglos han llegado a comprender que es el sexo lo que más disfruta

el ser humano, y quieren emponzoñar ese goce. Una vez emponzoñado ese goce, cuando a las personas se les mete en la cabeza que el
sexo es malo —pecado—, esas personas nunca serán capaces de disfrutarlo, y si no pueden disfrutarlo, sus energías empezarán a moverse en otras direcciones. Empezarán a tener más ambiciones.

Una persona realmente sexual no es ambiciosa. ¿Por qué? No
ansiará ser primer ministro o presidente de un país. ¿Por qué? La
energía que se transforma en ambición es sexo reprimido. Una persona sexualmente libre no intentará ser nadie. Se sentirá estupenda-
mente tal y como es, con lo que es. ¿Para qué molestarse en acumular dinero? Cuando no puedes amar, acumulas dinero: el dinero es
un sustituto. Jamás se encontrará a una persona que acumule dinero y que al mismo tiempo sea capaz de amar, ni a una persona capaz
de amar que también acumule dinero. Es muy difícil. El dinero es un
sustituto del amor. Si tienes miedo de hacer el amor con una mujer
o con un hombre, harás el amor con los dólares, las rupias, las libras.

¿No os habéis fijado en cómo mira el dinero un avaro cuando se
le presenta? ¿No os habéis fijado en la luz que le brilla en los ojos, en
cómo se le ilumina la cara, como si estuviera mirando a una mujer
guapa o a un hombre guapo? Dadle un billete de cien dólares y ya
veréis cómo lo toca, cómo lo acaricia. Se le hace la boca agua. Es una
historia de amor. Fijaos en cómo abre la hucha y la contempla: como
si estuviera ante Dios. El dinero es su dios, el ser amado.

Y cuando una persona ambiciosa intenta llegar a primer ministro o presidente... La ambición es una desviación de la energía sexual, y la sociedad os desvía. Preguntas: «¿Por qué se oponen al
sexo todas las religiones?». Se oponen al sexo porque es la única forma de haceros desdichados, de que sintáis culpa y miedo. En cuanto uno siente miedo, le pueden manipular. Recordad esta norma
fundamental: haced que una persona sienta miedo si queréis dominarla. Si no siente miedo, ¿cómo y por qué podréis dominarla? Dirá:
«Déjame en paz. ¿Quién eres tú para dominarme?». En primer lugar, hay que asustar a esa persona.

Y hay dos cosas que asustan mucho. Una es la muerte, y por eso
la han explotado las religiones. Que te vas a morir, que te vas a mo-

rir, no paran de decir, y así te hacen temblar, y te preguntas: «¿Qué puedo hacer? ¿Cómo he de comportarme? ¿Cómo he de vivir?». Y entonces te cuentan que existen un infierno y un cielo, la avaricia y el beneficio, el castigo y la recompensa.

De modo que una de esas dos cosas es la muerte. Pero como la muerte aún no ha llegado, puedes retrasarla. Como no supone un gran problema, dices: «Venga, ya veremos cuando me muera. Y no me voy a morir ahora mismo. Voy a vivir cincuenta años, al menos, así que, ¿para qué preocuparse?». Y el hombre no tiene una visión a distancia, no tiene radar. No puede ver lo que ocurrirá dentro de cincuenta años. Sí, si le dices: «Te vas a morir mañana», quizá se asuste, pero ¿dentro de cincuenta años? Dirá: «Bueno, bueno, no hay prisa. Primero voy a dedicarme a mis cosas». Quizá empiece a hacerlas más rápidamente porque pensará: «¿Solo cincuenta años? Pero déjame que haga primero lo que quiera hacer. Comer, beber, pasármelo bien».

Y lo segundo, mucho más creativo, es el sexo. El sexo ya constituye el problema, y después lo constituirá la muerte, en el futuro. El problema del presente es el sexo: ya lo tenemos aquí y ahora. Las religiones contaminan la energía sexual. Empiezan por hacer que sintáis miedo, para que penséis que es algo malo, feo, un pecado, y que os arrastrará al infierno. Quieren dominaros; por eso se oponen al sexo.

Yo no tengo la menor intención de dominaros; estoy aquí para haceros completamente libres. Y solo se necesitan dos cosas para haceros libres. La primera, que el sexo no es un pecado. Es un don de Dios, un regalo. Y la segunda, que no existe la muerte. Existiréis para siempre, porque cuanto es permanece. Nada desaparece. Cambian las formas, los nombres, pero la realidad continúa.

No deseo que os sintáis culpables, que tengáis miedo. Deseo quitaros todos los temores, de modo que viváis de una forma natural, sin dominaciones, que viváis espontáneamente. Y esa espontaneidad os traerá la iluminación. Entonces el sexo desaparecerá, al igual que la muerte.

Ya ha desaparecido para mí, y por eso sé que también desaparecerá para vosotros. Entonces, ¿por qué preocuparse? Y desaparecerá

antes si lo habéis conocido bien. El conocimiento de cualquier cosa
siempre nos hace avanzar, nos lleva más allá. Si no has vivido como hay
que vivir, serás como las demás personas religiosas que no han vivido
como es debido: están llenas de anhelos, de deseos, de sueños, pero se
reprimen y se aferran a sus represiones, sin librarse jamás del sexo.

Os voy a contar una hermosa historia, y me gustaría que medita-
rais sobre ella.

Nos encontramos en una época no muy lejana, en el futuro. Ya
nos hemos destruido, a causa de un holocausto nuclear. Todo el
mundo espera inquieto en una cola, que parece interminable, para
entrar al cielo. Ante las puertas del cielo, Pedro decide quién las
traspasará y quién no.

A cierta distancia de las puertas hay un norteamericano haciendo cola y retorciéndose las manos, angustiado. De repente oye un
murmullo que va retrocediendo desde los primeros hasta llegar a los
últimos de la fila, que estallan en aplausos y gritos en diversas lenguas. Oye gritos como «¡Bravo!» «¡Viva!» «¡Genial!».

—¿Qué pasa? ¿Qué ocurre? —pregunta implorante a quienes
están delante de él en la cola. Por fin, alguien que está más cerca de
las puertas le grita:

—¡Pedro nos acaba de decir que follar no cuenta!

¿Lo entendéis? El sexo no tiene nada que ver con la iluminación. Hacer el amor no tiene nada que ver con la iluminación. Aún
más, puede contribuir, porque os hará más naturales. Siendo naturales, sin fomentar ninguna anormalidad, os sentiréis más próximos
a ella.

Por consiguiente, yo no me opongo al sexo, no me opongo a nada.
Únicamente me opongo a las actitudes antinaturales, pervertidas.

*¿No piensa que existe el riesgo de caer en el exceso si no hay repre-
sión?*

Ese es el temor que surge de los intereses creados, que si no hay
represión solo existe el exceso.

Yo pienso que más vale el exceso que la represión. Por lo menos,
así serás tú mismo, y no te sentirás culpable. Y yo no pienso que una

persona lo suficientemente inteligente como para dejar a un lado la represión no sea lo suficientemente inteligente como para no ver que está cayendo el otro extremo. El individuo sano se encuentra en el término medio.

Entonces, puede ocurrir que, cuando una persona se vea libre de la represión, se entregue a los excesos, pero solo durante una temporada. Al cabo de poco se centrará, porque se dará cuenta de que está volviendo a caer en un pozo. Por eso no siento miedo.

Tenéis ropa. ¿Os ponéis demasiadas chaquetas? ¿Os excedéis porque tenéis la libertad de poneros un montón de chaquetas? Tenéis libertad para dormir. ¿Significa eso que os vayáis a pasar veinticuatro horas durmiendo? Tenéis libertad para comer. ¿Significa eso que vais a comer sin parar?

Vamos a fijarnos en otros terrenos en los que tenemos libertad. ¿Os habéis excedido? Tenéis libertad para ducharos, pero eso no significa que os paséis el día en la ducha. Si así fuera, tendríais que ir a un psiquiatra. De modo que no se trata de represión o de excesos, sino de algo que no funciona bien mentalmente.

Puedo comprender el exceso, en principio. Por ejemplo: los jainistas ayunan diez días al año. Durante esos diez días no piensan sino en la comida. Y yo no los puedo criticar. Es natural. Pasan hambre. No paran de hacer planes para el undécimo día, qué van a comer, cuál es la comida que más les gusta. Y durante dos o tres días después de los diez de ayuno comen demasiado, algo que también es natural. Es como un péndulo: si lo sujetas por un extremo y lo sueltas, no va a pararse en el medio. El impulso lo llevará hasta el otro extremo, pero ese impulso irá decreciendo poco a poco, hasta desaparecer por completo.

El impulso lo ha dado la represión. Si una persona se excede, la responsabilidad recae sobre quienes han enseñado la represión.

De modo que no veo por qué hay que temer el exceso.

¿Qué es la pornografía, y por qué tiene tanto atractivo?

La pornografía es un derivado de la represión religiosa. Todo el mérito es de los sacerdotes. La pornografía no tiene nada que ver con los pornógrafos, pues la crean y la controlan la Iglesia y los religiosos.

En estado primitivo, natural, al hombre no le interesa la pornografía. Cuando las personas van desnudas, el hombre conoce el cuerpo de la mujer y la mujer el cuerpo del hombre, y no tiene sentido vender un ejemplar del *Playboy*. Sería imposible. ¿Quién compraría *Playboy*? ¿Y quién miraría toda esa porquería?

Todo el mérito es de los religiosos. Han ejercido tanta represión que la mente humana ansía ver el cuerpo de la mujer. Pero no tiene nada de malo, es un simple deseo, un deseo humano. Y la mujer quiere ver el cuerpo del hombre. Un simple deseo que no tiene nada de malo.

Imaginaos un mundo en el que los árboles estuvieran cubiertos de ropa. Me han contado que algunas señoras inglesas visten a sus perros y gatos. Imagináoslo: vacas, caballos y perros vestidos. Entonces surgiría una nueva pornografía. Alguien publicaría una fotografía de un árbol desnudo, ¡y habría quien la escondiera en una Biblia para mirarla!

Toda esta estupidez procede de la represión religiosa.

Dejad libre al hombre, permitid que la gente esté desnuda. No digo que tengan que estar siempre desnudos, sino que debe aceptarse la desnudez. Debería aceptarse la desnudez en la playa, en la piscina, en casa. Los niños deberían bañarse con la madre, con el padre. No hay necesidad de que el padre cierre la puerta del cuarto de baño cuando entra en él. Los niños pueden entrar, charlar, y salir. Entonces desaparecería la pornografía.

Todo niño se pregunta: «¿Cómo es mi padre?». Todo niño se pregunta: «¿Cómo es mi madre?». Y es sencillamente inteligencia, curiosidad. Pero el niño no puede saber cómo es su madre, ni cómo es su padre. Así creáis la enfermedad en la mente del niño. Sois vosotros los enfermos, y la enfermedad se reflejará en la mente del niño.

No digo que vayáis desnudos a la fábrica o la oficina. Si hace calor, bien, pero no hay necesidad de desnudarse, no debe convertirse en una obsesión. Sin embargo, la obsesión por ocultar el cuerpo es algo muy feo.

Y otra cosa: los cuerpos se han hecho feos por la ropa, porque cuando vamos vestidos no nos importa el cuerpo. Solo nos preocupamos por la cara. Si tienes una barriga cada día más grande, ¿a quién le importa? Puedes esconderla. El cuerpo se ha hecho feo porque no está a la vista; si no, pensaríamos un poco y diríamos: estoy engordando. Si cien personas se quedaran desnudas, todas sentirían vergüenza, se encogerían e intentarían esconderse. Algo anda mal. ¿Por qué? Solo se ocupan de la cara; cuidan la cara, pero se despreocupan del cuerpo.

Eso es malo, no es bueno, y no favorece en nada al cuerpo.

Cualquier país en el que se concede a la gente un poco de libertad para ir desnuda se embellece: las personas tienen cuerpos más hermosos. No hay que extrañarse de que las mujeres norteamericanas sean cada día más guapas y tengan cuerpos más bonitos. Las mujeres indias tendrán que esperar aún mucho: pueden ocultar sus cuerpos feos con los saris. El sari supone una gran ayuda.

La desnudez debería ser algo natural, tan natural como los animales, los árboles, como todo lo que está desnudo. Entonces desaparecería la pornografía.

La pornografía existe como una especie de masturbación mental. No se permite amar a las mujeres, no se permite amar a los hombres, no se permite establecer el mayor número posible de relaciones; la mente entra en ebullición e inicia una especie de masturbación interior. La pornografía contribuye a ello: ofrece visiones de mujeres y hombres bellos con los que soñar. Excita.

Tu esposa real no te excita. Con tu esposa te apagas de repente. Hay hombres que, mientras hacen el amor con su esposa, están pensando en otra, imaginándose una fotografía de *Playboy*. Solo pueden hacer el amor con su mujer cuando fantasean con otra. Entonces sí se excitan. No están haciendo el amor con su mujer, ni la mujer está haciendo el amor con ellos. Ella quizá esté pensando en un actor, un héroe, en otro hombre. ¡Hay cuatro personas en la cama! Desde luego, demasiada gente, y no se establece contacto con la persona real, porque se interponen las imaginarias.

Deberíais saber que la masturbación —física o mental— es una perversión. No existe en la naturaleza. En la naturaleza no existe, pero sí en los zoológicos. Los animales se masturban en los zoológicos. Ocurre siempre que se da una situación antinatural. En el ejército, las energías reprimidas de los soldados les vuelven locos; piensan que enloquecerán si no tienen una válvula de escape. En los hostales para los jóvenes, donde no se permite la entrada de personas del otro sexo, es natural que se disfrute con la pornografía, porque contribuye a la masturbación.

Pero no se ha hablado clara y directamente sobre estas cosas. Muchos se sentirán ofendidos: ¿por qué hablo yo de estos asuntos? Estoy aquí para aclararos las cosas, de modo que seáis cada día más naturales. La atracción por la pornografía simplemente expresa que la mente se encuentra en un estado anormal. Está muy bien interesarse por una mujer hermosa, no tiene nada de malo, pero tener fotografías de una mujer desnuda y excitarse con ellas es una completa estupidez. Eso es lo que hace la gente con la pornografía.

Me han contado un chiste estupendo. Escuchad con atención; no os lo perdáis.

Un hombre sospechaba de su mujer y contrató a un detective privado para averiguar si tenía un amante. El detective, un inmigrante chino, fue a ver al hombre al cabo de solo dos días. Tenía la nariz y un brazo rotos y la cabeza vendada.

—¿Qué ha pasado? —preguntó ansioso el hombre—. ¿Alguna prueba?

—Sí —contestó el detective—. Me escondo junto a su casa cuando sale usted por la mañana. Al cabo de una hora llega un hombre y abre la puerta con una llave. Me subo a un árbol para ver el dormitorio, y allí están, él abrazándola y ella besándole. Él juega con ella y ella juega con él. Yo juego conmigo y me caigo del árbol.

En eso consiste la pornografía.

Cuidado con todas las perversiones. Amar es bueno; soñar con el amor es algo muy feo. ¿Por qué? Cuando se tiene acceso a lo real, ¿por qué decidirse por lo irreal? ¡Si ni siquiera lo real llega a satisfacer! En última instancia, incluso lo real es ilusorio, de modo que, ¿qué decir de lo ilusorio?

Permitidme que lo repita: si incluso lo real resulta irreal un día, ¿qué decir de lo irreal?

Adentraos en el amor real y algún día estaréis tan atentos que incluso el supuesto amor real desaparecerá. Y cuando una persona traspasa por completo la sexualidad... No es que os quiera decir que traspaséis la sexualidad: no lo quiera Dios. A lo que me refiero cuando digo «traspasar» es que entonces la persona ha profundizado en el sexo, en el amor, y ha descubierto que no hay nada, y ese descubrimiento la eleva. Empieza a flotar sobre la tierra, le salen alas. Esta transcendencia es el *brahmacharya*, el celibato. No tiene nada que ver con el esfuerzo; no tiene nada que ver con la represión.

Una persona reprimida nunca podrá llegar al *brahmacharya*; se hará adicto a la pornografía. Y hay mil y una maneras de ser adicto a la pornografía. En las antiguas escrituras indias aparecen descripciones de grandes sabios que meditan mientras intentan seducirlos unas mujeres hermosas, bailando ante ellos, desnudas. Y se cuenta que las envía el Dios que está en los cielos para corromperlos porque el Dios del cielo teme que si alcanzan la iluminación compitan con él. El Dios de los cielos les tiene miedo, y por eso, cuanto más se aproximan, cuanto más se acercan a la iluminación, más mujeres hermosas envía para que les seduzcan.

Pero no hay tal Dios, ni hermosas mujeres que lleguen del cielo; eso es pornografía mental. Esos *rishis*, los llamados videntes, han reprimido tanto la sexualidad que en el último momento, cuando realmente se están aproximando a su centro más recóndito, estalla la sexualidad reprimida. Y en esa explosión sus propias imágenes se transforman en un panorama mental lleno de colorido, que parece tan real que incluso ellos se dejan engañar y piensan que las mujeres son reales.

Encerraos en una cueva durante tres meses y obligaos a observar el celibato. Al cabo de tres meses seréis grandes videntes, ¡y empezaréis a ver cosas! En eso consiste un gran vidente. Empezaréis a ver hermosas mujeres caídas del cielo que bailan a vuestro alrededor para seduciros. Son simplemente vuestras imágenes mentales.

Cuando se nos priva de la realidad, los sueños empiezan a parecer realidad. Son lo que llamamos alucinaciones.

Como en aquellos tiempos no podía adquirirse la revista *Playboy*, los *rishimunis* dependían de sus propios recursos. Ahora se puede encontrar cierto apoyo externo.

Pero cuidado: incluso lo real resulta irreal, de modo que no os adentréis en el terreno de lo irreal. Id por lo real, dejad que sea una gran experiencia. No me opongo a ello, todo lo contrario, porque solo adentrándose en ello un buen día se produce el *brahmacharya*: un buen día, saldréis de ahí, sin más.

No es que vaya a desaparecer el amor. Es más, el amor aparecerá por primera vez, pero será de una clase completamente distinta. Buda lo llama compasión, un amor sereno, sin fuego. Vuestro ser se convertirá en una bendición. Con vuestra sola presencia la gente notará vuestro amor, que se derramará sobre ellos. Con vuestra presencia, la gente empezará a adentrarse en lo desconocido.

Sí, en vosotros surgirá una gran compasión. Es la misma energía sexual, liberada de los objetos sexuales, sin represión. Liberada. No reprimida a la fuerza, sino razonablemente liberada. Esa misma energía sexual se transforma en amor, en compasión.

¿En qué clase de sociedad se pueden desarrollar individuos cuya mente subconsciente se convierte en un medio del que se puede prescindir?

Ese es un problema complejo, multidimensional, pero se pueden comprender algunos puntos fundamentales. Uno: una sociedad buena solo será factible si no se enseña a los niños el antagonismo, la dicotomía, entre el cuerpo y la consciencia. No se les debe enseñar eso. No se les debe decir: «Existes en el cuerpo», ni tampoco: «Posees el cuerpo». Hay que decirles: «Eres el cuerpo». Y cuando digo que hay que decirles «eres el cuerpo», no se trata de un concepto materialista. En realidad, un ser espiritual únicamente puede nacer a partir de ahí. No se debe destruir la unidad.

El niño nace como unidad, pero lo dividimos en dos. La primera separación se produce entre el cuerpo y la consciencia, y así plantamos las semillas de la esquizofrenia. No recobrará fácilmente la unidad perdida. Cuanto mayor se haga, mayor será la distancia, y una persona distanciada de su cuerpo y de sí misma no es normal. Cuanto mayor sea la distancia, más loca estará, porque hablar de mente y cuerpo es una falacia lingüística. Somos psicosomáticos, cuerpo y mente a la vez. No nos podemos escindir. No hay dos ondas, sino una.

De modo que lo que tiene que hacer en primer lugar una buena sociedad es no crear mentes esquizofrénicas, divididas, porque la primera división se produce entre el cuerpo y la mente, y le siguen otras. Entonces se inicia el camino de las divisiones: la mente volverá a dividirse y lo mismo ocurrirá con el cuerpo.

Es algo extraño. Me pregunto si os sentís divididos entre consciencia y cuerpo. Entonces, el cuerpo está dividido entre la parte superior y la inferior, y la inferior es «mala» y la superior «buena». ¿Dónde comienza la superior y dónde la inferior? Nunca nos encontramos a gusto con la parte inferior de nuestro cuerpo, nunca. Por eso hay tanta tontería con la ropa. No podemos estar desnudos. ¿Por qué? Porque en el momento en que nos quedamos desnudos el cuerpo se hace uno. Tenemos dos clases de ropa: una para la parte inferior del cuerpo y otra para la superior. Esta división de la ropa está relacionada fundamentalmente con la división del cuerpo. Si estás de pie, desnudo, ¿cuál es la parte superior y cuál la inferior? ¿Y cómo dividirlas? ¡Eres solo uno!

De modo que quienes dividen a la persona no están dispuestos a que el ser humano se sienta a gusto con su desnudez. Y eso es solo el comienzo, porque en el interior hay más desnudez. Si no estás dispuesto a quedarte desnudo y ser sincero con tu cuerpo, no podrás ser sincero en otros niveles más profundos. ¿Cómo? Si ni siquiera puedes enfrentarte a la desnudez de tu cuerpo, ¿cómo vas a enfrentarte a tu consciencia desnuda?

La ropa no es solamente ropa. Tiene su filosofía, una filosofía demente. El cuerpo se divide, y también se divide la mente. De ahí surge lo consciente, lo inconsciente, lo subconsciente, y se multiplican las divisiones. En principio, el niño nace como unidad, y al morir, ese niño es una multitud, una auténtica multitud. ¡Un verdadero manicomio! Se le ha dividido en todos los sentidos, y entre las divisiones se produce una lucha continua, un conflicto constante, y se desperdicia la energía. Y en realidad no morimos. Nos matamos. Todos nos suicidamos, porque ese desperdicio de energía es un suicidio. De modo que raramente muere una persona de forma natural. Todos nos matamos, nos envenenamos. Existen diferentes métodos, diferentes trucos para suicidarse, pero en el principio se encuentra la división.

Por eso una sociedad buena, moral, verdaderamente religiosa, no consentirá que sus niños sufran la división. Pero ¿cómo creamos esa división? ¿Cómo la iniciamos? ¿Cuándo aparece la división?

Los psicólogos saben muy bien que la división comienza en el momento en que el niño se toca los genitales, los órganos sexuales. En el momento en el que el niño se toca los órganos sexuales, la sociedad entera se da cuenta de que va a pasar algo malo. Los padres, los hermanos, toda la familia comprende que va a pasar algo. Todos dirán, con los ojos, con gestos, con las manos: «¡No! ¡No te toques!».

El niño no puede entenderlo. Él es una unidad. No comprende por qué no puede tocar su propio cuerpo. ¿Qué pasa? No sabe que el hombre nace en pecado. No conoce la Biblia, ni ninguna religión, ni a maestros de moralidad, no conoce a ningún *mahatma*. No entiende por qué debe evitarse una parte del cuerpo.

El problema se acentúa porque los órganos sexuales son la parte más sensible del cuerpo, y la más placentera. Acariciarlos supone el primer placer para el niño, la primera experiencia de su propio cuerpo, de que el cuerpo puede proporcionar placer, que es agradable, que el cuerpo tiene su valor. Los psicólogos aseguran que incluso un bebé de tres meses puede tener orgasmos, de lo más intensos. Puede llegar al orgasmo acariciándose los órganos sexuales, y su cuerpo entero vibra. Es la primera experiencia de su cuerpo, pero queda estigmatizada porque los padres no la consienten. ¿Por qué? Porque a ellos no se lo consintieron. No existe otra razón: solo porque a ellos no se lo consintieron.

Con eso empieza a dividirse el cuerpo, y mente y cuerpo se dividen. El niño se asusta, siente miedo, y surge la culpabilidad. Seguirá acariciándose, pero tendrá que ocultarlo. De modo que hemos convertido en delincuente a un niño pequeño. Seguirá haciéndolo porque es natural, pero con miedo por si alguien está mirando, con el miedo de que su madre esté presente. Si no hay nadie se acariciará, pero no le proporcionará el mismo placer que podría haberle proporcionado, porque existe la culpabilidad. Tiene miedo, está asustado.

Ese temor continúa durante toda la vida. Nadie se siente a gusto con su experiencia sexual. El miedo sigue ahí. Una persona hará muchas veces el acto sexual, pero nunca experimentará la satisfacción y el éxtasis profundo. No lo experimentará nunca. Es imposible. Hemos emponzoñado las raíces mismas, y se sentirá culpable.

Nos sentimos culpables por el sexo: somos «pecadores» a causa del sexo. Se nos ha impuesto la división, la división fundamental según la cual hay que elegir en el cuerpo: unas partes son «buenas» y otras «malas». ¡Qué estupidez! O todo el cuerpo es bueno o todo el cuerpo es malo, porque en él nada funciona por separado. Por todo el cuerpo circula la misma sangre, y funciona el mismo sistema nervioso. En el interior todo es uno, pero al niño se le ha impuesto una división. Y algo más: se ha emponzoñado su primer goce. Ya no volverá a sentir gozo.

Muchas personas acuden a mí a diario, y sé que el problema fundamental que tienen no es la meditación, ni la religión; sé que su problema fundamental es el sexo. Y me siento impotente para ayudarlas, porque si de verdad quiero ayudarlas, no volverán a acudir a mí. Se asustarán de mí porque les asusta el sexo. ¡No se puede hablar sobre el sexo! Se puede hablar de Dios, de cualquier otra cosa, pero no del sexo. ¡Y el problema que ellos tienen no es precisamente Dios! Si el problema estribara en Dios, se les podría ayudar fácilmente, pero el problema no es Dios. Su problema fundamental sigue siendo el sexo, y no pueden disfrutar de nada porque no pueden disfrutar del primer don que les ha otorgado la naturaleza, la existencia. No poseen el primer don de la dicha y, por tanto, no pueden disfrutar.

He observado muchas veces que una persona que no puede disfrutar del sexo tampoco puede profundizar en la meditación, porque se asusta ante la felicidad. Esa relación se hace más profunda, y entonces se establece una barrera. La persona también dividirá la mente, porque no puede aceptar en su mente la parte sexual. El sexo es cuerpo y mente. ¡Todo se compone de esas dos cosas! En nosotros, todo son esas dos cosas. No lo olvidéis. El sexo es tanto cuerpo como mente, pero se ha suprimido la parte mental del sexo. Esa parte suprimida se transformará en lo inconsciente. Las fuerzas, los pensamientos, los sermones moralistas que la suprimirán, se transformarán en lo subconsciente. Quedará una parte muy pequeña de la mente consciente en vuestras manos. Solamente es de utilidad para la rutina cotidiana, pero para nada más. Al menos, no resulta útil para vivir profundamente. Se puede existir; nada más. Se puede vegetar, ganar dinero, construir una casa, ganarse la vida, pero no conocer la vida, porque se sacrifican nueve de cada diez partes de la mente. No podréis ser completos, y solo la persona completa es santa. A menos que seáis completos, no seréis santos.

De modo que, en primer lugar, lo más elemental para crear una nueva sociedad, una sociedad mejor, una sociedad realmente religiosa, consiste en no promover la división. Ese es el mayor pecado, promover la división. Hay que dejar que el niño crezca como una unidad, que crezca como un todo, en paz con todo lo que existe en su interior, pues así podrá trascenderlo todo. Podrá trascender el sexo, la naturaleza instintiva, pero como una unidad, no como una división. En eso radica la cuestión: que sea capaz de trascender porque es tan entero, tiene tanto poder y una unidad tan indivisible que puede trascenderlo todo.

Así, podrá desembarazarse de cualquier cosa malsana. Podrá librarse de cualquier obsesión. Es fuerte, es uno. Su gran energía no está dividida: ¡el niño puede cambiarlo todo! Pero el niño dividido no puede hacer nada. En un niño dividido, la mente consciente constituye una parte mínima, y la mayor parte la ocupa la inconsciente. Un niño dividido lucha durante toda su vida entre una fuerza mayor y otra menor. Sufrirá continuas derrotas, y se sentirá frustrado. Dirá: «Este mundo es espantoso».

Este mundo no es espantoso: ¡no lo olvidéis! Como estáis divididos, convertís este mundo en algo espantoso. Os amargáis porque lucháis contra vosotros mismos.

De modo que, en primer lugar, no creéis divisiones. Dejad que el niño crezca como una unidad. Y en segundo lugar, dejad que el niño se eduque más para la flexibilidad que para unas actitudes fijadas de antemano. ¿Qué quiero decir con flexibilidad? Que no lo eduquéis en compartimientos estancos, que nunca le digáis esto es malo y eso es bueno, porque la vida fluctúa, y lo que es malo en una situación puede ser bueno en otra.

Hay que educar al niño para que esté más atento, para que averigüe en qué consisten las cosas. ¡Jamás pongáis etiquetas a nadie! No digáis que un musulmán es malo por ser musulmán, ni que un hindú es bueno por ser hindú. No digáis cosas así, porque lo bueno y lo malo no son cosas fijas. No adoptéis actitudes fijas. Enseñad al niño a estar más atento, a averiguar quién es bueno y quién malo. Pero esto es difícil, y resulta fácil poner etiquetas. Vivimos a base de etiquetas y de categorías. Dividimos a la gente en categorías: «Vale, esa persona es hindú. Es buena o es mala. Es musulmana, y es buena o es mala». Todo se decide sin mirar al individuo. Lo que decide es la etiqueta. No se deben imponer actitudes fijas, sino promover la flexibilidad. No hay que decir esto es bueno y lo otro malo, sino que constantemente hay que averiguar qué es bueno y qué es malo, educar la mente para que averigüe, para que indague.

Esta flexibilidad en cuanto a las actitudes tiene múltiples dimensiones. No se debe inculcar al niño actitudes unívocas. No se le debe decir: «Quiéreme porque soy tu madre». Eso podría provocar una incapacidad en el niño, que no pueda querer a nadie más. Entonces, lo que ocurre es que los niños crecidos —así los llamo yo, niños crecidos— continúan con la fijación, no pueden amar a su mujer porque en el fondo solo quieren a su madre. Pero la esposa no es la madre y la madre no puede ser la esposa, y entonces se da la fijación con la madre, continúa la fijación. Entonces seguís esperando

cosas de vuestra esposa como si fuera vuestra madre, no conscientemente. Pero si vuestra mujer no actúa como madre, no os sentís a
gusto, y el problema se complica aún más. Si empieza a actuar como
madre, tampoco os sentís a gusto, porque en teoría debería actuar
como esposa.

Una madre nunca debería decir: «Quiéreme porque soy tu madre». Tiene que ayudar a su hijo a que ame a más personas. Cuanto
más «polígamo» sea el niño, más rica será su vida. Nunca padecerá
esa fijación. Siempre será capaz de amar, vaya a donde vaya. Será capaz de amar a cualquier persona con la que se relacione. No le digáis
que hay que querer a la madre, a una hermana o un hermano. No
le digáis: «Es un desconocido, y no tienes por qué quererle. No es
de nuestra familia, ni de nuestra religión, ni de nuestro país, o sea
que no le quieras». Así le paralizaréis. Decidle: «Amar es gozar. Sigue amando. Cuanto más ames, más crecerás». Cuanto más ama una
persona, más se enriquece.

Todos somos pobres. Y lo somos porque no podemos amar. Es
un hecho que si amas a más personas, eres capaz de amar a cualquiera. Si solo amas a una persona, al final no serás capaz ni de amar
a esa sola persona, porque tu capacidad de amar se habrá reducido
tanto que se congelará. Es como si le pidiéramos a un árbol que se
cortase las raíces y dejara solo una. Si le dices al árbol: «Que solo
quede una raíz para tu amor. Que sea tu único amor, para que lo ob-
tengas todo de esta raíz», el árbol morirá.

Hemos creado una mente monógama, no amorosa. Por eso hay
tantas guerras, tanta crueldad y violencia, en nombre de tantas cosas: la religión, la política, la ideología. Cualquier estupidez sirve
siempre que se encuentre un objetivo para la violencia. Y entonces,
hay que ver cómo se pone la gente: les brillan los ojos cuando hay
una guerra, cuando todo el mundo se libera del tabú de matar. Entonces se puede matar a cualquiera, y se siente más alegría matando
que amando.

No hay más que ir a un lugar en el que se esté matando a diestro
y siniestro para ver la alegría. Y cuando no hay matanzas, hay que
ver la desgana, los ojos sin brillo de la gente. Nadie se siente a gusto;

la vida carece de sentido. Cread una situación en la que alguien mate a alguien, y todo el mundo revivirá. ¿Por qué? Se ha atrofiado nuestra capacidad de amar. Un niño es capaz de amar a cualquiera. El niño nace para amar al mundo entero, nace para amarlo todo, para amar el universo entero, con tal capacidad que, si se la limita, el niño empieza a morir desde ese mismo momento.

Pero ¿por qué tal monopolio? ¿Por qué una actitud tan posesiva? Es un círculo vicioso. La madre no se siente satisfecha. No ha amado, no ha sido amada, y por eso tiene una actitud posesiva con el hijo. Al menos, que el amor del hijo se centre por completo en ella. Ese amor no puede dirigirse hacia otro lado. La madre tiene que arrancar todas las raíces para que el hijo sea solamente suyo. Eso se llama violencia, no amor. Y los psicólogos dicen que los primeros siete años de vida son fundamentales. Una vez que se ha hecho algo, es prácticamente imposible deshacerlo, porque ha pasado a ser la estructura básica, los cimientos del niño. Hará todo cuanto esté basado en esa estructura, porque se habrá convertido en la base de su vida. Por tanto: permitid que la gente no sea posesiva, que ame más, sin condiciones, sin reparos.

Esto no significa que porque se pueda amar a alguien tengas que amarlo necesariamente. En lo que consiste es en que tú quieras amar. El amor es en sí mismo hermoso y muy satisfactorio. De modo que amad, sintáis lo que sintáis, donquiera que os sintáis, amad. Esa amplitud del amor os hará conscientes de una vida más amplia, y esa vida más amplia lleva a lo divino.

El amor constituye los cimientos de la oración. A menos que hayáis amado en abundancia, ¿cómo podéis rezar? ¿Cómo podéis sentiros agradecidos? ¿Por qué vais a sentiros agradecidos? ¿Qué motivo existe para que os sintáis agradecidos? Si no habéis amado, ¿qué tenéis que agradecerle a Dios? La vida es el comienzo, y el amor la cumbre. Y si habéis amado, de repente os daréis cuenta de que el universo está lleno de amor. Si no habéis amado, todo será odio, envidia. Pero hasta ahora, hemos hecho hincapié en que debemos recibir amor; por eso, todos se sienten frustrados cuando no lo reciben, pero nadie se siente frustrado cuando no lo da. Tendríamos que hacer hincapié en dar amor, no en recibirlo. Todo el mundo intenta robar un poco de amor. No puede robarse. Puedes darlo, simplemente, y seguir dándolo. Y la vida no mostrará indiferencia. Si das, la vida lo devuelve, multiplicado por mil. Pero no hay que preocuparse por la devolución, sino seguir dando.

De modo que habría que formar al niño más en el amor y menos en las matemáticas, la geografía o la historia. Habría que enseñarle más el amor, porque la geografía no será la cima de su vida, ni será la cima de su vida el conocimiento de las matemáticas, la historia o la tecnología. Nada puede compararse con el amor. El amor será la cima. Y si pierdes de vista el amor y tienes todo lo demás, serás un simple vacío, un yermo, y sentirás angustia.

En segundo lugar, quiero decir que el amor debería estar profundamente arraigado. No se debe ahorrar ningún esfuerzo para que el niño llegue a amar más. Pero nuestra estructura no se lo permitirá, porque tenemos miedo. Si una persona ama cada día más, ¿qué ocurrirá con el matrimonio? ¿Qué ocurrirá con esto y lo otro? Nos preocupa. En realidad, nunca pensamos en lo que le ocurre al matrimonio. ¿Qué es el matrimonio en la actualidad, o qué ha sido siempre? Solo dolor y sufrimiento, un largo sufrimiento con sonrisas fingidas. Se ha demostrado que es un suplicio, algo cómodo en el mejor de los casos.

Con esto no quiero decir que si podéis amar a más personas no os decidáis por el matrimonio. Tal y como yo lo entiendo, una persona que puede amar más no irá al matrimonio solo por amor, sino por cuestiones más profundas. Comprended lo que digo, por favor: si una persona ama a muchas personas, no existe razón alguna para que se case con alguien solamente por amor, no existe ninguna razón porque puede amar a muchas personas sin casarse. Hemos obligado a todo el mundo a casarse por amor. Como no podemos amar fuera del matrimonio, hemos unido a la fuerza amor y matrimonio, sin ninguna necesidad. El matrimonio se reserva para cosas más profundas: la intimidad, la comunión, para hacer algo que no se puede hacer a solas, que puede hacerse juntos, que requiere la unión, una profunda unión. Debido a esta sociedad, tan necesitada de amor, caemos en el matrimonio por el amor romántico.

El sexo nunca puede constituir una base real para el matrimonio porque el sexo es juego, diversión. Si te casas con alguien por el sexo, te sentirás frustrado, porque la diversión desaparece pronto, la novedad se esfuma y llega el aburrimiento. El matrimonio es para la amistad profunda, para la intimidad profunda. Algo tiene que ver el amor, pero no lo es todo. De modo que el matrimonio es algo espiritual. ¡Espiritual! Hay muchas cosas que no podemos desarrollar solos. Incluso tu propio crecimiento necesita de alguien que responda, de alguien que mantenga tal intimidad contigo que puedas abrirte completamente a esa persona.

El matrimonio no tiene nada que ver con el sexo. Y nos hemos empeñado en darle un carácter sexual. Puede que exista el sexo, o puede que no. El matrimonio supone una profunda comunión espiritual, y si se da ese matrimonio, traemos al mundo almas muy diferentes. Cuando de esa intimidad nace un niño, puede tener una base espiritual. Pero nuestros matrimonios surgen simplemente de un compromiso sexual. Y, como es lógico, ¿qué puede nacer de ese compromiso? O nuestros matrimonios son un compromiso sexual o responden a un amor romántico y pasajero.

En realidad, el amor romántico es algo enfermizo. Como no puedes amar a muchas personas, vas acumulando la capacidad de amar, que de repente se desborda. Entonces, siempre que encuentras a alguien y la oportunidad de estar con esa persona, se proyecta ese amor desbordado, de modo que una mujer normal y corriente se convierte en un auténtico ángel, y un hombre normal y corriente en un dios. Pero cuando el desbordamiento vuelve a su cauce y vuelves a ser normal, ves que has sido engañado. Él es un hombre normal y corriente, o ella una mujer normal y corriente.

Esta locura romántica surge de nuestra formación monógama. Si a una persona se le permite amar, jamás acumulará una tensión que pueda proyectar. Por eso, el amor romántico solo es posible en una sociedad muy enferma. En una sociedad realmente sana no se dará el amor romántico. Amor sí, pero no romanticismo. Y si no se da el romanticismo, el matrimonio cristalizará en un nivel más profundo y nunca resultará frustrante. Y si el matrimonio no es solo por amor sino por una unidad más íntima —por una relación «tú-yo» en la que ambos crezcamos no como «yoes» sino como «nosotros»—, se convertirá realmente en un aprendizaje para la ausencia de ego. Pero no sabemos nada sobre esa clase de matrimonio. Lo único que conocemos es la fealdad, rostros vivaces y todo muerto por dentro.

Y, por último, hay que formar al niño positiva, no negativamente. Hay que poner el acento en lo positivo, y solo así podrá crecer el niño y llegar a ser un individuo. ¿A qué me refiero con «poner el acento en lo positivo»? Siempre hacemos hincapié en lo negativo. Por ejemplo, digo: «Puedo amar a alguien, pero no a todos». Eso es una educación negativa. Por el contrario, debería decir: «Puedo amar a todos, pero no a esta persona». La capacidad de amar debe llegar a muchos. Naturalmente, hay individuos a los que no podéis amar, y no debéis obligaros a hacerlo. Pero ahora se hace hincapié en lo siguiente: «Solo puedo amar a una persona». Romeo dice: «Solo amo a Julieta. No puedo amar a nadie más». Eso es negativo, porque se reniega del resto del mundo.

Una actitud positiva sería la siguiente: «No puedo amar positivamente a esta persona, pero puedo amar al mundo entero». Pensad siempre en lo positivo, en todos los terrenos. Si tienes una actitud negativa, estarás rodeado por tu propia negatividad, verás negaciones por todas partes: «Esta persona no es buena porque miente». Pero incluso si miente, esa persona es algo más que mentiras. ¿Por qué no ver la parte más grande? ¿Por qué tener en cuenta exclusivamente las mentiras? Y decimos: «Ese hombre es un ladrón». Pero incluso si un hombre es un ladrón, es algo más que eso. Incluso un ladrón puede tener cualidades positivas, y seguro que las tiene, porque sin cualidades positivas no se puede llegar ni a ladrón. Entonces, ¿por qué no ocuparse más de sus cualidades positivas?

Un ladrón es valiente; entonces, ¿por qué no pensar en su valentía, por qué no apreciarla? Incluso un mentiroso es inteligente, porque no se pueden decir mentiras si no se es inteligente. Las mentiras requieren una profunda inteligencia. Se puede ser tonto y decir la verdad, pero para mentir se necesita inteligencia y una consciencia más amplia, porque si se dice una mentira habrá que decir cien, y recordarlas todas. Entonces, ¿por qué no pensar en las cualidades positivas? ¿Por qué resaltar las negativas?

Pero nuestra sociedad ha creado mentes negativas, y encontramos lo negativo en todo el mundo. Tiene que haberlo, porque la vida no puede existir solamente con lo positivo. Se necesita lo negativo: proporciona equilibrio. De modo que existe lo negativo, y si educáis a vuestros hijos únicamente en lo negativo, pasarán toda su vida en un universo negativo. Todo el mundo será malo, y cuando todo el mundo es malo empiezas a sentirte egoísta, a pensar que solo tú eres bueno.

De modo que educamos a nuestros hijos para que encuentren defectos a todo, y entonces empiezan a ser «buenos». Los obligamos a ser buenos, y entonces tienen la sensación de que todos los demás son malos. Pero ¿cómo se puede ser bueno en un mundo malo? Imposible. Solo se puede ser bueno en un mundo bueno. Solo puede surgir una buena sociedad en un mundo bueno. Una sociedad buena solo puede darse con una mente positiva. Por eso hay que poner de manifiesto lo positivo de la mente. Incluso si hay algo negativo, siempre hay que intentar resaltar lo positivo. Así debe ser. Y si un niño es capaz de ver lo positivo incluso en lo negativo, significará que le habéis dado algo. Se sentirá contento. Si le habéis transmitido una mente negativa y es capaz de encontrar lo negativo en todo lo positivo, le habréis creado el infierno. Su vida será un infierno.

El cielo consiste en vivir en un mundo positivo; el infierno, en vivir en un mundo negativo. Esta tierra nuestra se ha convertido en un infierno por culpa de las mentes negativas. Una mujer no puede decirle a su hijo: «Esa mujer es guapa». ¿Cómo va a decirlo, si solamente ella es guapa, y nadie más que ella? Un hombre no puede decirle a su mujer: «¡Mira qué mujer tan guapa pasa por ahí!». ¡No puede decirlo! Bueno, sí lo dice, pero para sus adentros. Y si su esposa está con él, le dará miedo decirlo incluso para sus adentros. Un hombre que va con su mujer por la calle tiene miedo de mirar. No puede mirar. Por eso nunca está dispuesto a dar un paseo. ¿Por qué? Si alguien es guapo, ¿por qué no decirlo?

Una mujer no soporta que su hijo le cuente que hay otra mujer guapa. Intentará convencerle de que solo ella es maravillosa y el resto del mundo feo. Y al final, el niño descubrirá que su madre es la más fea, porque, ¿cómo puede haber belleza en un mundo feo? El padre se empeña en enseñarle, el profesor se empeña en decirle: «Solamente yo estoy en posesión de la verdad».

En el zen, los maestros envían a sus discípulos a los maestros que se oponen a ellos. Un discípulo se quedará con un maestro un año, y cuando esté preparado, el maestro le dirá: «Ahora debes ir con mi adversario, porque yo te he dicho algunas cosas, y él puede decirte el resto, la otra parte. Debes ir con él».

Este maestro siempre será recordado como maestro; nunca le faltarás al respeto. ¿Cómo faltarle al respeto? Te remite a su adversario para que encuentres la otra parte: «Yo he dicho algunas cosas, pero no todo». Y nadie puede decir la totalidad: la totalidad es enorme.

De modo que, creando una actitud positiva, podrá surgir un mundo mejor. Pero estas son nociones muy rudimentarias. Se trata de un asunto muy complejo, y tenemos que discutirlo más ampliamente.

Tras haber comido el fruto del Árbol de la Ciencia del Bien y el Mal, Adán y Eva se dieron cuenta por primera vez de su desnudez y sintieron vergüenza. ¿Cuál es el significado profundo que se esconde tras este sentimiento? Y, en segundo lugar, se dice que el fruto prohibido del Árbol de la Ciencia del Bien y el Mal es la ciencia del sexo. ¿Qué opina sobre esto?

La naturaleza es en sí misma inocente, pero en el momento en el que el hombre toma conciencia de ella surgen muchos problemas, y se empieza a interpretar lo que es natural e inocente. Y cuando se interpreta ya no es ni inocente ni natural. La naturaleza es en sí misma inocente, pero cuando los seres humanos empiezan a tomar conciencia de ella y a interpretarla, la propia interpretación da lugar a múltiples conceptos de culpa, pecado, moralidad e inmoralidad.

Según la historia de Adán y Eva, cuando comieron el fruto del Árbol de la Ciencia del Bien y el Mal se dieron cuenta de su desnudez y se avergonzaron. Estaban desnudos, pero nunca se habían dado cuenta. El hecho de darse cuenta de algo crea un vacío. En el momento en el que te das cuenta de algo, empiezas a juzgar, y entonces eres diferente de ese algo. Por ejemplo: Adán estaba desnudo. Todos nacemos desnudos, como Adán, pero los niños no se dan cuenta de que están desnudos. No pueden juzgar si es bueno o malo. Como no se dan cuenta, no pueden juzgar. Cuando Adán se dio cuenta de su desnudez, empezó a juzgar si era bueno o malo.

Todos los animales que le rodeaban estaban desnudos, pero ninguno se daba cuenta de su desnudez. Adán sí se dio cuenta, y al tomar conciencia pasó a ser el único entre todos ellos que lo sabía. E ir desnudo equivalía a ser como un animal y, por supuesto, Adán no quería ser como un animal. Aunque todos los hombres lo son, ninguno quiere serlo.

Al primero que dijo que el hombre es un animal evolucionado, Darwin, se le opusieron ferozmente, porque el hombre siempre se ha considerado descendiente de Dios, solo un poquito por debajo de los ángeles. Y concebir al mono como padre del hombre se hacía muy difícil, prácticamente imposible. Dios era el padre, y de repente Darwin lo cambió todo. Se destronó a Dios y se entronizó al mono. El mono pasó a ser el padre. Incluso Darwin se sintió culpable, porque era un hombre religioso. Fue una desgracia que los hechos confirmaran que el hombre es un producto de la evolución animal, que forma parte del mundo animal, que no se distinguiera gran cosa de los animales.

Adán sintió vergüenza, porque podía compararse con los animales. En cierto sentido, *era* distinto de los animales, porque tenía consciencia. El hombre empezó a vestirse simplemente para establecer una diferencia entre él y los animales. Y por eso siempre sentimos vergüenza ante algo que parece propio de animales; en cuanto alguien hace algo propio de un animal, le decimos: «Pero ¿qué haces? ¿Eres un animal o qué?». Podemos condenar cualquier cosa si demostramos que es propio de animales. Condenamos el sexo porque es propio de animales, y condenamos cualquier cosa si podemos vincularla con los animales.

Con la conciencia llegó la condena, la condena de lo animal. Y de esa condena ha surgido la negación. Que pueda superarlo es otra cosa, pero pertenece al reino animal. Puede trascenderlo, pero procede de lo animal. Es un animal. Un día puede superarlo, trascenderlo, pero no puede negar la herencia animal. Está en su naturaleza. Y en cuanto surgió esta idea en la mente humana, que somos diferentes de los animales, el hombre empezó a suprimir todo cuanto formaba parte de su herencia animal. Esta supresión ha creado una bifurcación, de modo que cada persona es dos, es doble. La real, la básica, sigue siendo animal; la intelectual, la cerebral, sigue pensando en términos falaces y abstractos sobre lo «divino». Y así, solo identificamos una parte de la mente como algo propio, y renegamos de la totalidad.

Y esa división incluso se reproduce en el cuerpo. Se condena la parte inferior del cuerpo. No se trata solo de que, físicamente, sea la inferior: también en términos de valores se considera inferior. La parte superior del cuerpo, por contra, se considera más «elevada». Nos sentimos culpables por la parte inferior de nuestro cuerpo. Y si alguien nos pregunta: «¿Dónde está el centro del cuerpo?», señalaremos la cabeza. Ese es el *locus*, lo cerebral, la cabeza, el intelecto. Nos identificamos con el intelecto, no con el cuerpo. Y si alguien insiste un poco más, nos identificaremos con la parte superior del cuerpo, nunca con la parte inferior. La inferior es condenable.

¿Por qué? El cuerpo es uno solo. No se puede dividir, no existe división alguna. La cabeza y los pies son uno, y también el cerebro y los órganos sexuales son uno. Funcionan como una unidad. Pero al negar el sexo, al condenar el sexo, también condenamos la parte inferior del cuerpo.

Adán adquirió la noción del pecado la primera vez que se sintió distinto de los demás animales. Y el sexo es lo más animal. Utilizo el término en un sentido puramente objetivo, sin tono condenatorio. Lo más animal tiene que ser el sexo, porque el sexo es la vida y el origen de la vida. Adán y Eva tomaron conciencia de la existencia del sexo e intentaron ocultarlo, no solo hacia fuera, sino que intentaron ocultar el hecho mismo también en su consciencia. Eso provocó la división entre la mente consciente y la inconsciente.

Al igual que el cuerpo es solo uno, también la mente es solo una. Pero si condenamos una parte, esa parte condenada se hará inconsciente. La condenamos hasta tal extremo que hasta nos da miedo conocerla, nos da miedo que exista en nuestro interior. Entonces se erige una barrera, un muro, y todo lo que se ha condenado se echa al otro lado de la barrera para olvidarlo. Allí se queda, continúa funcionando desde allí, sigue dominándonos, pero nos engañamos a nosotros mismos pensando que ya no existe.

Esa parte condenada de nuestro ser se convierte en el inconsciente. Por eso nunca pensamos que nuestro inconsciente es nuestro. Por la noche soñamos: tenemos un sueño lleno de sexo o de violencia, en el que matamos a alguien, en el que matamos a nuestra esposa. A la mañana siguiente, no nos sentimos culpables, porque decimos que no era sino un sueño. Pero no es simplemente un sueño. Nada es «simplemente» algo. Era un sueño, pero forma parte de tu inconsciente. Como al levantarte por la mañana te identificas con lo consciente, dices: «No es más que un sueño. No tiene nada que ver conmigo, son cosas que pasan. No tiene ninguna importancia, es irrelevante». No te sientes vinculado con ese sueño; pero es un sueño tuyo, y tú lo has creado. Ha sido tu mente y tú mismo quienes lo han generado. En el sueño, eras tú quien matabas, asesinabas o violabas.

A consecuencia de esta condena de la consciencia, Adán y Eva empezaron a sentir miedo y vergüenza de su desnudez. Intentaron ocultar su cuerpo, pero no solo su cuerpo: más adelante, también su mente. Y nosotros estamos haciendo lo mismo. Lo que es «bueno», lo que nuestra sociedad considera bueno, lo llevamos al terreno de lo consciente, y lo que es «malo», lo que la sociedad tilda de malo, lo tiramos al terreno de lo inconsciente, como al cubo de la basura. No paramos de tirar cosas ahí, y ahí se quedan. Pero en el fondo, en nuestras raíces, siguen funcionando, y nos afectan continuamente. La mente consciente es impotente ante la inconsciente, porque la mente consciente no es sino un subproducto de la sociedad, y la inconsciente es algo natural, biológico, lo que posee la energía, la fuerza. De modo que podemos seguir pensando en cosas «buenas», pero haciendo cosas «malas».

Según se cuenta, san Agustín dijo: «Dios, este es mi único problema: lo que pienso que merece la pena hacerse, nunca lo hago, y lo que sé que no debo hacer lo hago siempre». Este problema no era solo de san Agustín, sino de cuantos están divididos entre lo consciente y lo inconsciente.

Con el sentimiento de vergüenza, Adán se dividió en dos. Empezó a avergonzarse de sí mismo, y la parte de la que se avergonzaba se desprendió de su mente consciente. Desde entonces, el hombre lleva una vida bifurcada, fragmentada. ¿Y por qué empezó a sentirse avergonzado el hombre? No había nadie que le dijera que tenía que avergonzarse, ni predicadores ni sacerdotes.

En el momento en el que adquieres la consciencia, empieza a actuar el ego, te conviertes en un observador. Sin esa consciencia, simplemente formas parte de algo, parte de una enorme vida, no eres un ser aparte, distinto. Si una ola del océano puede adquirir consciencia, esa ola creará un ego distinto al resto del océano en ese mismo momento. Si la ola adquiere consciencia y piensa «Yo soy», no podrá pensar que forma una unidad con el océano. Es otra cosa, única. Ahí surge el ego. El conocimiento crea el ego.

Los niños carecen de ego porque carecen de conocimiento. Son ignorantes, y el ego no puede surgir de la ignorancia. Cuanto mayores nos hacemos, más nos acercamos al ego. Los ancianos tienen un ego muy fortalecido, profundamente enraizado, y es natural. Su ego lleva existiendo setenta u ochenta años. Tiene una larga historia.

Si intentáis recordar vuestra infancia quizá os sorprenda saber por qué no podéis recordar. No podéis llegar más atrás del quinto o el cuarto año, o como máximo el tercero, pero los tres primeros están vacíos. Existieron, y ocurrieron muchas cosas, pero ¿por qué no lo recordáis? Porque como el ego no existía, resulta difícil recordar. En cierto modo, aún no éramos, de modo que, ¿cómo vamos a recordar? Si hubieras estado allí, recordarías, pero aún no estabas.

No podemos recordar. La memoria empieza a existir después de que empieza a existir el ego, porque necesita un centro al que aferrarse. Si no eres, ¿adónde se aferrará la memoria? Tres años es mucho, y para un niño cada momento es un acontecimiento. Cada cosa es prodigiosa; nada es corriente. En realidad, debería recordar más. Debería recordar los primeros años, los primeros días de vida, porque entonces todo estaba lleno de color, todo era único y cuanto ocurría era nuevo. Pero no guardamos recuerdos. ¿Por qué? Porque no existía el ego. La memoria necesita un ego al que aferrarse.

En el momento en que el niño empiece a sentirse distinto de los demás también empezará a sentir vergüenza, a sentir la misma vergüenza que embargó a Adán. Adán descubrió que estaba desnudo, desnudo como los animales, como todo lo demás. Hay que ser diferente y único, no como los demás; solo así se puede desarrollar el ego. El primer acto consistió en ocultar la desnudez. De repente, Adán se hizo distinto. No era un animal.

El niño nace como Adán, y el hombre nace con la vergüenza de Adán. Un niño no es un hombre. Se hace hombre cuando empieza a sentirse distinto, diferente de los demás, cuando adquiere un ego. De modo que, en realidad, no solo la religión nos crea el sentimiento de culpa; también el ego. La religión lo explota. Esa es otra cuestión. Todo padre le dice a su hijo: «¿Qué haces, comportándote como un animal? No te rías; no llores; no hagas esto; no hagas lo otro; no hagas eso delante de otros. ¿Qué haces, comportándote como un animal?». Y si el niño piensa que es un animal, su ego se siente herido. Para satisfacer su ego, obedece.

Ser un animal es muy gozoso, porque un animal disfruta de libertad, de una profunda libertad, para moverse, para actuar; pero como resulta doloroso para el ego, hay que elegir. Si elegimos la libertad, seremos como animales, y se nos condenará. Se nos condenará en este mundo, y también en el otro, la sociedad nos arrojará al infierno. Por eso nos dicen: «¡Sé un hombre! ¡No seas como un animal!». Entonces se alimenta el ego.

Se empieza a vivir en torno al ego, y después se empieza a actuar según lo que satisface ese ego. Pero no se puede negar completamente la naturaleza. Nos afecta. Entonces vivimos dos vidas: la anterior a Adán y la posterior a Adán. Entonces se crea una cara para mostrar a la sociedad. Una es la cara privada y otra la pública. Pero tú eres tu cara privada. Y todo el mundo es Adán —desnudo, como un animal—, pero no puedes mostrarlo en público. Ante el público mostramos la cara posterior a Adán: todo nítido, todo ajustado a las normas sociales. Todo lo que muestras al otro no es lo real sino lo deseado, no lo que es, sino lo que debería ser.

De modo que pasamos a cada momento de la cara privada a la cara pública, lo que produce una gran tensión y un gran desgaste de energía. Pero no digo que debáis ser como animales. Ya no podéis serlo, porque no se puede devolver el fruto prohibido. Lo habéis comido; forma parte de vuestra carne y vuestra sangre. No hay manera de tirarlo, ni de presentarse ante Dios Padre y decirle: «Te devuelvo este fruto prohibido del Árbol de la Ciencia del Bien y el Mal. Perdóname». No se puede volver atrás. Ya está en tu sangre. No podemos retroceder; solo avanzar. No podemos ponernos por debajo del conocimiento, sino traspasar el conocimiento. Solo es posible una inocencia diferente, la inocencia de la consciencia total.

Existen dos tipos de inocencia. Una está por debajo del conocimiento: la infantil, la anterior a Adán, como la de los animales. Por debajo del conocimiento no eres, no existe el ego, no existe el que crea problemas; existes como parte del todo cósmico. No sabes que formas parte de él, no sabes que existe un todo cósmico, no sabes nada. Existes sin conocer. Naturalmente, no hay sufrimiento, porque el sufrimiento es imposible sin el conocimiento. Hay que tener consciencia del sufrimiento para sufrir. ¿Cómo puedes sufrir si no eres consciente de ello?

Cuando un cirujano te opera, si estás consciente sufres. Si estás inconsciente, no hay sufrimiento. Te amputan una pierna, la tiran, y no sufres porque el sufrimiento no se ha registrado en ninguna parte, porque estás inconsciente. No se sufre en estado de inconsciencia; solo se sufre en estado consciente. Y cuanto mayor sea la consciencia, mayor el sufrimiento. Por eso, cuanto más conocimiento adquiere una persona, más sufre.

Los primitivos no pueden sufrir tanto como vosotros, no porque sean mejores, sino porque son ignorantes. Incluso en la actualidad, los aldeanos que aún no forman parte del mundo moderno viven de una forma más inocente. No sufren tanto. Por eso, a los filósofos se les han ocurrido muchas falacias. Por ejemplo, Rousseau, Tolstoi o Gandhi pensaban que, porque estas personas son más dichosas, sería conveniente que el mundo entero volviera a lo primitivo, a la selva, a la naturaleza. Pero se equivocaban, porque quien ha vivido en una ciudad civilizada sufrirá en una aldea.

Mientras Rousseau hablaba sobre la vuelta a la naturaleza, seguía viviendo en París. No quería irse a una aldea. Hablaba de la poesía de la vida rural, de su belleza, de su inocencia, pero él nunca se acercó a ella. Y si se hubiera acercado, habría comprendido que sufriría como ningún campesino había sufrido, porque una vez adquirida la consciencia, no se puede dejar de lado: eres tú mismo, y ¿cómo desprenderte de ti mismo? Tu consciencia eres tú.

Adán sufrió la vergüenza; notó su desnudez. Y la razón de que ocurra esto es el ego. Adán alcanzó un centro, falso, pero centro al fin y al cabo. A partir de entonces, Adán se diferenció del resto del cosmos. Había árboles, estrellas, todo, pero Adán era una isla, sufría. Su vida empezó a ser su vida, y dejó de formar parte del todo cósmico. Y en el momento en el que tu vida pasa a ser tu vida, comienza la lucha. Tienes que sobrevivir peleando, centímetro a centímetro.

Los animales no participan en esa lucha. Incluso si a nosotros, o a Darwin, nos parece que están luchando, no es cierto. A Darwin le parecía que participan en esa lucha porque nosotros proyectamos nuestras ideas. Nos parece que participan en la lucha porque para nosotros todo es una lucha continua. Con el ego, todo es lucha. Parece que los animales libran una batalla para existir, pero no es así. Sencillamente, fluyen en la unidad cósmica. Incluso cuando hacen algo, no existe un ejecutor; se trata de un fenómeno natural.

Si un león mata una víctima para comer, en eso no hay un ejecutor, no existe violencia. Es un simple fenómeno: si hay hambre, hay que comer. No hay alguien hambriento, sino simplemente hambre: un mecanismo para encontrar comida, pero no violencia. Solo el hombre puede ser violento, porque solo el hombre puede ser ejecutor. El hombre puede matar sin hambre, pero un león no, porque en el león lo que mata es el hambre, no el león. Un león nunca mata por juego. Para el león no existe la caza; eso solo existe para el hombre. El hombre puede matar por juego, para divertirse. Si un león está satisfecho, no hay violencia, ni juego, nada. Se trata del fenómeno del hambre. No hay ejecutor.

La naturaleza existe como una profunda corriente cósmica. En esa corriente, Adán toma consciencia de sí mismo, y toma consciencia al tomar el fruto prohibido, el de la Ciencia del Bien y el Mal. «¡No comas el fruto del Árbol de la Ciencia del Bien y el Mal!», le habían ordenado. Adán desobedeció la orden, y ya no pudo volverse atrás. Y la Biblia dice que todo hombre sufrirá por la rebelión de Adán, porque en cierto sentido, todo hombre vuelve a ser Adán.

No podéis sufrir por ello; ¿por qué sufrir por algo que hizo otro? Pero es una historia que se repite a diario. Todo niño ha de vivir la expulsión del Jardín del Edén. Todo niño nace como Adán, y después es expulsado. Por eso vemos tanta nostalgia en los poetas, en los pintores, en los literatos, en cuantos saben utilizar las palabras y la pintura para expresarse. En ellos siempre aparece la nostalgia. Piensan que la infancia era la edad de oro.

Todos piensan que la infancia fue una época buena, utópica, y todos quieren regresar a ella. Incluso el anciano en su lecho de muerte piensa con nostalgia en su infancia, en la belleza, la felicidad, la dicha, las flores, las mariposas, los sueños, las hadas. Todo el mundo vive en el País de las Maravillas durante la infancia, no solo Alicia. Esa sombra nos persigue a todos.

¿Por qué es la infancia tan bonita, tan dichosa? Porque aún formábamos parte del flujo cósmico, sin ninguna responsabilidad, con absoluta libertad, sin consciencia, sin cargas. Existíamos no como si tuviéramos que hacer algo, sino que todo estaba ahí, sin más. Pero después aparece el ego, y con él, la lucha, el conflicto. Entonces, todo se convierte en una responsabilidad, y cada momento es una esclavitud, sin libertad.

Los psicólogos dicen que las religiones solo reflejan esta nostalgia, el deseo de volver a la infancia. Y llegan aún más lejos: dicen que en última instancia, todos desean volver al seno materno porque cuando estábamos allí realmente formábamos parte del cosmos, que el cosmos incluso nos alimentaba. Ni siquiera necesitábamos respirar. Nuestra madre lo hacía por nosotros. No éramos conscientes de la madre, ni de nosotros mismos. Estábamos allí sin consciencia. El útero es el Jardín del Edén.

De modo que todos nacemos como Adán, y todos tenemos que comer el fruto prohibido, el fruto del conocimiento, porque en el momento en que crecemos, también crece nuestro conocimiento. Es algo inevitable. No se trata de que Adán se rebelase. La rebelión forma parte del crecimiento. No podía actuar de otra manera, tenía que comer el fruto. Todo niño tiene que rebelarse, tiene que comer el fruto. Todo niño tiene que rebelarse, desobedecer. Lo exige la vida. Tiene que alejarse más de la madre, del padre. Los echará en falta; deseará y soñará con volver, pero se alejará. Es un proceso inevitable.

Se me pregunta: «¿Cuál es el sentido más profundo de este sentimiento?». Es el siguiente: el conocimiento te da un ego; el ego te proporciona la posibilidad de comparar, de juzgar, la individualidad. No puedes considerarte un animal. El hombre ha hecho todo lo posible para ocultar el hecho de que es un animal. ¡Ha hecho todo lo posible! A diario hacemos cosas para ocultar el hecho de que somos animales, pero lo somos. Y al esconder el hecho, no lo eliminamos; más bien, lo pervertimos. Por eso, siempre que aflora esa perversión oculta, el hombre demuestra ser más animal que ningún animal. Si te pones violento, ningún animal puede competir contigo. Ningún animal ha conocido nada parecido a Hiroshima o Vietnam. Solo el hombre puede crear la bomba que destruyó Hiroshima. No existe comparación posible.

A lo largo de la historia, todos los animales han jugado a las casitas en comparación con Hiroshima. Su violencia no es nada. La nuestra es una violencia acumulada. Nos escondemos continuamente, y la vamos acumulando. Y cuanta más acumulamos, más avergonzados nos sentimos, porque sabemos que está escondida en el interior. No podemos escapar.

Cierto psicólogo estaba experimentando con hechos ocultos que, por mucho que lo intentemos, no podemos esconder realmente. Por ejemplo, si alguien dice que no siente atracción por las mujeres, puede poner en práctica esa falta de atracción y convencerse a sí mismo y a los demás de que no se siente atraído. Pero Adán tiene que sentirse atraído por Eva sin remedio, y Eva por Adán: forma parte de la naturaleza humana, a menos que se trascienda, a menos que nos hagamos Budas.

Pero Buda no dice: «No me siento atraído por las mujeres», porque incluso para decir eso hay que pensar en términos de atracción y repulsión. Tampoco dice: «Me repelen las mujeres», porque no se puede sentir repulsión hacia algo a menos que se sienta atracción. Si le preguntáis, sencillamente responderá: «Tanto hombres como mujeres carecen de importancia para mí. Si soy un hombre, habrá una mujer oculta en alguna parte. Si soy una mujer, habrá un hombre oculto en alguna parte».

Pues bien, este psicólogo experimentó recientemente con un hombre que aseguraba que no le atraían las mujeres. Y exteriormente, no le atraían. Nunca se le veía atraído por nadie. Un día, el psicólogo le enseñó varias fotografías de cosas distintas, diez en total. Solo una era de una mujer desnuda. El psicólogo no veía las fotografías; solo observaba los ojos del hombre. Le enseñaba una y le miraba a los ojos. Le dijo: «Si no se siente atraído, yo me daré cuenta. Le diré cuándo está mirando la fotografía de una mujer desnuda observando sus ojos. Yo no veré la foto».

El psicólogo le mostró la foto, y en ese mismo momento dijo: «Está viendo la fotografía de una mujer desnuda», porque en el momento en que aparece una mujer desnuda se dilatan las pupilas. Es algo involuntario; no se puede controlar. No se puede hacer nada, porque es un acto reflejo. Los ojos son así, por una cuestión biológica. El hombre dice: «No me siento atraído», pero quien habla es solo la mente consciente. El inconsciente sí se siente atraído.

Cuando ocultamos ciertos hechos, estos nos esclavizan, y entonces nos sentimos cada vez más avergonzados. Cuanto más elevadas la civilización y la cultura, más avergonzado se sentirá el ser humano. Cuanto más nos avergonzamos del sexo, más civilizados somos, pero por eso el hombre civilizado está destinado a la locura, la esquizofrenia, la división. Esta división comenzó con Adán.

Me han planteado lo siguiente: «Se dice que el fruto prohibido del Árbol de la Ciencia del Bien y el Mal, del conocimiento, es el conocimiento del sexo. ¿Cuál es su opinión al respecto?»

Claro que sí; pero no solo eso. El sexo es el primer conocimiento, la primera ciencia, pero también el último. Cuando nos iniciamos en lo humano, de lo primero que empezamos a adquirir consciencia es del sexo. Y lo último, cuando traspasamos lo humano, también es el sexo. Lo primero y lo último. Porque el sexo es lo que constituye los fundamentos, tiene que ser lo primero. Es el alfa y el omega.

Una persona sigue en la niñez hasta llegar a la madurez sexual. En el momento en que alcanza la madurez sexual, es un hombre o una mujer. Con la madurez sexual, el mundo entero se hace diferente. No es el mismo mundo, porque cambian el enfoque, la perspectiva, la forma de ver las cosas. Cuando se empieza a ser consciente de la existencia de las mujeres, se empieza a ser hombre.

En los textos bíblicos, escritos en hebreo, se emplea el término «conocimiento» en un sentido sexual. Por ejemplo, en frases como: «No "conoció" a su esposa durante dos años», o «No "conoció" a su esposo durante dos años», es decir, que no hubo relaciones sexuales durante dos años. «"Conoció" a su esposa por primera vez aquel día»: esto significa que hubo relación sexual por primera vez. En hebreo, «conocer» se refiere al conocimiento sexual, y por eso es correcto interpretar que Adán adquiriera consciencia del sexo tras haber comido la manzana.

El sexo constituye los cimientos. Sin sexo no hay vida. La vida existe debido al sexo, y desaparece con el sexo. Por eso dicen Buda y Mahavira que a menos que trascendáis el sexo volveréis a nacer una y otra vez. No se puede trascender la vida, porque con el deseo sexual naceréis otra vez. De modo que el sexo no significa solamente dar vida a alguien. En última instancia, también significa daros la vida a vosotros mismos. Funciona en ambos sentidos. Das la vida a alguien mediante el sexo, pero eso no tiene tanta importancia: debido al deseo sexual, renaces, y te reproduces una y otra vez. Adán adquirió consciencia de su sexo: fue el primer acto de consciencia. Pero el sexo es solo el principio; después vienen muchas más cosas.

Los psicólogos afirman que, en cierto modo, toda curiosidad tiene un carácter sexual. Según esto, si alguien nace impotente, no sentirá curiosidad por nada, ni siquiera por la verdad, porque fundamentalmente, la curiosidad se basa en el sexo. Descubrir algo oculto, conocer algo desconocido, es algo sexual. Los niños quieren juguetear entre sí para descubrir las partes ocultas del cuerpo. Esto supone el inicio de la curiosidad y también el principio de toda ciencia, para averiguar lo que está oculto, lo que no se conoce.

Y ocurre que cuanto más sexual es una persona, más inventiva puede ser; cuanto más sexual, más inteligente. A menor energía sexual, menor inteligencia, y a mayor energía sexual, más inteligencia, porque el sexo es un profundo deseo, no solo de desvelar lo oculto del cuerpo del sexo opuesto, sino de todo lo oculto.

De modo que si una sociedad condena el sexo, no llegará a desarrollarse científicamente, puesto que condena la curiosidad. Oriente no ha podido desarrollarse en ese sentido por su antagonismo hacia el sexo. Y Occidente tampoco podría haberlo hecho si el cristianismo hubiera mantenido su control. Hasta que no desapareció la fuerza del Vaticano, hasta que Roma no dejó de tener importancia, hasta los últimos trescientos años, no se vino abajo el palacio del cristianismo, y entonces Occidente empezó a desarrollarse científicamente. La liberación de la energía sexual supuso también la liberación de la investigación.

Una sociedad sexualmente libre puede desarrollarse científicamente, y una sociedad sexualmente represiva, jamás. Con el sexo, todo empieza a vivir. Si tu hijo empieza a tener un comportamiento rebelde cuando llegue a la madurez sexual, no te preocupes. Es natural. Con una nueva energía corriéndole por las venas, con una vida palpitando en su interior, tiene que rebelarse. Esa rebelión es solamente una parte. También empezará a inventar. Inventará cosas nuevas, caminos nuevos, estilos nuevos, nuevas formas de vida, una nueva sociedad. Tendrá sueños diferentes, pensará en una nueva utopía. Si condenamos el sexo, la juventud no se rebelará. La rebelión juvenil forma parte de la libertad sexual.

En las antiguas culturas no había rebelión por la condena del sexo, por la supresión de la energía. Al suprimir esa energía, se suprime toda rebelión. Si concedemos libertad a la energía sexual, se producirán todas las rebeliones posibles, toda clase de rebeliones.

El conocimiento posee en sí mismo una dimensión sexual, de modo que, en cierto sentido, es correcto decir que Adán adquirió consciencia del sexo, de la dimensión del sexo. Pero con esa dimensión del sexo también se ha adquirido consciencia de otras muchas cosas. Esta ampliación de conocimientos, esta explosión de conocimientos, este explorar en lo desconocido, ir a la Luna y los planetas, es un deseo sexual. Y se adentrará más y más en el conocimiento, porque se ha liberado la energía, y esa energía adquirirá nuevas formas y llevará a nuevas aventuras.

Con el sexo y la consciencia del sexo, Adán inició un largo viaje. Estamos en ese viaje, todos lo estamos, porque el sexo no es simplemente una parte de tu cuerpo: eres tú. Tu nacimiento es un nacimiento del sexo, y tu muerte una muerte del sexo. De modo que en el momento en que notes que tu energía sexual ha desaparecido, sabrás que se aproxima la muerte.

Los treinta y cinco años es la edad cumbre. La energía sexual se encuentra en el punto culminante, y a partir de entonces todo empieza a declinar y empezamos a envejecer, a caminar por el sendero de la muerte. La edad de la muerte suele llegar a los setenta. Si con cincuenta años se alcanzara el punto culminante de la energía sexual, la edad de la muerte se prolongaría hasta los cien. En Occidente pronto se llegará a una edad media, normal, de cien años, porque hoy en día, un hombre de cincuenta años actúa como un chico. Eso está bien. Demuestra que la sociedad está viva, demuestra que se prolongará la vida.

Si un hombre de cien años actúa como un chico, la vida se prolongará hasta los cien años, porque el sexo es la energía básica. Eres joven por el sexo, y por el sexo te harás viejo. Naces por el sexo y por el sexo morirás. Y no solo eso: Buda, Mahavira y Krisna dicen que volverás a nacer por el sexo. No solo tu cuerpo actual funciona gracias al sexo, sino que todos tus cuerpos sucesivos funcionan gracias al deseo sexual.

Naturalmente, cuando Adán adquirió consciencia por primera vez, adquirió la consciencia del sexo. Ese es el hecho fundacional; pero el cristianismo lo interpretó mal y después surgieron muchos disparates. Se dijo que, como Adán adquirió consciencia de su sexo y sintió vergüenza, el sexo es malo, un pecado, el pecado original. No es cierto. Es la luz original. No se avergonzó porque el sexo sea malo, sino porque vio que es propio de los animales y pensó: «Yo no soy un animal». Por eso hay que combatir el sexo, cortarlo de raíz, desecharlo. Hay que llegar a existir sin sexo. Se trata de una interpretación errónea, la interpretación cristiana de la parábola. La religión se convirtió en una lucha contra el sexo. Y si la religión es una lucha contra el sexo, también es una lucha contra la vida.

En realidad, la religión no es una lucha contra el sexo, sino un esfuerzo por llegar más allá. Si te opones al sexo te mantendrás a su mismo nivel y jamás podrás superarlo.

Los místicos y santos cristianos luchan contra el sexo hasta su lecho de muerte. Entonces llega la tentación, y sienten la tentación continuamente. No hay nadie que los tiente; su propia represión crea la tentación. Viven en un mundo torturado en el que luchan sin cesar contra sí mismos.

La religión significa superación, no oposición. Y si deseas la superación, tienes que traspasar el sexo, utilizando la energía sexual para trascenderlo. Tienes que avanzar con él, no enfrentarte a él. Tienes que conocerlo más. Ya no es posible desconocerlo. El conocimiento es libertad. Si lo conoces más, y llega el momento en el que tienes plena consciencia, desaparecerá. Con esa consciencia total la energía se transforma, y alcanzas una dimensión diferente de la misma energía.

El sexo es horizontal. Cuando adquieres plena consciencia, el sexo se hace vertical, y ese momento vertical del sexo es el *kundalini*. Si el sexo se mueve horizontalmente, seguirás reproduciendo a otros y a ti mismo. Si la energía empieza a moverse hacia arriba, verticalmente, podrás salir de ahí, de la rueda de la existencia o, como dicen los budistas, de la rueda de la vida. Es un nuevo nacimiento, no en un cuerpo nuevo, sino en una nueva dimensión de la existen-

cia, lo que los budistas llaman «nirvana». Se puede llamar *moksha*
—liberación—, salvación o lo que se quiera. Los nombres no importan demasiado.

De modo que existen dos caminos. Adán adquirió consciencia de su sexo y pudo suprimirlo: podía moverse horizontalmente, luchando contra él con una angustia permanente, a sabiendas de que el animal está oculto y fingiendo que no existe. Este camino es angustioso, y podemos movernos horizontalmente durante vidas enteras sin llegar a ninguna parte, porque es un círculo que se repite. Pero también se puede escapar de la rueda. Ese salto no se dará mediante la supresión, sino con más conocimiento. Así que os diría: habéis comido el fruto prohibido; comed el árbol entero. Esa es la única manera. ¡Comed el árbol entero! ¡No dejéis ni una sola hoja! Que no quede ni rastro del árbol, comedlo por completo, pues solo así os libraréis del conocimiento.

Y cuando digo que comáis el árbol entero, me refiero a que cuando hayáis adquirido la consciencia, que sea una consciencia plena. El problema radica en la consciencia fragmentaria. Sed totalmente ignorantes o totalmente conscientes. La totalidad es la dicha. Si eres totalmente ignorante, serás dichoso. No tendrás consciencia de ello, pero serás dichoso, como cuando estás profundamente dormido, sin soñar, dormido, sin ningún movimiento de la mente. En ese momento eres dichoso, pero no lo notas. A la mañana siguiente podrás decir que has dormido apaciblemente, pero no lo notabas mientras dormías. Solo lo notaste al despertar. Cuando llega el conocimiento, la consciencia, entonces puedes decir que has pasado una noche muy apacible.

Sé completamente ignorante, algo imposible, o completamente consciente, que sí es posible. Con la totalidad llega la dicha. La totalidad es la dicha. Come todo el árbol, incluso las raíces, y sé consciente. Eso significa un hombre despierto, un Buda, un iluminado. Él ha comido el árbol entero. No se permite que nadie tenga consciencia, pero sí existe una consciencia simple, que supone volver a entrar en el Edén. No se puede encontrar el antiguo camino: se ha perdido para siempre. Pero se puede encontrar un nuevo camino, se puede entrar otra vez. Y fuera lo que fuese lo que el Diablo le prometió a Adán, se cumplirá: seréis como dioses. En cierto modo tenía razón. Si coméis el fruto prohibido seréis como dioses.

No podemos concebirlo en nuestro actual estado mental porque nos encontramos en una especie de infierno: debido a esa tentación del Diablo vivimos en el infierno. Estamos como suspendidos entre dos cosas, siempre divididos, angustiados. Parece que el Diablo engañó a Adán, nos engañó a nosotros. Pero eso no es todo, la historia no está completa. Vosotros podéis completarla, y solo entonces juzgar si lo que dijo el Diablo es verdad o no. Comed el árbol entero, y seréis como dioses.

Una persona que ha adquirido la consciencia plena es divina, no humana. La humanidad es una especie de malestar —quiero decir un mal estar, un continuo mal estar—. Sed como los animales y estaréis sanos, o sed como dioses y estaréis sanos, sanos porque sois plenos, completos. La palabra «santo» no solo significa totalmente puro, sino también pleno. Y a menos que seáis plenos no podréis ser santos. Sed plenos, y solo existen dos clases de plenitud: la animal y la divina.

8

ILUSIONES Y REALIDADES

Occidente parece obsesionado con el sexo. Se bombardea a la gente con innumerables técnicas e imágenes pornográficas. ¿Por qué, después de tanto tiempo, siguen siendo incapaces de enfocar el sexo desde un punto de vista más tántrico?

No se trata ni de Occidente ni de Oriente. Ambos están obsesionados con el sexo, pero, naturalmente, de distinto modo. Occidente es tolerante, Oriente represivo, pero tienen la misma obsesión. Y la pregunta más importante es la siguiente: ¿por qué es Occidente tan tolerante? A causa de dos mil años de cristianismo represivo.

Oriente es represivo, pero tarde o temprano se hará tolerante. La mente humana se mueve como un péndulo, de derecha a izquierda, de izquierda a derecha. Y hemos de recordar que mientras el péndulo se mueve a la derecha está adquiriendo impulso para moverse hacia la izquierda, y viceversa. Parece que va hacia la izquierda, pero está adquiriendo impulso, energía, para ir hacia la derecha. Cuando una sociedad es represiva, está adquiriendo impulso para hacerse tolerante, y cuando una sociedad es tolerante está adquiriendo impulso para hacerse represiva.

Sin duda ocurrirá algo extraño y, en realidad, ya está ocurriendo: Occidente ha sido tolerante durante varias décadas y está surgiendo de nuevo la tendencia represiva. En la actualidad hay muchos cultos que predican el celibato. El movimiento de Hare Krisna predica el celibato, el *brahmacharya*, y miles de personas están interesadas en él. Y están surgiendo numerosos cultos que coinciden en un punto: la necesidad de reprimir el sexo. En nombre del yoga, en nombre del zen o del cristianismo, están surgiendo numerosos cultos que vuelven a ser represivos. Occidente se hará represivo dentro de poco.

Y en Oriente crece día a día el número de revistas pornográficas, y estrenan continuamente películas pornográficas. Como Oriente es un poco lento para todo, un poco perezoso para todo, está tardando un poco más. Occidente se mueve con rapidez, pero Oriente se está transformando en Occidente y Occidente en Oriente, y ese es uno de los mayores problemas. Si ocurre esto, seguirá habiendo el mismo sufrimiento. El péndulo ha vuelto a moverse y continuaremos haciendo lo mismo.

Ya ha ocurrido muchas veces en tiempos pasados. Una sociedad represiva se hace tolerante tarde o temprano. Cuando la represión llega al punto en que ya no se puede reprimir nada más, estalla, la gente enloquece. O cuando una sociedad ha sido muy tolerante, empieza a comprender la inutilidad, el despilfarro de energía que supone. Y eso no proporciona ninguna satisfacción; por el contrario, nos frustra cada vez más. Entonces se empieza a pensar en el celibato: «Tal vez tuvieran razón los antiguos ermitaños».

También ha ocurrido muchas veces en Oriente. Al principio, la religión hindú era muy tolerante, no era una religión represiva. Los videntes hindúes se casaban. No solo se casaban, sino que se les permitía tener a unas cuantas mujeres como concubinas. Incluso se les permitía comprarlas, porque en aquellos tiempos, en la India se vendían hombres y mujeres en los mercados.

Cuidado con los que hablan de la Edad de Oro de India. Jamás ha existido una edad de oro, ni siquiera en los tiempos de Rama. Los hindúes hablan mucho de Ramarajya: consideran el reino de Rama el punto culminante. Se vendía a las personas como productos en los mercados, y sobre todo a las mujeres. Y era costumbre regalarlas. Si venía un invitado a tu casa y le gustaba una de tus mujeres, se la regalabas. Incluso los llamados santos tenían muchas mujeres; todos eran tolerantes. Todas las historias de aquella época, incluso las que cuentan sobre los dioses, eran muy tolerantes.

Seguramente habréis visto los templos de Siva, los templos en honor del dios Siva. La estatua no es sino un símbolo fálico. Si la observáis detenidamente, os sorprenderá: tiene órganos sexuales masculinos y femeninos. Representa el encuentro del hombre y la mujer. La historia es la siguiente:

Un día, Visnú y Brahma fueron a ver a Siva. Esta es la trinidad hindú: Brahma, Visnú, Siva. Brahma es el dios creador, Visnú el dios mantenedor, y Siva el dios destructor. Los tres son necesarios para el funcionamiento del mundo. Uno crea, otro mantiene, el otro destruye; de modo que todo es un flujo.

Brahma y Visnú fueron a ver a Siva. Dio la casualidad de que el guardián estaba profundamente dormido; los dos dioses entraron sin pedir permiso, y Siva estaba haciendo el amor con su esposa, Parvati. ¡Y con qué pasión, como embriagado! Quizá hubiera tomado alguna droga, porque era bien sabido que se drogaba. Conocía la marihuana, el hachís y el opio.

Siguió haciendo el amor, mientras los otros dos dioses se quedaban allí mirando. ¡Menudos dioses! Ni siquiera fueron capaces de decir: «perdón», y marcharse. Debieron de disfrutar de lo lindo: ¡pornografía en vivo! La escena amorosa se prolongó durante seis horas, y durante esas seis horas los dos dioses se quedaron allí, mirando. ¡Una larga película pornográfica! Y no pasó nada más durante esas horas... solo Siva haciendo el amor con su esposa.

Pero Brahma y Visnú se enfadaron mucho. Cuando Siva acabó, le dijeron: «Llevamos seis horas esperando y no nos has hecho ni caso. Estamos muy enfadados y te maldecimos. Serás recordado para siempre por tus órganos sexuales».

Por eso se ve el símbolo fálico en el templo de Siva. Se recuerda a Siva por sus órganos sexuales.

Aquellos hindúes debían de ser muy tolerantes, y también sus dioses. Pero se produjo una reacción, y se movió el péndulo. El budismo y el jainismo se rebelaron contra tal tolerancia y crearon un mundo muy represivo, una moralidad represiva.

India aún sigue viviendo bajo esa influencia, pero poco a poco se va acercando a la tolerancia. Están influyendo las películas y las publicaciones occidentales. ¡Mientras Occidente recibe la influencia del budismo, del zen, del patanjali, del yoga, de la meditación, Oriente recibe la de *Playboy*! La gente lee *Playboy* y lo esconde en un ejemplar del *Bhagavad Gita*.

Decís: «Occidente parece obsesionado con el sexo».

Esa afirmación no puede aplicarse solo a Occidente. Hasta el día de hoy, la humanidad entera ha estado obsesionada con el sexo, y así seguirá, a menos que cambiemos la estructura por completo. Hasta ahora ha consistido en represión/tolerancia, tolerancia/represión, moviéndose entre las dos. Hemos de detenernos justo en el medio.

¿Habéis intentado detener el péndulo de un reloj en el medio? ¿Qué ocurre? Que se para el reloj, que se para el tiempo. En eso consiste mi objetivo. No quiero que seáis tolerantes, pero tampoco represivos. Me gustaría que mantuvierais el equilibrio, que os situarais en el medio. En el medio es donde puede darse la trascendencia, y también es en el medio donde podemos crear una humanidad que no sea ni oriental ni occidental. Y es algo que se necesita inmediata, urgentemente, que aparezcan seres humanos que no sean ni orientales ni occidentales, una nueva humanidad con una nueva visión, libre de todas las ataduras del pasado.

Preguntáis: «¿Por qué sigue la gente en el mismo sitio desde hace tanto tiempo y es incapaz de adoptar el punto de vista tántrico ante el sexo?».

El enfoque tántrico consiste en no reprimir ni tolerar. La experiencia tántrica solo es posible si nos adentramos en la meditación. Solamente cuando nos quedamos en silencio, tranquilos, alertas, conscientes, podemos conocer algo del tantra. Si no, el tantra también puede ser una excusa para la tolerancia —con un nombre nuevo, una religión nueva—, para desatarse en nombre del tantra. Los nombres no cambian gran cosa; es nuestro ser lo que necesita cambiar.

La humanidad entera sufre esta obsesión, o por la tolerancia o por la represión. La humanidad entera piensa en el sexo veinticuatro horas al día.

Los psicólogos han descubierto que todo hombre piensa en mujeres al menos una vez cada tres minutos, y que toda mujer piensa en hombres al menos una vez cada seis minutos. Quizá esa diferencia cause bastantes problemas; quizá sea ese el conflicto entre el hombre y la mujer.

El sexo tántrico no es en absoluto sexo, sino meditación. La meditación debe extenderse por toda vuestra vida. Hagáis lo que hagáis, hacedlo meditadamente. Caminad, comed meditadamente. Cuando hagáis el amor, hacedlo meditadamente. La meditación debe convertirse en vuestra vida, veinticuatro horas al día, pues solo así sobrevendrá la transformación. Así trascenderéis el sexo, trascenderéis el cuerpo, trascenderéis la mente, y seréis conscientes por primera vez de lo divino, del éxtasis, de la dicha, de la verdad, de la liberación.

¿Son todos los deseos lo mismo? ¿Qué es mi deseo de amor?

En última instancia, todos los deseos son lo mismo, porque el deseo significa que no estás satisfecho contigo mismo tal y como eres. El deseo es una insatisfacción.

En esencia, el deseo es un anhelo por lo que no existe. En esencia, el deseo es una queja contra la existencia. Dices: «No es así como quiero ser. Esta no es la casa en la que quiero vivir, y esta no es la mujer a la que quiero amar y que me ame. Estos no son el mundo, ni la sociedad, ni el cuerpo ni la mente con los que puedo sentirme satisfecho».

El deseo significa insatisfacción, al igual que significa esperanza en el futuro, esperanza de que en alguna parte tiene que haber un lugar en el que todo concuerde contigo. El deseo significa: «No estoy en sintonía con el mundo tal y como es, y por eso espero otro mundo con el que pueda estarlo». Pero no vas a estar en sintonía en ninguna parte, porque estás aprendiendo continuamente una sola cosa, que consiste precisamente en no estar en sintonía.

Te disgustaba el día de ayer, y el día de anteayer. En la infancia no existía armonía entre el mundo y tú. No estabas en armonía de joven, ni tampoco de viejo. Y sigues esperando: «Mañana estaré en armonía con las cosas, y las cosas en armonía conmigo». Y la vida entera está preparada, disciplinada, para no estar en armonía. Mañana siempre será igual que ayer.

En hindi existe la misma palabra para las dos cosas, ayer y mañana. Muy significativo: ¡la misma palabra para ambas! Ayer se denomina *kal*, y también llamamos *kal* a mañana. Significa, ni más ni menos, que tu mañana va a ser como tu ayer, y tu futuro, una repetición de tu pasado. De modo que no esperes al futuro porque el futuro no será sino una repetición del pasado.

Estar libre de deseo significa estar aquí y ahora, satisfecho: sea lo que sea, es bueno; sea lo que sea, es la única forma de ser de las cosas, porque no hay otra forma, porque no puede haber otra forma. Así es la vida, y como tiene que ser. Y entonces te rodea la paz.

Que ese sea tu camino. En cada momento, sea lo que sea, disfrútalo, festéjalo, siente agradecimiento.

De modo que, en última instancia, todos los deseos son lo mismo, porque la naturaleza del deseo es la misma. Pero si no pensamos en el sentido último del deseo, claro que existen diferencias, y muchas.

Has preguntado: «¿Qué es mi deseo de amor?».

Pues bien, el deseo de amor puede tener tres significados, y eso depende de ti. El significado último es solo uno, y consiste en que te sientas feliz contigo mismo. Piensas que serás feliz con otra persona. Pues eso es una tontería, es imposible. Si ni siquiera puedes ser feliz contigo mismo, ¿cómo vas a ser feliz con otra persona? Y únicamente conseguirás que alguien viva contigo si ese alguien tampoco es feliz consigo mismo, porque en otro caso, ¿para qué iba a interesarse por ti?

Solo puedes convencer a alguien para que viva contigo cuando ese alguien se encuentra en la misma trampa del deseo. Veamos. Se conocen dos personas que no son felices, dos personas que no son felices consigo mismas. Pedir que eso salga bien es como pedir milagros, y los milagros no existen.

Dos personas desdichadas que se conocen no pueden hacerse

felices; serán doblemente desdichadas y nada más. Es una cuestión de simple aritmética. Serán muy desdichadas. No solo se doblará su desdicha, sino que se multiplicará, porque la desdicha de los dos entrará en conflicto. Se enfadarán el uno con el otro, se vengarán el uno del otro, pensarán que el otro le ha engañado, porque «el otro me prometió la luna y las estrellas y me da la impresión de que no va a dármelas».

Al final, todas las promesas son falsas, porque, ¿cómo se puede prometer nada cuando no te sientes feliz? ¿Cómo se puede ofrecer nada cuando eres infeliz? Si, en primer lugar, no tienes nada, ¿cómo puedes compartir? Únicamente puedes compartir cuando tienes algo. Si eres feliz, compartes la felicidad. Si eres desdichado, compartes la desdicha. Si estás triste, compartes la tristeza.

Entonces, a esa pregunta: «¿Qué es mi deseo de amor?», contesto que depende de ti.

En primer lugar: puede ser un simple deseo sexual. Es sencillo, nada complicado, una tontería. No debe hablarse de amar, ni de tener cariño, ni de querer. Hay quien dice: «Le tengo cariño a mi casa», o «Quiero a mi perro», igual que «Quiero a mi mujer» o «Le he cogido cariño a estos zapatos».

«Amor» es una de las palabras que más incorrectamente se emplean. La empleamos para miles de cosas. Así, cuando una persona necesita hacer el amor, lo llama amor. El sexo es una forma muy rudimentaria de amor, muy primitiva, el abecedario del amor. No puede ser muy profundo ni puede resultar muy satisfactorio.

O podemos referirnos al auténtico amor. En ese caso, significa que eres una persona feliz y te gustaría compartir tu felicidad. Llevas la carga de tu felicidad. Cuando tu amor significa sexo, simplemente llevas la carga de la energía sexual y te gustaría librarte de ella. Supondría un alivio, y necesitas que alguien te ayude a aliviarte. El amor sexual es muy físico. Si te refieres al auténtico amor cuando dices «amor», tienes que sentirte feliz, satisfecho, disfrutar de tu vida. Entonces, tu corazón necesita celebrarlo, para poder compartir. Eso es compartir el corazón, mientras que el sexo es compartir el cuerpo. El amor significa compartir el corazón.

Y existe otra posibilidad que yo llamo oración. Cuando has traspasado el corazón, todo tu ser necesita profundamente florecer y compartir: entonces es oración.

El sexo se da entre dos cuerpos; incluso puede darse con un cuerpo muerto. Eso es lo que ocurre cuando vas con una prostituta. La prostituta no está allí: solamente su cuerpo. La prostituta te ofrece su cuerpo y escapa de él, porque nunca te ha amado, y no puede estar allí. Se ausenta. En eso consiste el arte de la prostitución. Se ausenta, se olvida por completo de ti. A lo mejor se pone a pensar en su novio; puede fantasear con su novio, olvidarse por completo de ti y dejar su cuerpo a tu disposición. Es un cuerpo muerto. Puedes utilizarlo, pero es solo un medio. Es muy feo, terriblemente feo, hacer el amor con un cadáver.

Pero no digo que ocurra solamente con las prostitutas: puede ocurrirte con tu mujer. Quizá tu mujer no esté allí. Si el amor no está allí, ¿cómo va a estar ella? Quizá tu mujer, o tu marido, no esté presente mientras le haces el amor. Quizá se limite a cumplir con una obligación. Y en tal caso, también es prostitución. Tal vez el matrimonio sea un tipo de prostitución más permanente, más institucionalizado, más cómodo y seguro, pero no existe diferencia cualitativa, tal vez sí cuantitativa, pero no cualitativa.

Siempre que amas a una persona que no está presente, o amas a una persona pero tú no estás presente, solo hay dos cuerpos. Es algo mecánico. Cuando amas a una persona, debes estar presente ante ella, tienes que estar presente ante esa persona. Cuando dos presencias se unen, coinciden, se funden, sobrevienen el gozo, la paz, el silencio.

Hay muchas personas religiosas contrarias al sexo porque aún no han comprendido en qué consiste el amor. Solo lo ven como lo más primario y grosero, el sexo, y continúan arremetiendo contra él. No han comprendido la belleza del amor; únicamente han conocido la fealdad del sexo. Si veis a un santo que sigue oponiéndose al sexo, tened por seguro que no ha conocido el amor. Y la persona que no ha conocido el amor no puede conocer la oración, diga lo que diga, porque el sexo se purifica con el amor, y el amor se purifica con la oración. Es una jerarquía, una pirámide. La base es el sexo y la cima la oración, y entre ambos crece el amor.

Cuando estás presente ante otro, y satisfecho y feliz ante su presencia, se comparte. El amor puede ser sexual, también puede adquirir una dimensión sexual, pero entonces el sexo se eleva, deja de ser grosero, y adquiere una cualidad diferente.

Si amas a una persona y surge el sexo espontáneamente, como algo que compartir —no por lujuria, ni por deseo, ni por haberlo planeado, ni por haberlo tenido en la mente—, sencillamente estabais compartiendo vuestras presencias, y de ese compartir los cuerpos empezaron a unirse y a fundirse, entonces, el sexo también es diferente.

En el amor, el sexo desaparece o se transforma. En primer lugar se transforma, y después desaparece poco a poco. A continuación surge un amor de cualidades más elevadas: la oración. En la oración no queda ni rastro de sexo. El amor se encuentra entre la oración y el sexo.

En el amor, existen dos posibilidades: que se propague hasta las raíces mismas, el sexo, y a veces, que se eleve a la cima de la oración. Al amar a una persona, a veces se la puede amar mediante el sexo, y a veces mediante la oración. El amor se extiende hasta ambas orillas. El amor es el río, y alcanza ambas orillas. A veces incluso el cuerpo, y a veces la persona, se transfiguran de tal manera que verás a un dios o una diosa. A menos que tu amor empiece a notar la presencia del otro como algo divino, no puede existir la oración.

Cuando se llega a la oración, el sexo desaparece. Al llegar a la oración no se puede volver a caer en el sexo: es imposible. La oración es la otra orilla. Desde el sexo no existe contacto alguno con la oración: el sexo es la otra orilla. Están separados. Se unen en el amor, y por eso el amor es lo más complejo en la experiencia humana, porque en él se da la unión de las dos orillas. En el amor se unen la materia y el espíritu, se encuentran el cuerpo y el alma, el creador y la creación. No perdáis ninguna ocasión de avanzar hacia el amor.

Pero todo depende. Me has preguntado: «¿Son todos los deseos lo mismo? ¿Qué es mi deseo de amor?».

Tendrás que observar. Ahora mismo no puedo darte una respuesta. Tendrás que estar vigilante, conocer claramente tus sentimientos. Si son de naturaleza sexual, no tienes por qué ocultarlos, no tienes por qué preocuparte. Es algo natural. Tienen que surgir de esa fuente natural; hay que empezar desde ahí. No los ocultes, no los racionalices, déjalos ser como son. Si es sexo, pues es sexo. Intenta comprenderlo. Al hacerlo, lograrás que se haga más amoroso, que se dirija más a la persona y menos al cuerpo.

Si sientes que es amor, contribuye a que tome la dirección de la oración. Ama a la persona, pero recuerda a Dios. Abraza a la persona, pero recuerda a Dios. Toma de la mano a la persona amada, a tu amante, pero recuerda que esa mano pertenece a Dios, y deja que ese recuerdo vaya profundizando en ti.

Yo no puedo darte una respuesta; tendrás que encontrarla tú mismo. Incluso si te diera una respuesta, la interpretarías a tu manera. Puedo hablar de la oración, pero si tu energía sigue apegada al sexo, lo interpretarás en un sentido sexual.

Llevo años diciendo que la religión es un puente entre el sexo y la superconsciencia. Lo han escuchado muchas personas, de todas clases. Quienes están obsesionadas con el sexo piensan: «Estupendo. O sea que la superconsciencia también es sexo». Reducen el *samadhi*. Quienes fluyen realmente hacia el *samadhi* se ponen muy contentos y dicen: «Qué bien, ya no hay que condenar nada, porque incluso el sexo tiene un elemento de *samadhi*. Podemos aceptarlo, asimilarlo, y encontrar una profunda paz, porque cuando no hay conflicto hay paz».

He hablado ante muchas personas, y todas lo interpretan a su manera. Voy a contaros una anécdota antes de que os quedéis dormidos.

El *mulá* Nasrudin fue a ver a su médico. Era viejo, muy viejo, y parecía estar muy débil. El médico le dijo:

—Nasrudin, cuéntame cómo va tu vida amorosa, porque me da la impresión de que estás gastando demasiada energía.

—Llevo una vida amorosa muy sencilla —contestó Nasrudin—, hago el amor cuatro veces a la semana con mi esposa, cuatro veces a

la semana con mi secretaria y cuatro veces a la semana con mi meca-
nógrafa.

El médico se quedó horrorizado y dijo:

—¡Nasrudin, así vas a matarte! Tienes que poner manos al
asunto.

—También lo hago, cuatro veces a la semana —replicó Nasrudin.

Cada cual entiende las cosas a su manera. Incluso si os hablo de la
oración, comprenderéis lo que podáis comprender. Es mejor que
observéis, que os adentréis en vuestra propia mente, en su funcionamiento.

Solamente querría deciros una cosa: no censuréis, nunca censuréis. Una mente que censura jamás será capaz de comprender la
vida. No juzguéis, no valoréis. Limitaos a observar. Porque una vez
que hayáis juzgado, no permitiréis que vuestra mente se abra completamente ante vosotros. El enjuiciamiento se interpone como una
barrera. Si ya estáis convencidos de que el sexo es pecado, ¿cómo
vais a enfrentaros a vuestra sexualidad? Os engañaréis a vosotros
mismos, la racionalizaréis. Encontraréis modos y maneras, palabras
y filosofías para ocultarla.

No tengáis ningún prejuicio, y así vuestra existencia será transparente. Y, al menos desde mi punto de vista, sea como sea, será
buena. Es vuestra mente, vuestro cuerpo, vuestra energía. El requi-
sito fundamental consiste en verlo claramente, y a partir de esa visión empezarán a evolucionar las cosas.

Si se trata del sexo, no hay nada de que preocuparse. Buena cosa
es que no seas impotente: piénsalo. Es sexo, es algo bueno: tienes
energía. Puedes emplearla. ¿Habéis oído hablar de alguien impotente que viviera la iluminación? Yo no. Y podéis creerme: no ha
ocurrido nunca, no puede ocurrir. Un hombre impotente es el hombre más pobre del mundo, porque no puede alcanzar la iluminación. Incluso si lo intenta, no puede ocurrir, porque en primer lugar
no tiene energía que transformar.

Y si me lo permitís, voy a deciros otra verdad: solo a una persona de gran sexualidad le llega la iluminación, y eso siempre ha ocurrido así, por la sencilla razón de que existe más energía, sobre la que se puede cabalgar. No les ocurre a las personas apáticas: a esas personas no les pasa nada, porque están estancadas en su apatía. Solo puede ocurrirles a las personas fogosas.

Buda era muy fogoso. Tuvo una vida sexual muy activa, y a partir de eso empezó a ser más y más comprensivo. Y un día, al darse cuenta de cuánta energía estaba desperdiciando, empezó a canalizar esa energía en otra dirección: hacia el amor, la oración, la compasión, la meditación.

¡Es la misma energía! En el mundo solo existe una energía, la energía sexual. Incluso si Dios tiene que crear algo, ha de hacerlo mediante el sexo. Un niño nace, la vida nace por mediación del sexo. Cuando una flor se abre, se debe a la energía sexual. El cuco canta como loco por la energía sexual. ¡Mirad a vuestro alrededor! El mundo entero vibra con la energía sexual. ¡Es la única energía que existe! El sexo es la materia de la que está hecho el universo, de modo que no lo condenéis. Dejaos llevar por las olas rugientes del sexo y empezaréis a experimentar nuevas dimensiones, nuevas alturas.

La primera puerta dará al amor, y la segunda a la oración. Pero solamente se puede empezar desde donde se está. Lo primero que hay que saber con absoluta certeza es dónde se está, y solamente lo puede saber uno mismo.

Observad... y seguid observando. Y si no censuráis, si no justificáis, si no decís esto es bueno o malo, si no sois moralistas, puritanos, si os limitáis a observar, seréis capaces de ver, porque esa capacidad está dentro de vosotros, donde está vuestra energía. Y una vez que hayáis descubierto dónde está, empezad a trabajar.

Si esa energía gira en torno del sexo, no hay por qué preocuparse. Simplemente, recordad una cosa: nunca hagáis el amor con una persona a la que no améis. Eso es una perversión, porque seguiréis obsesionados con el sexo. Haced el amor con una persona a la que realmente améis; en otro caso, esperad, porque cuando se ama a una

persona, el amor mismo elevará la energía. Y una vez que la energía
ha empezado a trasladarse hacia el amor, el amor resulta tan satisfactorio que nadie se preocupa por el sexo. El sexo nunca satisface,
sino que crea mayor insatisfacción. El sexo nunca ha satisfecho a nadie, porque no conoce la satisfacción.

Mantened relaciones sexuales solo cuando mantengáis una relación amorosa, y así amor y sexo irán unidos. Y el amor es un centro
más amplio, más elevado. Cuando el sexo se asocia con el amor, empieza a ascender. En cuanto notes que amas, no vayas a rezar a un
templo, una mezquita o una iglesia: no tiene sentido. Haz lo mismo
que hiciste al principio: tu primera oración debe tener lugar con la
persona amada. Debe haber una actitud de oración antes de hacer el
amor, o después de haber hecho el amor, o también —y es lo mejor— mientras se está haciendo el amor.

Si el amor se une a la meditación, puede seguir elevándose gracias a la meditación. El amor tiene que elevar la energía sexual, y la
meditación elevar la energía del amor. Cuando se llega al punto más
alto, se abre en la cabeza el *sahasrar*, lo que en Oriente denominamos «el loto de mil pétalos». Y únicamente se abre en el punto más
elevado.

Estos son los tres centros básicos: el centro del sexo, el centro
del corazón y el *sahasrar*, el loto de mil pétalos. El centro del corazón está precisamente en el medio, entre el *shasrar* y el centro del
sexo, y a partir de ahí se abre un camino hacia los otros dos centros.
No se puede pasar directamente del sexo al *sahasrar*: hay que pasar
por el amor, por el centro del corazón. A partir del centro del corazón podemos expandirnos por ambos caminos, y no hay nada de
malo en ello. Una vez alcanzado el *sahasrar*, la apertura definitiva del
loto interior, el sexo desaparece por completo. No queda ni rastro
del sexo.

En el sexo no existe la oración. En la oración no existe el sexo.
En el amor se mezclan, se encuentran. Por eso insisto: el amor es la
puerta a este mundo, o de acceso al otro mundo. El amor abre
la puerta en ambos sentidos.

Tenía razón Jesucristo cuando decía que Dios es amor, pero a mí me gustaría añadir, y me parece que es mejor que lo que proclamaba Jesucristo, que el amor es Dios. Jesucristo decía que Dios es amor. Yo digo que el amor es Dios.

¿Cuál es el enfoque del zen hacia el sexo? Da la impresión de que quienes practican el zen son inapetentes, o que tienen una especie de aura asexuada.

En el zen no existe una postura ante el sexo, y en eso radica la belleza del zen. Mantener una postura ante algo equivale a seguir obsesionado por esto o lo otro. Si alguien es contrario al sexo, mantiene una postura determinada; si alguien está a favor del sexo, también mantiene una postura determinada. Y la postura favorable y la contraria van unidas, como las dos ruedas de un carro de bueyes. No son enemigos, sino amigos, socios en el mismo negocio.

El zen no adopta ninguna actitud ante el sexo. ¿Por qué tendría que adoptar una actitud concreta ante el sexo? En eso consiste su belleza: el zen es completamente natural. ¿Tenéis una actitud concreta ante el hecho de beber agua, o ante el hecho de comer? ¿Tenéis alguna actitud concreta ante el hecho de dormir por la noche? En absoluto.

Sé que hay locos que mantienen una postura ante estas cosas: que no se debe dormir más de cinco horas. Como dormir es una especie de pecado, algo así como un mal necesario, no deberíamos dormir más de cinco horas, y en India hay personas que creen que tres horas de sueño son suficientes. Yo he conocido a una persona que lleva diez años sin dormir , y la veneran, solamente por eso. No tiene nada más, ningún talento creativo. Ese es su único talento. Quizá simplemente padezca de insomnio. Quizá eso no sea ni siquiera un talento, sino que no puede dormir.

Se ha vuelto tan neurótico que no se puede relajar, y parece loco. Cualquiera se volvería loco si llevara diez años sin dormir. Y van auténticas multitudes a venerarle. Ha conseguido algo grandioso. ¿En qué consiste? ¿En qué consiste ese gran logro? Simplemente es alguien anormal, un enfermo. Dormir es algo natural, y lógicamente, tiene que estar tenso, muy tenso. Debe de estar consumiéndose por dentro. Imagináoslo, ¡diez años sin dormir! Pero ha sido una gran inversión, que está dando resultados. Su locura se ha convertido en una inversión, y miles de personas le veneran... ¿solo por eso?

Esta ha sido una de las grandes calamidades que han azotado el mundo en el transcurso de los siglos, que se venere la falta de creatividad, y a veces hasta lo patológico. Hay gente que tiene una actitud concreta ante el dormir, otras personas ante la comida, que si hay que comer esto o lo otro, que solo hay que comer cierta cantidad y no más. No escuchan la llamada del cuerpo, no hacen caso de si el cuerpo tiene hambre o no. Tienen una idea concreta e imponen esa idea a la naturaleza.

El zen no mantiene ninguna actitud concreta ante el sexo. El zen es muy sencillo, es inocente, infantil. Dice que no hay que mantener ninguna actitud concreta ante el sexo. ¿Por qué? ¿Tenéis alguna actitud concreta ante el hecho de estornudar? Estornudar o no estornudar, ¿es un vicio o una virtud? No tenéis ninguna actitud concreta ante eso. Pero yo he conocido a un hombre que está en contra de los estornudos, y siempre que estornuda se pone a repetir un mantra inmediatamente para protegerse. Forma parte de una absurda secta, muy pequeña. Sus miembros piensan que cuando se estornuda se escapa el alma, y si no se recuerda a Dios quizá no regrese. De modo que hay que recordarlo inmediatamente para que te sea devuelta el alma. Si te mueres mientras estás estornudando, vas al infierno.

Se pueden adoptar actitudes ante todo, pero una vez adoptadas, se destruye la inocencia y esas actitudes empiezan a controlar a la persona. El zen no está en contra ni a favor de nada. Lo que afirma el zen es que todo lo normal es bueno. Ser normal, no ser nadie, no ser nada, no tener ideología, no tener personalidad, carecer de personalidad...

Cuando tienes una personalidad también tienes una especie de neurosis. Tener una personalidad significa que algo se ha aferrado a ti. La personalidad significa el pasado, significa que existe un condicionamiento. Cuando tienes una personalidad quedas atrapado en ella, no puedes ser libre. Cuando tienes una personalidad te cubres con una armadura, y dejas de ser una persona libre. Llevas la prisión a tu alrededor, una prisión muy sutil. Una persona de verdad debe carecer de personalidad.

¿Qué quiero decir con carecer de personalidad? Que esa persona esté libre del pasado. Así, actuará en el momento según el momento. Será espontánea; solo así se puede ser espontáneo. No buscará en los recuerdos para saber qué tiene que hacer. Cuando se presenta una situación y buscas en los recuerdos, entonces tienes una personalidad, y preguntas a tu pasado: «¿Qué he de hacer?». Cuando no tienes una personalidad simplemente observas la situación y la situación decide qué has de hacer. Entonces es algo espontáneo, y existe una respuesta, no una reacción.

En el zen no existe un sistema de creencias sobre nada, incluyendo el sexo: el zen no dice nada al respecto. Y eso debería ser lo definitivo. El tantra sí tiene una actitud ante el sexo. ¿Por qué razón? Porque intenta reparar lo que ha hecho la sociedad. El tantra tiene un carácter medicinal. La sociedad ha reprimido el sexo, y el tantra aparece como un remedio para ayudaros a restablecer el equilibrio. Os habéis inclinado demasiado hacia la izquierda; llega el tantra y os ayuda a inclinaros hacia la derecha. Y para restablecer el equilibrio a veces hay que inclinarse demasiado hacia la derecha, porque solo así se consigue el equilibrio. ¿No os habéis fijado en lo que hace un equilibrista? Lleva un palo en las manos para mantener el equilibrio. Si se da cuenta de que se está inclinando demasiado hacia la izquierda, inmediatamente empieza a inclinarse hacia la derecha. Después, se da cuenta de que se ha inclinado demasiado hacia la derecha y empieza a inclinarse hacia la izquierda. Así es como se mantiene el centro, y el tantra es el remedio.

La sociedad ha creado una mente represora, una mente negadora de la vida, negadora del goce. La sociedad está contra el sexo. ¿Por qué se opone de tal modo la sociedad al sexo? Porque si se permite que las personas disfruten del placer sexual, no se las puede convertir en esclavos. Es imposible. Una persona que disfruta no puede ser esclava. En eso consiste todo: solo las personas tristes pueden ser esclavos. La persona alegre es libre; tiene independencia.

No se puede reclutar para la guerra a la gente que disfruta. Es imposible. ¿Por qué tendrían que ir a la guerra? Pero si una persona ha reprimido su sexualidad, está dispuesta a ir a la guerra, está deseosa de ir a la guerra, porque no ha sido capaz de disfrutar de la vida. Ya no es capaz de disfrutar, y por consiguiente, también es incapaz de crear. Solamente puede hacer una cosa: destruir. Todas sus energías se han emponzoñado, se han hecho destructivas. Está dispuesto a ir a la guerra, y no solo dispuesto: está ansioso. Desea matar, destruir.

En realidad, mientras esté eliminando a seres humanos disfrutará indirectamente del goce de la penetración. Si esa penetración se hubiera producido en el acto amoroso habría sido algo maravilloso. Una cosa es penetrar el cuerpo de una mujer en el acto del amor: es algo espiritual, pero cuando las cosas se tuercen y se penetra a alguien con una espada, con una lanza, es algo horrible, es violento, destructivo. Pero con ello se busca un sustituto de la penetración sexual.

Si se permitiera a la sociedad una libertad absoluta para el goce, para la alegría, nadie sería destructivo. Las personas que pueden amar con gozo no son destructivas. Y tampoco serán competitivas las personas que pueden amar con gozo y disfrutar de la vida. Estos son los problemas.

Por eso las gentes primitivas no son tan competitivas. Disfrutan de la vida. ¿Quién quiere tener una casa más grande? ¿Quién quiere tener una cuenta bancaria más abultada? ¿Para qué? Son felices con su mujer o su hombre, y la vida es como una danza para ellos. ¿Para qué pasar en el mercado horas y horas, un día tras otro, un año tras otro, en espera de tener al final una gran cuenta bancaria, jubilarse y disfrutar? Ese día nunca llega. No puede llegar, porque durante todo ese tiempo has sido un asceta.

Recordad lo siguiente: los empresarios, la gente que se dedica a los negocios, son ascetas. Lo han dedicado todo al dinero. Pero una persona que conoce el amor, que ha conocido la emoción y el éxtasis del amor, no puede ser competitiva. Se contentará con el sustento diario. Eso es lo que significan las palabras de Jesucristo: «El pan nuestro de cada día, dánoslo hoy». Desde la perspectiva material Jesucristo parece tonto. Tendría que haber dicho: «Nuestra cuenta bancaria, auméntanosla hoy». ¿Cómo que solo pide el pan de cada día? Pues una persona feliz no pide nada más, porque su felicidad la satisface.

Solo las personas insatisfechas son competitivas, porque piensan que la vida no está aquí, sino allí. «Tengo que llegar a Delhi y ser presidente», o a la Casa Blanca, o esto o lo otro. «Tengo que ir allí, porque allí está la felicidad», porque saben que aquí no existe la felicidad. Así que no paran de correr de un lado a otro, y nunca llegan a su objetivo. Y quien sabe que la felicidad está aquí, ¿por qué tendría que ir a Delhi? ¿Para qué? El satisfecho se siente feliz aquí y ahora. Tiene muy pocas necesidades. No tiene deseos. Naturalmente, tiene necesidades, pero no deseos. Las necesidades se pueden satisfacer, pero no los deseos. Las necesidades son algo natural, pero los deseos son una perversión.

Esta sociedad nuestra depende de una sola cosa: la represión sexual. En otro caso, la economía se destruiría. Desaparecerían las guerras y con ella toda la maquinaria bélica; la política no tendría sentido y los políticos perderían su importancia. El dinero no tendría ningún valor si se permitiera que las personas amaran. Como no se les permite que amen, el sustituto es el dinero, el dinero se convierte en el amor. Una estrategia muy sutil: hay que reprimir el sexo, porque si no, la estructura de la sociedad se desmoronará inmediatamente.

Únicamente la liberación del amor en el mundo nos traerá la revolución. Han fracasado el comunismo, el fascismo, el capitalismo: han fracasado todos los «ismos» porque, en el fondo, reprimen sexualmente. En este sentido, no existen diferencias entre Washington y Moscú, entre Pekín y Delhi, ninguna diferencia. Todos están de acuerdo en una cosa: que hay que controlar el sexo, que no se debe permitir el inocente goce del sexo.

Para restablecer el equilibrio aparece el tantra: el tantrismo es un remedio, y por eso hace demasiado hincapié en el sexo. Las religiones, las llamadas religiones, dicen que el sexo es pecado, y el tantrismo dice que el sexo es el único fenómeno sagrado. El tantra es un remedio; el zen, no. El zen es el estado que se da cuando ha desaparecido la enfermedad y, por supuesto, junto con la enfermedad desaparece el remedio. Una vez curados de la enfermedad, no seguimos con la receta y la medicina. Las tiramos al cubo de la basura.

La sociedad común y corriente está en contra del sexo, y el tantra ayuda a la humanidad, contribuye a devolver el sexo a la humanidad. Y cuando se ha recuperado el sexo, surge el zen. El zen no tiene ninguna actitud concreta; es pura salud.

Dice Wilhelm Reich: «Todos los pacientes están genitalmente perturbados y deben sanar genitalmente. Eso significa que debemos encontrar y destruir todas las actitudes patológicas que impiden el establecimiento de la potencia orgásmica». Como terapeuta y como alguien que recibe terapia, ¿son estas palabras objetivas y unos buenos cimientos sobre los que construir?

Exactamente. Precisamente. El organismo sano siempre es capaz de llegar a las cimas del orgasmo. Es orgásmico. Es una corriente que fluye.

Cuando una persona feliz ríe, lo hace como si riera con todo el cuerpo, no solamente con los labios o con la cara. Se ríe desde la cabeza hasta los pies, como un organismo total. Las risas recorren todo su ser. Toda su bioenergía vibra con la risa, como en un baile. Cuando una persona sana está triste, está realmente triste, completamente. Cuando una persona sana se enfada, se enfada de verdad, completamente. Cuando hace el amor, es amor y nada más. Cuando hace el amor, solo hace el amor.

En realidad no es correcto decir que hace el amor. La expresión es vulgar, porque el amor no se puede hacer. No es que haga el amor, sino que la persona es amor. No es sino energía de amor. Y así es en todo lo que hace. Cuando anda, no es sino energía andante. No hay nadie que ande. Cuando cava un agujero, es el cavar.

Una persona sana no es una entidad, sino un proceso, un proceso dinámico. O podemos decir que una persona sana no es un sustantivo sino un verbo, no un río sino el fluir de un río. Fluye continuamente en todas las dimensiones. Y cualquier sociedad que lo impida sufre una patología. Cualquier persona que esté inhibida en cualquier sentido sufre una patología. Solo funciona una parte, no el todo.

Muchas mujeres no conocen el orgasmo, y muchos hombres no conocen el orgasmo total. Muchos alcanzan solo un orgasmo local, genital, que se limita a los genitales. Una pequeña onda en los genitales, y se acabó. No es como la posesión cuando el cuerpo entero se mueve en una vorágine y nos perdemos en un abismo. Durante unos momentos se detiene el tiempo y la mente no funciona. Durante unos momentos no sabemos quiénes somos. Entonces llega el orgasmo total.

El ser humano sufre patologías y no está sano porque la sociedad lo ha lisiado en muchos sentidos. No se nos permite amar completamente, no se nos permite enfadarnos, no se nos permite ser nosotros mismos. Se nos imponen mil y una limitaciones.

Si queréis estar realmente sanos, tenéis que desinhibiros. Tenéis que deshacer todo lo que os ha hecho la sociedad. La sociedad es criminal, pero como es la única que tenemos, no se puede hacer nada ahora mismo. Cada cual debe encontrar su camino para salir de esta sociedad patológica, y el mejor camino consiste en empezar a ser orgásmico de todas las maneras posibles.

Si vas a nadar, hazlo con todo tu ser, para transformarte en el nadar, en el verbo: el sustantivo se disuelve. Si corres, transfórmate en el correr, no en corredor. En los Juegos Olímpicos hay corredores, egos, competidores... ambiciones. Si puedes correr sin que esté presente el corredor, correr se transforma en zen, en meditación. Baila, pero no seas el bailarín, porque el bailarín empieza a manipular y entonces no es el todo. Simplemente baila y deja que el baile te lleve a donde quiera.

Acepta la vida, confía en ella, y poco a poco la vida destruirá todas tus inhibiciones y la energía empezará a entrar a raudales en todas las partes en las que no se le había permitido la entrada.

Hagas lo que hagas, hazlo con esta idea de que tiene que fluir más. Si coges a alguien de la mano, sujétala de verdad. La tienes entre las tuyas de todos modos, así que, ¿por qué desperdiciar el momento? ¡Sujétala de verdad! No os limitéis a ser dos manos muertas sujetando otras dos manos, mientras cada uno de vosotros se pregunta cuándo se marchará el otro. Si hablas, habla apasionadamente; si no, aburrirás a los demás y a ti mismo.

La vida debería ser una pasión, una pasión vibrante, palpitante, una tremenda energía. Hagas lo que hagas, no debe ser gris; en otro caso, no lo hagas. No hay obligación de hacer nada, pero lo que te apetezca hacer, hazlo de verdad.

Todas las inhibiciones desaparecerán poco a poco, y recuperarás tu vida entera. Recuperarás tu cuerpo, y tu mente. La sociedad ha lisiado el cuerpo, la mente, todo. Te han dado ciertas opciones; se han abierto rendijas muy estrechas y solo puedes ver desde esas rendijas. No se te permite que veas la totalidad.

Eso es lo que yo llamo una mente sana. Una mente sana es orgásmica, extática.

¿Por qué siempre se ha clasificado el sexo junto con el enfado, los celos, la crueldad, la codicia, la actitud posesiva, la violencia, y nunca con la diversión, el goce, el amor, el juego, la amistad y otras grandes cosas con las que las ha asociado usted?

El sexo no tiene nada que ver con los celos, la ira o el sentido de la posesión. Pero la mente humana ha estado condicionada hasta tal punto por los intereses creados que sus defensores se han servido de la fuente misma de la energía vital —el sexo— para satisfacer esos intereses.

Por ejemplo: el hombre es polígamo por naturaleza, y cuando digo «hombre» no me refiero solo a los hombres, sino también a las mujeres. Los seres humanos son polígamos, pero todas las sociedades han impuesto la monogamia, y en eso radica el problema. El problema no procede del sexo, sino de la monogamia.

Te ves atado a un hombre o una mujer, y es natural que de vez en cuando sientas deseos de probar algo distinto. El mismo hombre, el mismo olor, la misma mujer, la misma geografía que has explorado mil veces. Tienes que explorarla una vez más y ya no queda nada por explorar. Te hartas. Eso es inteligente; solo la inteligencia se harta. Te encantaría estar de vez en cuando con otra mujer, con otro hombre.

Si la sociedad estuviera dirigida por personas inteligentes —no por personas que quieren aprovecharse de ti, sino por personas que quieren que tu naturaleza alcance su máxima capacidad— no habría celos. La esposa comprendería que el marido necesita de vez en cuando a otra mujer, «igual que yo necesito a otro hombre». Y es completamente natural. Somos seres humanos.

¿Qué tiene de malo jugar al tenis con una persona hoy y otro día con una persona diferente? ¿Hay celos? Ni se plantea que surjan los celos. Y el sexo no es distinto del tenis: dos energías que se unen y se fusionan. Y tras la píldora, el argumento fundamental de todas las religiones ha quedado trasnochado.

Todas las religiones insisten en que hay que mantener la monogamia por los hijos; si no, ¿quién se haría responsable de ellos? Gracias a la píldora, el sexo no tiene por qué suponer una esclavitud, porque los hijos ya no constituyen un problema. El sexo se ha liberado de la esclavitud de la biología. Por eso no me canso de repetir que tras el descubrimiento del fuego, la píldora representa la mayor revolución, el mayor descubrimiento.

Cuando no existen los celos no existe la ira, y todas las cualidades de las que hablo brotan automáticamente. Una mujer que te da libertad, un hombre que no intenta poseerte —que te permiten desenvolverte por el mundo según tus propios deseos—... ¿no creéis que surgirá la amistad entre esas dos personas? Un hombre que le da libertad a su esposa, una mujer que le da libertad a su marido... tendrán una gran amistad, una gran intimidad.

La esposa puede contarle al esposo cómo era el otro hombre. El marido puede describirle la otra mujer a su esposa. No tienen necesidad de ocultarlo. La amistad facilita el acercamiento, la intimidad. Pero las sociedades del pasado no querían que ocurriese esto. Querían que la gente se aburriese: atad una mujer a un hombre para siempre, y habréis iniciado el peregrinaje hacia el aburrimiento absoluto. Así aburridas, sufriendo, las personas no pueden rebelarse.

No pueden llegar a la cima de la inteligencia, porque el aburrimiento destruye sin cesar toda posibilidad.

¿Por qué se enfadaba Jantipa con Sócrates? ¿Por qué le pegaba? ¿Por qué en una ocasión le tiró en la cabeza el agua hirviendo con la que estaba preparando el desayuno? A Sócrates se le quemó media cara y se le quedó negra toda la vida. ¿Qué ocurrió?

Lo que ocurrió es que a Sócrates le interesaban más sus discípulos. Estaba hablando con ellos cuando se produjo el tremendo incidente del agua caliente. Su mujer le dijo una y otra vez: «Entra. El desayuno está listo». Pero cuando hay una gran conversación intelectual de por medio, para un hombre como Sócrates desayunar no significa nada.

Jantipa se puso hecha una furia y le tiró el agua encima. Pero Sócrates es uno de los más grandes hombres de la historia. Se secó la cara y continuó con la conversación. Uno de sus discípulos dijo:

—No entendemos nada. ¿Cómo puedes soportar a una mujer así?

—No tengo que soportarla —contestó Sócrates—. Me ha ayudado a aprender muchas cosas; por ejemplo, paciencia. Le estoy agradecido. Ahora mismo acaba de darme otra lección, que incluso si te tiran encima agua caliente, puedes mantenerte frío. Sin ella, me habría resultado difícil descubrir estas realidades.

Sócrates nunca se enfadaba con su esposa; era compasivo.

Cuando dos personas se dan libertad mutuamente, ambas enriquecen sus experiencias. Quizá haya un tesoro oculto en tu esposa que aún no has descubierto. Al hacer el amor con otra mujer, lo descubres, y la otra mujer supone una enorme ayuda. Tu esposa deja de ser la vieja geografía: es algo nuevo, un nuevo rincón, un nuevo espacio... Empezarás a buscar ese nuevo espacio que has descubierto en la otra mujer, porque cada mujer es única, al igual que cada hombre.

Debería permitirse a un hombre que se relacionara con el mayor número posible de mujeres. Debería permitirse a una mujer que se relacionara con el mayor número posible de hombres. Ambos serían más ricos, ricos en experiencia, intimidad, amistad; conocerían las cimas del amor que, en otro caso, no existen.

Pero los intereses creados no desean que seáis inteligentes, que enriquezcáis vuestras experiencias, que lleguéis al máximo de vuestro potencial, porque es peligroso para ellos. Solo seguiréis en vuestra condición de esclavos si sois pobres en experiencia e inteligencia. Solo seguirás en tu condición de esclavo si eres un marido dominado. Sabes muy bien que no puedes controlar a tu esposa. Jamás intentarás hacer ningún esfuerzo para subir más alto en ningún terreno, porque sabes que tu mujer puede hacerte bajar inmediatamente.

Y la esposa está prisionera en casa. ¿En quién va a vengarse? ¿Quién es responsable de todo eso? No encuentra a nadie más que a su marido.

Esta horrible situación la hemos creado nosotros.

Mi objetivo consiste en ayudaros a que comprendáis que el amor no es una mercancía. Piensas que si tu mujer se va con otro hombre unos días se gastará, que cuando vuelva estará vacía y sin amor. El amor no es una mercancía. En realidad, al probar a un hombre distinto, experimentarlo desde ángulos distintos, quizá descubra ángulos distintos en sí misma. Puede volver con más amor porque es más experta, y darte una sorpresa, porque no la habías conocido así.

Estoy a favor de la riqueza en todas las dimensiones de la vida. Estoy en contra de la pobreza en todas las dimensiones de la vida. Y nos han reducido a la pobreza psicológica, espiritual y física, de modo que unas cuantas personas puedan llegar a presidentes, primeros ministros, reyes y reinas, que unas cuantas personas puedan llegar a papa o a ayatolá. ¡Se sacrifica a toda la humanidad por unas cuantas personas!

Quiero que os rebeléis contra cualquier intento de que os arrebaten la libertad.

Para mí, la libertad es la experiencia suprema, la más hermosa, la más divina.

No consintáis que nada interfiera en vuestra libertad, por ninguna razón. Conservad intacta vuestra libertad, a cualquier precio. Eso os convertirá en hombres reales, en mujeres reales. Ahora mismo, sois simples marionetas, sin nada real; todo es irreal en vosotros. Y porque todo es irreal, os sentís amargados.

La realidad os libera de la amargura y os lleva a un nuevo mundo de dicha. Ese es el reino en el que intento que entréis.

¿Cuál es la relación entre el sexo y la muerte?
El hombre teme a ambos, y por eso son tabúes. Nadie habla sobre el sexo y nadie habla sobre la muerte.

Guardamos silencio sobre estos dos temas, y llevamos guardando silencio desde hace siglos y siglos. Son temas tabú, que ni siquiera se deben mencionar. En cuanto se los menciona, algo se echa a temblar en nuestro interior.

Parece que hay una profunda represión al respecto. Por eso hemos creado palabras sustitutorias. En el mundo occidental no dicen «hacer el sexo», sino «hacer el amor». Es una expresión sustitutoria, y también falsa, porque el amor se encuentra en una dimensión completamente distinta. Hacer el sexo es hacer el sexo, no hacer el amor. El amor puede incluir el sexo, pero posee una cualidad totalmente distinta.

Nunca hablamos de la muerte directamente. Cuando muere alguien, empleamos expresiones sustitutorias. Decimos cosas como «ha ido a reunirse con el hacedor», o «se ha ido al Cielo». Nunca nos enfrentamos con la muerte de una forma directa.

Hemos creado multitud de fenómenos falsos en torno a la muerte y el sexo. Si dos personas van a casarse, ni siquiera se menciona el sexo. ¡Y van a casarse por el sexo! Hemos creado un gran espejismo en torno al matrimonio, pero el hecho real, desnudo, es el sexo. Hemos creado un ritual, un gran ritual, con el matrimonio, simplemente para ocultar ese hecho. ¿Por qué? ¿Por qué solo existe un tabú en torno a estas dos cosas? Ambas están estrechamente relacionadas, y la razón de esa relación es la siguiente:

En primer lugar, nacemos del sexo. Y el nacimiento y la muerte son los polos opuestos de una misma cosa. En el hecho mismo de nacer está oculta la muerte. Por eso se dio cuenta el hombre de la estrecha relación entre el sexo y la muerte. La muerte no puede ocurrir sin el sexo, al igual que no puede tener lugar el nacimiento sin el sexo.

Quizá os preguntéis... Existen organismos —amebas y bacterias— que no nacen del sexo sino por simple división. Las amebas crecen y se alimentan, y llegan a un límite en el que su cuerpo se divide en dos, porque se hace tan grande que no puede moverse. El cuerpo sigue creciendo hasta cierto límite y entonces se divide en dos. Después, los dos cuerpos siguen creciendo y se dividen en cuatro. No hay sexo de por medio; simplemente división. Por eso se sabe que las amebas son inmortales, que no mueren. Si tienen alimento continuamente, las amebas no mueren. No hay necesidad de morir, porque no hay sexo.

El hombre no puede ser inmortal a menos que encontremos algo que cambie el proceso de la reproducción. Si un ser humano pudiera nacer sin la intervención del sexo, no moriría jamás. La muerte forma parte del sexo, al igual que el nacimiento también forma parte del sexo.

Se puede entender esto de otra manera. Quienes han estado más fascinados y obsesionados con el concepto de inmortalidad, todas esas tradiciones que han tratado de hacer inmortal al hombre, siempre se han opuesto al sexo. El yoga, sobre todo el hata yoga, ha hecho grandes esfuerzos para encontrar métodos que prolonguen la vida. Por eso está en contra del sexo. El hata yoga dice que si queremos prolongar la vida no debemos adentrarnos en el sexo, porque el sexo aproxima a la muerte.

Pero como has nacido, ya tienes algo que ver con el sexo. Tanto si reprimes tu sexualidad como si la expresas, no habrá mucha diferencia. Ya te has trasladado hacia un lado, y el otro vendrá a continuación.

El sexo y la muerte están estrechamente relacionados también en otro sentido. En un acto sexual intenso, experimentas una especie de muerte, como si ya no existieras. Si has realizado el acto total, profundamente, te fusionas. Desaparece por completo tu entidad individual y se apodera de ti una fuerza mayor que tú. El acto sexual comienza voluntariamente, pero nunca termina como un acto voluntario. Llega un punto en que el mecanismo involuntario se apodera del voluntario. Llega un momento en que se expulsa la mente consciente y toma el poder la mente inconsciente. Llega un momento en que el ego no puede existir y domina la ausencia de ego. Notas una muerte repentina del ego; sientes que estás muriendo.

Por eso, las personas muy egoístas no pueden alcanzar el orgasmo. No pueden dejarse ir, no pueden permitir que su inconsciente tome el control. Se mantienen mentalmente conscientes e intentan controlar todo el proceso, y así no logran un orgasmo intenso. Cuanto más civilizado se hace el hombre, menos posibilidades de tener un orgasmo tiene. Ese momento dichoso en el que pierdes el ego y te fusionas con la existencia es una especie de muerte: la muerte del ego, la muerte de la consciencia, la muerte de la individualidad.

Esa es la razón por la que quienes temen al sexo también temen a la muerte, y quienes temen a la muerte temen al sexo. El temor consiste en que «quizá me pierda. ¿Cómo puedo tener la certeza de que seré capaz de volver?». No existe tal certeza. ¿Quién sabe si volverás o si continuarás, hasta desaparecer por completo?

También surge ese temor en la meditación. Es un orgasmo intenso, semejante en muchos sentidos al sexual, y en cierto modo, exactamente igual.

La psicología moderna, sobre todo la de Jung, ha llegado a descubrir un concepto, un concepto tántrico muy antiguo. El tantra dice que todo hombre y toda mujer son bisexuales. Ningún hombre es simplemente un hombre. En un sentido, también es una mujer. Y ninguna mujer es simplemente una mujer. Hay un hombre oculto en el fondo. Por tanto, todo individuo, hombre o mujer, es bisexual. Lo opuesto está oculto en el interior.

En la meditación profunda, se produce un orgasmo sexual, no con alguien que está fuera de ti, sino con tu propio polo opuesto, en el interior. Ahí os unís: la mujer interior y el hombre interior que hay en ti. La unión es espiritual, no corporal. Se penetran mutuamente, el yin y el yang. Se penetran mutuamente, se hacen uno solo, se fusionan. La meditación es un intenso orgasmo sexual entre los dos polos opuestos del interior, y surge el mismo temor.

Si te adentras profundamente en la meditación, un día, tarde o temprano, comprenderás que ha llegado el último momento, que va a sobrevenir la muerte: «Voy a morir ahora». Te atenaza el miedo.

Presa del pánico, puedes regresar. Si regresas, habrás perdido una
gran oportunidad, que se presenta rara, muy raramente. Han de pasar vidas y vidas para que se presente ese momento en el que empiezas a sentir un intenso orgasmo por dentro. El hombre y la mujer
interiores se están uniendo; tus dos polos opuestos se están pe-
netrando mutuamente, haciéndose uno. Has llegado al momento en
el que puedes ser completo. Pero sentirás miedo, porque se habrá
perdido el ego. Te perderás tal y como te conoces, se perderá tu imagen. Aparecerá un ser nuevo, sin ninguna relación con el antiguo,
desconectado de él. Pero tú morirás, con todo tu pasado. Y entonces surge el miedo.

Nos topamos con la muerte en la meditación y también nos encontramos con la muerte en el orgasmo sexual. Pero si puedes enfrentarte a esas muertes, llegarás a ser capaz de enfrentarte a la
muerte suprema: la del ego. Y sin miedo. En cuanto sabes que puedes perderte y seguir siendo, en cuanto sabes que perder no es en
realidad perder sino ganar, en cuanto sabes que fundirse no significa la muerte sino la vida eterna, en cuanto sabes todo eso, no existe
la muerte para ti. Morirá tu cuerpo, morirá todo lo que tienes, pero
tú —el ser mismo, el terreno mismo de tu existencia— eres eterno.

Y eso es bueno. Si puedes experimentar la muerte en el sexo, el
sexo mismo se hace espiritual, se transforma en meditación. Una vez
que puedes conocerla con el hombre o la mujer exteriores, con la
persona amada o el amante, te resultará fácil adentrarte en la meditación, crear en el interior el mismo fenómeno que has conocido en
el exterior.

También puede crearse directamente en el reino interior. Resultará difícil, pero es posible. Una vez creado, y cuando ya has conocido una profunda unión, una profunda comunión con tus dos polos opuestos, desaparecerá el sexo exterior, que es un simple
sustituto del interior. Así llamo yo a la meditación: sexo interior. Estás a solas, en un intenso orgasmo con tus polos opuestos.

Siempre que puedas notar la muerte, nótala. No la rehúyas. La
muerte es hermosa, el mayor de los misterios, más misteriosa que la
vida. Mediante la vida puedes ganar el mundo, ese mundo vano, ab-

surdo, despreciable. Mediante la muerte puedes ganar lo eterno. La muerte es la puerta.

Sócrates estaba moribundo; le habían dado veneno. Su rostro parecía en éxtasis. Sus amigos le dijeron:

, —Vas a morir dentro de unos momentos, Sócrates. ¿Por qué pareces tan feliz, tan dichoso? Nunca habíamos visto a nadie a punto de morir con una expresión tan dichosa, con esa mirada de éxtasis. ¿Qué pasa? ¿Qué te ocurre?

—Estoy entrando en la muerte, el gran misterio —respondió Sócrates—. La vida no es nada ante ella. Se está abriendo ante mí lo desconocido, lo ilimitado, lo inexplorado. He iniciado un gran viaje. Me estoy perdiendo, pero ganando el universo entero, la existencia entera.

¿Puede decir algo sobre el sida?
No es inconcebible que diga algo sobre el sida, a pesar de que no soy médico. Pero esa enfermedad que ahora se llama sida tampoco es simplemente una enfermedad. Es algo más, algo que supera los límites de la profesión médica.

Tal y como yo la veo, no se trata de una enfermedad clasificable en la misma categoría que otras enfermedades, y de ahí el peligro que encierra. Quizá mate a dos tercios de la humanidad. Consiste, fundamentalmente, en la incapacidad para resistir las enfermedades. Poco a poco descubres tu vulnerabilidad ante toda clase de infecciones, y no tienes resistencia interna para luchar contra ellas.

A mi entender, significa que la humanidad está perdiendo la voluntad de vivir.

Cuando una persona pierde la voluntad de vivir, su resistencia decae inmediatamente, porque el cuerpo sigue a la mente. El cuerpo es un criado muy prudente de la mente: sirve a la mente religiosamente. Si la mente pierde la voluntad de vivir, eso se reflejará en el cuerpo, que rebajará su resistencia a la enfermedad y a la muerte. Por supuesto, a los médicos no les preocupa la voluntad de vivir, y por eso he pensado que yo debía decir algo.

Se va a convertir en un problema tan grande en el mundo entero que comprenderlo desde cualquier dimensión puede resultar de enorme ayuda.

La voluntad de vivir está enraizada en el sexo. Si esta voluntad desaparece, el sexo será el área más vulnerable de la vida, la que invite a la muerte.

Tened muy en cuenta que no soy médico, y que voy a decir estas palabras desde un punto de vista completamente distinto. Pero existen muchas más posibilidades de que lo que yo digo sea verdad que lo que dicen los llamados investigadores, porque su investigación es superficial. Solo se fijan en los casos, y se ocupan de recoger datos y hechos.

Yo no hago eso: yo no voy recogiendo datos. Mi trabajo no consiste en investigar, sino en comprender. Intento examinar cada problema con la mayor profundidad posible. Sencillamente, no hago caso de lo superficial, que constituye el campo de los investigadores. Mi trabajo solo puede considerarse investigación en el sentido de que trabajo hacia el interior.

Trato de penetrar hasta las profundidades y de ver claramente que el sexo es el fenómeno más relacionado con la voluntad de vivir. Si declina la voluntad de vivir, el sexo quedará vulnerable, y entonces no se trata de una cuestión de heterosexualidad u homosexualidad.

Tal y como yo la veo, se trata de una enfermedad espiritual.

El hombre ha llegado a un punto en el que descubre que se acaba el camino.

Volver atrás no tiene sentido porque todo lo que ha visto y vivido le muestra que no contenía nada, porque se ha demostrado que nada tiene sentido. Volver atrás no tiene sentido; hacia adelante no hay ningún camino: lo que le aguarda es el abismo. En tal situación, no es de extrañar que pierda el deseo, la voluntad de vivir.

Se ha demostrado experimentalmente que si no se educa a un niño en el amor a las personas —la madre, el padre, los demás niños de la familia—, que si no se educa al niño en el amor a las personas, podremos seguir alimentándolo, pero su cuerpo se marchitará. Le damos todo lo que necesita —se satisfacen las necesidades médicas, se le prodigan cuidados—, pero el niño continúa marchitándose.

¿Es una enfermedad? Sí, para la mentalidad médica todo es una enfermedad, algo tiene que andar mal. Los médicos investigarán los hechos, qué ocurre; pero no es una enfermedad.

La voluntad de vivir del niño ni siquiera ha empezado a brotar. Necesita calor, amor, caras alegres a su alrededor, niños jugando, el cuerpo de la madre, cierto entorno que le haga sentir que la vida tiene enormes tesoros que explorar, que la vida no es un desierto, que existen inmensas posibilidades.

Debería ver esas posibilidades en los ojos de quienes le rodean, en los cuerpos que le rodean. Solo entonces brotará la voluntad de vivir: es casi como un manantial. En otro caso, el niño se marchitará y morirá, no por una enfermedad física, pero se marchitará y morirá.

El niño huérfano se marchita y muere porque no llega a brotar su voluntad de vivir, porque no llega a surgir, a convertirse en una corriente.

El sida representa el mismo fenómeno en el otro extremo. De repente, te sientes como un huérfano existencial. Este sentimiento de orfandad existencial hace que desaparezca en ti la voluntad de vivir. Y cuando desaparece la voluntad de vivir, el sexo será el primer afectado, porque la vida empieza con el sexo, es un derivado del sexo.

De modo que mientras estás vivo, palpitante, esperanzado, con ambiciones, y el mañana sigue siendo la utopía —y así puedes olvidar todos los ayeres que carecen de sentido, puedes olvidar el hoy que también carece de sentido—, pero mañana cuando salga el sol, todo será distinto... Todas las religiones nos han dado esa esperanza.

Esas religiones han fracasado. Aunque conserves la etiqueta —cristiano, judío, hindú—, no es más que eso, una etiqueta. Por dentro, has perdido la esperanza. La esperanza ha desaparecido. Las religiones no podían ayudar. Eran falsas. Los políticos tampoco podían ayudar, nunca tuvieron intención de ayudar; se trataba de una simple estrategia para explotarte. Pero ¿durante cuánto tiempo puede ayudarte esa falsa utopía, política o religiosa? Tarde o tem-

EL SEXO IMPORTA

prano, un día el hombre madurará, y eso es lo que está ocurriendo.

El hombre está madurando, consciente de que le han engañado los sacerdotes, los padres, los políticos, los pedagogos. Sencillamente, le ha engañado todo el mundo, y le han llenado de falsas esperanzas. El día en que madura y se da cuenta de todo esto, se resquebraja el deseo de vivir. Y lo primero que queda dañado es su sexualidad. Eso es para mí el sida.

Para mí, el sida es una enfermedad existencial, y por eso la profesión médica va a tener tremendas dificultades a menos que intente comprender la raíz misma. Y para eso, la medicina no ayudará; solo la meditación puede ayudar.

Únicamente la meditación puede liberar la energía, aquí y ahora. Y entonces ya no hacen falta las esperanzas, las utopías, los paraísos. Cada momento es un paraíso en sí mismo.

Pero con respecto a mis cualificaciones, es cierto que no estoy cualificado para decir nada sobre el sida. ¡Ni siquiera he hecho un curso de primeros auxilios! Por lo tanto, perdonad que me meta en algo que no es asunto mío, pero siempre lo hago, y seguiré haciéndolo.*

¿Por qué hay tantas personas que se ponen nerviosas y tensas con un simple contacto físico, como un abrazo?

El hombre lleva siglos condicionado contra el cuerpo. Todas las religiones dicen que si queremos llegar a ser espirituales hemos de ser anticorporales. Si queremos alcanzar el otro mundo, hay que renunciar a este. Y abrazar es una experiencia física muy sensual, de tremenda importancia. Pero, si incluso acariciar es un tabú, ¿qué decir de abrazar?

Esas enseñanzas religiosas que habéis recibido son tan inhuma-

---

* La idea expresada en los anteriores párrafos no se debe interpretar como que el sida tiene un origen puramente psicológico. Aún más: Osho fue uno de los primeros en percibir la incipiente pandemia de la enfermedad en 1984, y recomendó prácticas sexuales seguras y, en cuanto se pudo acceder a los medios, las pruebas periódicas generalizadas para detectar la presencia de anticuerpos VIH. (N. del E.)

nas que si pudierais dejarlas todas de lado y olvidar el pasado por completo, veríais un enorme estallido de amor, calor, abrazos y caricias, y os sentiríais vivos por primera vez.

Todos los esfuerzos de tiempos pasados han ido dirigidos a hacernos sentir lo menos vivos posible, más muertos, meros supervivientes, a arrastrarnos hacia la tumba, a la espera de la llegada de la muerte para ser liberados.

Y tu cuerpo es un fenómeno muy hermoso. Eres tú mismo. Es tu círculo, y si niegas el círculo no encontrarás su centro. El centro es tu ser, y no está en contra de tu cuerpo. No puede sobrevivir sin el cuerpo ni un solo momento: el cuerpo es su alimento.

Por todo el mundo se ven personas casi muertas, sonámbulos que caminan dormidos, desdichados, sufriendo por miles de razones; pero todo se basa en un sencillo fenómeno: les han hecho volverse contra su propio cuerpo. Han separado su centro de tu círculo, y para llegar al centro hay que traspasar el círculo.

Habréis comprobado que en Oriente, cuando se saluda a alguien no se le estrecha la mano. Va en contra de la espiritualidad. Se entra en contacto con el cuerpo de la otra persona, con el calor de la otra persona. En Oriente nadie se abraza, porque se considera que abrazar es algo sexual. Pues no es así. Desde luego, es sensual, pero no sexual. Y debéis comprender estas dos palabras con toda claridad.

La persona que está viva es sensual. Significa que todos sus sentidos funcionan al máximo. Ve mejor. Su tacto no es como sujetar la rama seca de un árbol. Su tacto está vivo; es un lenguaje, tiene un mensaje. Te transmite su energía, y tú le transmites tu energía a esa persona.

El encuentro de dos energías siempre es motivo de regocijo, como dos bailarines bailando al mismo ritmo, dos instrumentistas tocando al mismo ritmo, complementándose. Pero en Occidente, donde las personas sí se estrechan la mano, tampoco se produce el encuentro de las energías. La causa es el cristianismo. Estrechas la mano, pero en lugar de pasar a la otra persona, tu energía retrocede. El miedo a la sexualidad, a la sensualidad, el miedo a interesarse por el cuerpo de la otra persona, todo se considera contrario a lo espiritual.

Se ha descubierto que si miras a una mujer durante más de tres segundos, se considera antiespiritual. Tres segundos es algo casual. Si vas por la calle y aparece una mujer, no puedes evitarlo; pasa una mujer, una Cleopatra, y bien, tres segundos es algo casual. Más allá de ese tiempo, tus ojos están acariciando a la mujer, una caricia ligera, como por control remoto. Y si miras a la mujer a los ojos durante más de tres segundos, se sentirá ofendida; ya has penetrado su cuerpo a través de sus ojos. Y los buenos modales no permiten que vuelvas a mirar a la mujer una y otra vez.

Pero ¿conocéis el significado de la palabra «respeto»? Significa volver a mirar. Respeto no significa solo honrar, sino quedarse encantado. Viene de re-spect;[1] mirar una y otra vez. Quizá cambies de rumbo y sigas a la mujer.

En una sociedad más humana, la mujer no se sentiría ofendida. Y en el fondo, tampoco se siente ofendida ahora. Incluso tras milenios enteros de condicionamientos, el sentimiento de ofensa de la mujer es superficial. En el fondo se alegra, porque allí está la corriente subterránea de la naturaleza. No volver a mirar a una mujer, no devolver la mirada, es un insulto. No mirar a los ojos de un hombre o una mujer más de tres segundos es una humillación. Significa rechazar a la persona, no ser amable con esa persona.

Abrazar es algo más íntimo que mirar. Si mirar ofende a la gente, si al estrecharse las manos retrocede su energía... Se emplea la expresión «un cálido recibimiento», pero raramente se da. Es siempre un recibimiento frío porque la energía retrocede. La mano está fría, no irradia calor. Hay peligros para las personas religiosas: si tu mano es cálida y el otro también está abierto a recibir y dar, las cosas no se quedan en eso.

Si dos manos que se tocan envueltas en unos guantes cálidos proporcionan tanto goce, el goce de abrazar todo el cuerpo se mul-

<hr>

1. En inglés, uno de los significados de *respect*, «respeto», es, efectivamente, «volver a mirar o devolver la mirada». (*N. de la T.*)

tiplica por mil. ¿Y hacer el amor? Son solo pasos. Al abrazar el cuerpo, os acercáis más, pero aún existe la separación. Hacer el amor significa haber entrado el uno en el otro.

Los llamados santos, profetas, mesías, todos ellos han sido muy astutos. No os permitían dar el primer paso, porque una cosa lleva a la otra, y acabará en un orgasmo muy intenso.

De modo que no encontraréis la misma intensidad en el mundo exterior. Si las personas se abrazan, es por una cuestión de buenos modales, pero se mantienen a la distancia de las estrellas, a millones de años luz. ¿Os habéis fijado cuando abrazáis a alguien? Sentís... no júbilo, sino que estáis cumpliendo con una obligación. Tienes que abrazar a tu madre, a tu padre, en ocasiones a tu hermana, pero todos guardáis las distancias. Tanto se ha inculcado el temor al sexo que cualquier cosa que pueda desembocar en el sexo está prohibida.

Para mí, para los míos, el calor es vida. Al compartirlo, crece. Cuanto más se comparte, más se obtiene. Y el calor de cada individuo posee una cualidad única. Si sois lo suficientemente sensuales —y eso es lo que me gustaría que fueseis—, al estrechar la mano de distintas personas os sorprenderá comprobar las diferencias de energía que existen, las diferencias de cualidad, de fuerza, de intensidad, de sabor, de aroma: todo es único en cada individuo. Pero cuando se estrecha la mano de una persona con frialdad, o se abraza su cuerpo como si se tratara de dos esqueletos en la tumba, entonces no existe ninguna diferencia.

La vida nos da singularidad; la muerte destruye la singularidad. Dos cadáveres son exactamente iguales: cuerpos muertos; pero dos cuerpos vivos nunca son exactamente iguales. A la existencia no le interesan los calcos. A la existencia le interesan los originales, y solo crea originales.

Si sois sensuales, os sorprenderán los tesoros que no habíais apreciado. Incluso un vestido bonito que os roce la piel os proporcionará una sensación de bienestar. La tela no está viva, pero vosotros sí estáis vivos, y sois sensuales. Los sentidos funcionan al máximo. ¿Os habéis fijado? Con cierta ropa, os sentís sucios, incluso si está limpia. Es como llevar la ropa como los hombres de negocios, esos trajes grises: no tienen ninguna sensación. Si no tienen sensaciones con los seres humanos, ¿cómo van a tenerlas con la ropa?

Pero con mi propia autoridad os digo que si sois lo suficientemente sensuales, tendréis sensaciones incluso con lo más cotidiano —la ropa, un refresco, una taza de té o café caliente, el olor del café, la fragancia del té mientras se posa en la tetera, el aroma que todo lo inunda—, y todo ello os hará más ricos cada día, más vivos cada día. No existen límites. No hay límites para lo vivos que podéis sentiros, para lo ricos que podéis ser. Todo depende del valor que tengáis para desprenderos de las ideas que os han inculcado.

Cristianos, hindúes, musulmanes: sus doctrinas religiosas pueden ser diferentes, pero eso no importa. Son meros juegos verbales, una gimnasia de la lógica, pero con la misma base: hacer que os sintáis muertos, y cuanto más, mejor. Desde luego, no van a decir: «Estamos contribuyendo a que os sintáis muertos». No; emplearán palabras bonitas, como renunciación, renunciar a lo mundano, a lo profano.

Y resulta curioso que no hayáis comprendido algo muy sencillo. Por un lado, dicen que hay que renunciar al mundo, a sus placeres, a su calor, a su amor, a sus riquezas, para que en el paraíso disfrutéis de las mismas riquezas, el mismo calor, el mismo amor, la misma alegría, pero multiplicados por un millón. Y por otro lado os advierten: «¡No seáis codiciosos!».

No acabo de entender qué estupideces os han estado enseñando. Y vosotros les prestáis atención, aprendéis, os han inculcado sus estupideces hasta tal punto que no sois capaces de ver una sencilla contradicción: ¡os están enseñando la codicia! Renunciad aquí, y tras la muerte todo se multiplicará por un millón.

¡Estupendo! ¿Qué es, una especie de lotería espiritual? No puede tratarse de un negocio. En los negocios puedes obtener cierto porcentaje de beneficio, pero ¿multiplicado por un millón? Y así, claro, los codiciosos son religiosos. Y la recompensa por vuestros sacrificios es inmensa. Cristianos, musulmanes, judíos: estas tres religiones creen en una sola vida. Una vida supone algo muy corto, unos setenta años. Esos pocos años no cuentan en la eternidad; pasan pronto. Sacrificar setenta años para obtener los gozos de la eternidad no es nada. Simple codicia.

Y tampoco veis otro fenómeno muy simple: si eso es pecado aquí, vuestros santos del paraíso están cometiendo pecados a millones. Vosotros cometeréis pecados solo durante setenta años y no continuamente, porque tenéis que comer, tenéis que bañaros, tenéis que afeitaros, ganaros la vida, pelearos con la esposa, con los vecinos, tenéis que ir a los tribunales, meteros en política, ir a las iglesias o las sinagogas. Entonces, ¿qué queda de esos setenta años? Si quedaran siete horas, sería demasiado.

Tenéis que dormir durante una tercera parte de vuestra vida: pasáis ocho horas al día durmiendo. Y tenéis que hacer muchas otras cosas: ver los partidos de fútbol, los Juegos Olímpicos, ir al cine, jugar a las cartas. Contadlo y os sorprenderéis: ¡no quedan ni siete horas! Por siete horas de alegría, calor y amor, se os ofrece la eternidad... ¡y vaya eternidad!

Me han contado que un día murió un maestro, y al cabo de unos días también murió uno de sus discípulos. Quizá no pudiera vivir sin el maestro, quizá no tuviera sentido seguir viviendo. Lo había arriesgado todo para estar con su maestro. Perdió el deseo de vivir, y murió.

Naturalmente, estaba seguro de que iría al paraíso. No era un hombre común y corriente; era un gran discípulo de un gran maestro. Y claro que llegó al paraíso. Al entrar allí, no daba crédito a sus ojos: vio a su viejo maestro sentado a la sombra de un árbol, con Marilyn Monroe, desnuda, en sus rodillas. El discípulo cerró los ojos y exclamó:

—¡Dios mío! ¿Qué pasa aquí?

Pero entonces lo recordó: quienes renuncian al mundo obtendrán mucho más en el otro; todo muy bien. Se postró a los pies del maestro y dijo:

—Gran maestro, has demostrado lo que siempre has dicho, que quienes renuncian a este mundo obtendrán ganancias infinitas en el otro mundo.

Antes de que el maestro pudiera replicar, Marilyn Monroe exclamó:

—¡Pero qué dices, idiota! Yo no soy su recompensa. ¡Él es mi castigo!

Las religiones no os han contado más que cuentos. Yo puedo arreglármelas mucho mejor. Os han dado esperanzas para el otro mundo y os lo han quitado todo de vuestra vida en este mundo. Y este mundo es el único que existe; no hay otro. Sí, bien; este mundo se extiende hasta el infinito, hasta un infinito multidimensional, pero este es el único mundo que existe, y no hay otro. Y los setenta años de vida es un período de aprendizaje.

Si os dejáis engañar por las religiones y los dirigentes políticos, y destruís esos setenta años de alegría, de dicha, amor, éxtasis, podéis estar seguros de una cosa: que no estáis destinados al paraíso, porque ni siquiera habéis terminado la carrera en esta vida de setenta años. ¡Habéis estudiado la carrera para la licenciatura del infierno durante setenta años! Todas vuestras religiones os enseñan a ir al infierno: sufrir, torturarse, ayunar, el celibato, prohibido fumar, prohibido beber, comer pero sin que te sepa a nada.

Es uno de los principios del hinduismo: la insipidez. ¿Cómo os va a enseñar esa gente la sensualidad? El gusto es uno de nuestros sentidos.

No podéis saborear la comida de la misma forma que yo, y lo digo porque yo he sido cocinero antes que fraile y sé lo que pasa. Cuando contemplo un atardecer, aunque estéis a mi lado vosotros no lo veis, porque vuestros ojos han perdido sensibilidad.

Para comprender la música clásica de Oriente se necesita un oído muy sensual, muy educado y disciplinado, pues la música es muy sutil, y lo mismo se puede aplicar a los cinco sentidos.

En todo el mundo se acepta que existen cinco sentidos, pero deberíamos cambiar ese número, porque hay un sexto sentido oculto en los oídos. Pero las viejas costumbres se resisten a morir, y ese sexto sentido es mucho más importante que ningún otro. Por eso se ha mantenido oculto en los oídos, de modo que nada lo perturbe. Es el sentido del equilibrio.

Cuando se bebe demasiado, ese sentido se ve afectado: no podemos andar en línea recta, nos tambaleamos. ¡Y no hay que tambalearse! Cuando te das un golpe en la cabeza, ves el mundo dando vueltas a tu alrededor y te caes: el sentido del equilibrio ha sufrido un golpe.

Si vuestros seis sentidos funcionan y estáis dispuestos a ser receptivos, tendréis una vida rica.

Cuando aseguro que soy el gurú de los ricos, no quiero decir que Rockefeller, Ford, Morgan y los Kennedy sean mis discípulos. Cuando digo que soy el gurú de los ricos, me refiero a las riquezas reales. ¡Los dólares son una falsedad! ¿Qué riqueza hay en ellos? La riqueza se adquiere por mediación de los sentidos.

Debéis ser cada día más sensuales, cuidar de vuestro cuerpo, que os cuida a vosotros. No hay forma alguna de corresponderle. Hace mucho por vosotros pero ¿qué habéis hecho vosotros por él? Ayuno, celibato, quedaros desnudos al sol ardiente, o quedaros desnudos en medio de un frío helador. Y se venera desde hace siglos a todos los locos que hacen esas cosas como los grandes héroes de la humanidad.

Hay que deshacerse de esos héroes. Tendrían que ir todos a la cárcel, o someterse a tratamiento psiquiátrico: están completamente locos. Pero esa sucesión de profetas y mesías locos ha sembrado extrañas ideas en vuestras delicadas mentes.

TERCERA PARTE

Ni pecado ni original

9

LA COMPRENSIÓN EN LA PRÁCTICA

Enamorarse es muy fácil. ¿Por qué es tan difícil desenamorarse? Discusiones, peleas, lágrimas, miedos... No quiero herir a la persona con la que he estado, porque no es que ya no quede ningún sentimiento, pero me siento confuso. ¿Puede decir algo al respecto?

¿Acaso hay algo que decir? ¡Se ha acabado y ya está!

Es fácil caer en cualquier cosa. Puedes caer en una zanja, y lo difícil es salir de ella. Pero tienes que salir, porque una vez desaparecido el amor, la zanja se convierte en un infierno. Empiezan las peleas, las discusiones, el dar la lata por ambas partes. Ninguno de los dos quiere herir al otro, pero como él hace daño y ella también sin darse cuenta descargan sus sentimientos heridos el uno en el otro.

En primer lugar, es cuando te empiezas a enamorar, cuando aún no has caído en la zanja, cuando tendrías que preguntarme, porque yo tengo una visión completamente distinta del asunto: en lugar de «caer» en el amor,* «elevarse» en el amor. Entonces no se plantea ningún problema. Elevarse en el amor es maravilloso, y salir de él resulta muy fácil, porque significa caer. Caer es fácil: hay que dejarlo para el siguiente paso, mientras que para el primer paso, siempre hay que elevarse.

Ya has dado el paso más fácil; ahora tienes que dar el difícil.

---

* En inglés enamorarse es «*to fall in love*», literalmente, «caer en el amor». *(N. de la T.)*

Y vendrán las lágrimas y los conflictos, pero nada puede hacer que renazca el amor.

Hay que comprender algo muy sencillo: el amor —el amor del que hablas— no está en tus manos. Has caído en él. No estaba en tu poder no caer, de modo que cuando llega, te arrastra con él. Pero es como la brisa, que va y viene. Y buena cosa es que vaya y venga, porque si se queda siempre donde está, envejecerá.

Hace falta un poco de comprensión por ambas partes, comprender que ya no existe pero que no hay necesidad alguna de odiarse, porque nadie ha destruido el amor. Nadie lo había creado: surgió como una brisa, disfrutasteis de ciertos momentos; tenéis que estar agradecidos, y ayudaros mutuamente a salir de esa zanja. Cuando estás metido en una zanja, esa es la única forma de salir. Si un hombre es de verdad hombre, debería aupar en sus hombros a la mujer para que saliera de allí. Y toda persona puede recurrir a determinados esfuerzos para salir de ahí.

Pero nadie me pregunta nada antes de enamorarse. ¡Qué raro! Llevo treinta y cinco años esperando a que alguien me pregunte cómo enamorarse, cómo caer presa del amor. Nadie me lo pregunta, porque si me lo hubieran preguntado, habría contestado: «No caigas presa del amor. Intenta elevarte». Y elevarse en el amor es una cuestión completamente distinta.

Elevarse en el amor supone un aprendizaje, un cambio, una madurez. Elevarse en el amor te ayuda, en última instancia, a ser adulto. Y dos personas adultas no se pelean, sino que intentan comprender, resolver cualquier problema que surja.

Una persona que se eleva en el amor nunca cae, porque esa elevación es tu propio esfuerzo, y el amor que ha crecido gracias a tu esfuerzo está en tus manos. Pero enamorarse, caer presa del amor, no supone un esfuerzo.

Enamorarse... Ese amor va a quedar interrumpido en cierto momento, y cuanto antes se comprenda que ha desaparecido, mejor, porque si no te lías con mil cosas, precisamente las cosas que dificultan la separación.

Cuando te enamoras, no te planteas nada. Estás limpio, la otra persona también está limpia. Pero cuando te quieres separar, los días, las noches, los años que habéis pasado juntos, los años en los que os habéis querido, en los que habéis experimentado algo que es uno de los más hermosos regalos de la naturaleza, se convierten en una maraña.

Os hacéis promesas mutuamente... y no es que estéis mintiendo ni engañando: en esos momentos maravillosos, las promesas parecen salir realmente del corazón. Pero cuando han pasado esos momentos... y tienen que pasar, porque ha habido una caída, y nadie puede estar caído eternamente. Tiene que levantarse, tarde o temprano. Y en el momento en que empiezas a separarte, todos esos enredos, tus promesas, las promesas del otro, crean un complejo problema.

Elevarse en el amor es algo espiritual.

Caer en las redes del amor es algo biológico.

La biología es ciega, y por eso se dice que el amor es ciego. Pero el amor del que yo hablo es la única idea accesible para todo el mundo. Solo se necesita un poco de esfuerzo.

El amor debería surgir del silencio, de la atención vigilante, de la actitud meditativa. Es algo suave, sin cadenas, porque, ¿cómo se va a encadenar a la persona amada? Supone darse libertad mutuamente, más y más libertad. A medida que el amor se hace más profundo, aumenta la libertad. A medida que el amor se hace más profundo, empiezas a aceptar a la persona tal y como es, dejas de intentar cambiar al otro.

Uno de los grandes suplicios de este mundo es que los amantes siempre intentan cambiar al otro. No se dan cuenta de que si el otro realmente cambia, el amor desaparecerá, porque no se han enamorado de la nueva persona. Se habían enamorado de la persona que no había recibido la influencia de sus ideas, del «tienes que cambiar esto y lo otro».

Al ascender en el amor te das cuenta de que la otra persona tiene su propio territorio, y que no debes invadirlo.

Si el amor se transforma en libertad, no hay necesidad de separarse. Surge la idea de la separación porque empiezas a pensar que te estás convirtiendo en un esclavo, cada día más, y a nadie le gusta la esclavitud.

Pero siempre me preguntáis cuando ya estáis metidos en la zanja y no podéis salir. Tened en cuenta una cosa: ¡que yo no voy a bajar a la zanja a sacaros de allí! Tendréis que arreglároslas vosotros solos. ¡Si me meto en la zanja para sacaros de allí, vosotros saldréis y yo me quedaré dentro! Y yo no conozco a nadie a quien preguntarle: «¿Cómo puedo salir de aquí?».

Y nunca he aceptado el consejo de nadie si no se lo había pedido antes. Le he dicho a esas personas: «Tenéis que comprender que los consejos es lo único que todo el mundo da gratis y que nadie acepta». ¿Para qué molestarse? El consejo que te da una persona a quien no se lo has pedido no puede ser muy acertado. La persona prudente nunca impone sus ideas a nadie. Si alguien le pregunta, se limita a exponer su punto de vista. No es un mandato, no es una orden para que hagas lo que dice, no hay un «deberías» en sus palabras.

Yo solo puedo decir una cosa: os habéis dado momentos maravillosos el uno al otro, de modo que debéis sentiros agradecidos. La despedida no debería ser fea si el encuentro fue tan hermoso.

Le debéis a la vida que la despedida sea hermosa. Olvidaos de todas vuestras promesas: tenían sentido cuando las hicisteis, pero el tiempo ha pasado, las cosas han cambiado, y vosotros también. Los dos estáis en una encrucijada, a punto de seguir caminos diferentes; quizá no volváis a veros nunca. Que la despedida sea lo más digna posible. Y una vez que hayáis comprendido que tiene que ocurrir, con o sin dignidad, es mejor que sea dignamente.

Al menos, tu amante vivirá en tu recuerdo, y tú vivirás en el suyo. En cierto modo, los momentos que habéis pasado juntos siempre os seguirán enriqueciendo. Pero despedíos con dignidad.

Y no resulta difícil cuando habéis comprendido el amor, que es un fenómeno muy complicado. Os enamorasteis sin pensároslo dos veces, y entonces podéis comprender que el amor ha desaparecido fácilmente. Aceptad la verdad, y no os echéis la culpa el uno al otro, porque ninguno de los dos es responsable. Ayudaos mutuamente con dignidad, y separaos con amistad.

Cuando los amantes se separan se hacen enemigos. Extraña gratitud. Deberían hacerse buenos amigos. Y si el amor puede transformarse en amistad, no hay sentimiento de culpa, ni rencor, ni sensación de haber sido engañado. Nadie ha engañado a nadie, nadie se ha aprovechado de nadie; simplemente, la energía biológica os cegó.

Yo predico una clase distinta de amor. No acaba en la amistad, sino que empieza en la amistad. Comienza en el silencio, en la atención vigilante. Ese amor es vuestra propia creación, no algo ciego.

Ese amor puede durar para siempre, hacerse más y más profundo.

Ese amor es inmensamente sensible. En esa clase de relación se empieza a notar la necesidad de la otra persona incluso antes de que esa persona haya pronunciado una sola palabra. He conocido a unas cuantas parejas, pero solo me he topado con dos o tres que no hayan caído en las redes del amor, sino que han ascendido en el amor. Y lo más milagroso es que empezaron a sentir algo el uno por el otro sin mediar palabra. Si el hombre tenía sed, la mujer le llevaba agua. No se decía nada; simplemente había sincronía. Si el amado tiene sed, ella debe sentir sed. Se produce una continua transferencia, sin necesidad de palabras. Las energías pueden relacionarse directamente, sin el lenguaje.

Esta clase de amor no necesita nada de la otra persona. Se siente agradecido de que el otro reciba algo cuando él o ella lo ofrece. Nunca se siente en cautiverio, porque no existe el cautiverio.

En ese amor puede darse a veces el sexo, o no darse durante meses, y al final desaparece por completo. En este contexto, el sexo se convierte en una forma de estar juntos, de profundizar lo más posible el uno en el otro, en un esfuerzo por llegar a las profundidades del otro. No tiene nada que ver con la reproducción biológica.

Y en cuanto empiezan a comprender que hagan lo que hagan... En el sexo, solo pueden encontrarse sus cuerpos, y el sexo desaparece lentamente. Entonces empieza a darse una clase diferente de encuentro, que es la unión de energías. Cogerse de la mano, contemplar juntos las estrellas, es más de lo que ofrece un orgasmo sexual. Son dos energías fusionadas.

El orgasmo sexual es físico, y está condenado a ser lo más bajo. No lo llaméis amor. «Amor» es una palabra maravillosa. Cuando decís «enamorarse, caer en las redes del amor», utilizáis esa palabra de una forma muy fea. Decid: «caer en las redes del sexo», y entonces haréis honor a la verdad. En el amor, siempre se sube, no se cae.

Pero en primer lugar, tenéis que salir de la zanja, ayudándoos mutuamente. La biología no va a ayudaros. Se trata simplemente de tener una actitud humana el uno con el otro, y de comprender que el amor que os había cegado ha dejado de existir. Se trata de decir, sencillamente: «Ya no existe ese sentimiento. Lo siento, me habría gustado que continuara, pero ya no existe. Y sé que tampoco está en ti». Y en cuanto se comprende que se ha desvanecido ese sentimiento, ayudaos mutuamente a salir de la zanja, al menos porque los dos sois seres humanos.

Si os ayudáis mutuamente no habrá ningún problema; pero lo que suele ocurrir es que cada uno quiere terminar con la historia sin permitir que el otro salga de la zanja. Os hundís mutuamente. Hay que comprender. La razón es el miedo: el antiguo amor se ha esfumado, y aún no ha aparecido el nuevo. Y no puede llegar mientras estés metido en ese agujero; primero tendrás que salir de él. El miedo que sientes es a lo desconocido. El pasado es tan bonito que te gustaría repetirlo, e intentas forzar las cosas, y también el otro. Pero no está en tus manos forzar esas cosas.

Un amor a la fuerza no es amor. Si tienes que besar a alguien a punta de pistola, ¿qué clase de amor es ese? Al mirar la pistola, puedes besar, pero no será un beso. El amor a la fuerza no es amor. Y los dos sabéis qué es el amor, porque habéis vivido esos momentos y podéis comparar la diferencia. Ayudaos mutuamente a salir del agujero —resulta muy fácil si os ayudáis el uno al otro— y despedíos con dignidad. Y en la siguiente ocasión, intentad, en lugar de caer, elevaros. No dejéis que os domine la biología. Quien debe dominar es la consciencia.

Los celos parecen un terrible problema en las relaciones, en la mía, y en la de la mayoría de las personas que conozco. ¿Puede hablar un poco más sobre este tema y por qué ocurre?

Los celos no son una cuestión primaria, sino secundaria. Es una parte secundaria del sexo.

Cuando tienes un impulso sexual en tu mente, cuando te sientes sexualmente atraído hacia alguien, entran en juego los celos porque no estás enamorado. Si estás realmente enamorado, no entran en juego los celos.

Hay que intentar comprenderlo todo. Cuando mantienes una relación sexual sientes miedo, porque en realidad el sexo no es una relación, sino un aprovechamiento mutuo. Si existe una unión sexual con un hombre o una mujer, siempre existe el miedo de que ese hombre o esa mujer se vaya con otra persona. En realidad no existe una relación, sino una explotación mutua. Os aprovecháis el uno del otro, pero no os amáis, y como lo sabéis, tenéis miedo.

Ese miedo se transforma en celos y entonces no permites que pase nada, te pones en guardia: harás todo lo posible para que ese hombre no mire a otra mujer. Incluso una simple mirada significará una señal de peligro. Ese hombre no debe hablar con otra mujer porque las palabras desembocarán en la pasión, y tienes miedo de que te deje. De modo que cierras todos los caminos, todos los senderos para que ese hombre vaya con otra mujer, de que esa mujer vaya con otro hombre; cierras todas las salidas, todas las puertas.

Pero surge un problema. Cuando se cierran todas las puertas, el hombre está como muerto, la mujer está como muerta, prisioneros, esclavos, y no se puede querer a un muerto. No se puede querer a alguien que no es libre, porque el amor es maravilloso únicamente cuando se da libremente, cuando no se exige ni se fuerza.

Primero tomas medidas de seguridad, y entonces la persona se queda como muerta, como un objeto. La mujer amada puede ser una persona; pero la esposa se convierte en un objeto. El hombre amado puede ser una persona; pero el marido se convierte en un objeto que hay que vigilar, poseer, controlar. No obstante, cuanto más controlas, más matas, porque se pierde la libertad. Y el otro puede seguir ahí por otras razones, pero no por amor, porque, ¿cómo se puede amar a una persona que te posee? Más bien parece un enemigo.

El sexo produce celos, pero es algo secundario. De modo que no se trata de cómo librarse de los celos; no es posible, porque uno no puede librarse del sexo. Se trata de cómo transformar el sexo en amor, porque entonces desaparecen los celos.

Si se ama a una persona, el amor es suficiente garantía, el amor es suficiente medida de seguridad. Si amas a una persona, sabes que no puede irse con nadie. Y si se va, se va; no se puede hacer nada. ¿Qué puedes hacer? Puedes matarla, pero una persona muerta no sirve de mucho.

Cuando amas a una persona confías en que no se vaya con nadie. Si se va, significa que no hay amor y que no se puede hacer nada. El amor implica comprender esto: los celos no existen.

De modo que si existen los celos, ten por seguro que no hay amor. Estás jugando, escondiendo el sexo tras el amor. El amor es una mera palabra; la realidad es el sexo.

En India, como no se permite demasiado el amor, o más bien nada —los matrimonios son concertados—, existen unos celos terribles. Un marido siempre tiene miedo. Nunca ha amado, y sabe —como lo sabe la esposa, que siempre tiene miedo porque nunca ha amado— que todo ha sido concertado. Lo han concertado los padres, los astrólogos, la sociedad; nunca les consultaron ni al hombre ni a la mujer que iban a casarse. En muchos casos ni siquiera se conocían antes de la boda, no se habían visto nunca. Y, por supuesto, hay miedo. La mujer tiene miedo, el hombre tiene miedo, y se espían mutuamente. Incluso la posibilidad misma del amor se ha perdido.

¿Cómo puede crecer el amor en medio del temor? Esas dos personas pueden vivir juntas, pero el vivir juntos también significa no vivir juntos: se trata simplemente de aguantarse, de seguir adelante juntos, de una u otra forma. Es algo simplemente práctico, y con lo práctico se sigue adelante, pero el éxtasis es imposible. No se puede celebrar, no puede ser algo festivo; se limitará a una pesadez, una carga.

De modo que el hombre casado está muerto antes de morir, y la mujer casada también. Son dos muertos vengándose el uno del otro, porque cada uno piensa que el otro le ha matado. Venganza, enfados, celos: todo se vuelve desagradable.

Pero en Occidente se produce un fenómeno distinto que es el mismo, pero en el otro extremo. Han abandonado la costumbre de los matrimonios concertados, algo que está muy bien: no vale la pena mantener esa institución. Pero con eso no ha surgido el amor; solo se ha liberado el sexo. Y cuando el sexo es libre siempre tienes miedo, porque siempre es un acuerdo momentáneo. Esta noche te vas con una chica, y mañana ella se irá con otro, y ayer estuvo con otro, un cuarto, y solo esta noche está contigo.

¿Cómo puede ser algo así íntimo y profundo? Solo puede ser un encuentro superficial. No podéis penetraros mutuamente, porque la penetración necesita sazón, tiempo, profundidad, intimidad, convivir, estar juntos. Se necesita mucho tiempo, y entonces se abren las profundidades, las profundidades que se hablan mutuamente.

Eso no son amigos, sino conocidos. Ni siquiera hace falta conocerse: en Occidente conoces un día a una mujer en el tren, haces el amor con ella y a medianoche la dejas en cualquier estación. A ella no le preocupa que no vaya a volver a verte; a lo mejor, ni te ha preguntado tu nombre.

Si el sexo se convierte en algo tan trivial —un asunto corporal en el que se unen y separan las superficies—, lo profundo permanece intacto. Y una vez más te estás perdiendo algo, porque tomas conciencia de tu propia profundidad cuando alguien la alcanza. Solo te haces consciente de tu ser interior por mediación del otro; solo en la relación profunda puede vibrar el amor de otra persona en ti y sacar a la luz tu profundidad. Solo por mediación del otro te descubres a ti mismo.

Hay dos formas de descubrimiento. Una es la meditación, en la que buscas la profundidad sin el otro. Otra forma es el amor, buscar la profundidad con el otro, que se transforma en una vía para llegar a ti mismo. El otro crea un círculo, y los dos amantes se ayudan mutuamente. Cuanto más profundo el amor, a mayor profundidad se sienten, y se revela su ser interior. Pero en ese caso no existen los celos. El amor no puede ser celoso, es imposible. El amor es siempre confiado, y si ocurre algo que destruya tu confianza, tienes que aceptarlo; no puedes hacer nada, porque hagas lo que hagas, destruirá al otro.

La confianza no puede imponerse, y los celos intentan imponerla. Los celos lo intentan, tratan de que hagas todos los esfuerzos posibles para que se pueda mantener la confianza, pero la confianza no es algo que se pueda mantener. O existe o no existe, e insisto en que no se puede hacer nada al respecto. Si existe, seguid adelante; si no existe, mejor separarse.

Pero no os peleéis, porque vais a perder el tiempo y la vida. Si amas a alguien y tu profundidad se encuentra con la profundidad del otro —si se produce el encuentro del ser—, estupendo, maravilloso; si no se produce el encuentro, separaos. Pero no creéis un conflicto, no os peleéis por ello, porque con las peleas no se consigue nada, y es una pérdida de tiempo. No solo una pérdida de tiempo, sino también de vuestra capacidad de amor. Quizá empecéis con otra persona, repitiendo la misma pauta.

Si no existe confianza, más vale separarse —y cuanto antes, mejor—, para que no os destruyáis el uno al otro, para que no os sintáis heridos, para que vuestra capacidad de amar se mantenga intacta y podáis amar a otra persona. No es ni el lugar, ni la mujer ni el hombre adecuados. Pasad a otra cosa; no os destruyáis el uno al otro.

La vida es muy corta y nuestras aptitudes muy delicadas. Pueden ser destruidas, y una vez dañadas, no existe posibilidad alguna de repararlas.

Me han contado que en una ocasión invitaron a Winston Churchill a que hablara ante un pequeño grupo de amigos. Todos sabían que Churchill era un borrachuzo, que le encantaba beber, y la persona que le presentó, el presidente del club, dijo:

—Sir Winston ha tomado tanto vino que si lo escanciáramos en esta sala, me llegaría hasta la cabeza.

Era una sala enorme, y aquel hombre estaba de broma.

Winston Churchill se levantó, miró el nivel imaginario que habían trazado, miró al techo —el techo era muy alto—, y dijo, con expresión triste:

—Con todo lo que queda por hacer y el poco tiempo que queda para hacerlo...

Con respecto al amor, cuánto queda por hacer, por parte de todos, y qué poco tiempo queda. No malgastéis vuestra energía en peleas, en celos, en conflictos. Avanzad, y avanzad con amistad.

Buscad en otro lugar a la persona, a esa persona que existe, que va a amaros. No os quedéis colgados de alguien que no es la persona adecuada para vosotros. No os enfadéis; no tiene ningún sentido, y no intentéis imponer la confianza; nadie puede imponerla. Perderéis tiempo y energía, y solo os daréis cuenta cuando ya no haya nada que hacer. Avanzad. Una de dos: o confiar o avanzar.

El amor siempre es confiado, o si se descubre que no puede existir la confianza, se transforma en amistad, y así no habrá ni conflictos ni peleas. El sexo crea celos, pero hay que encontrar, descubrir el amor. Que no sea lo fundamental el sexo. No lo es.

India se equivocó con los matrimonios concertados, y Occidente está equivocándose con «el amor libre».

India falló con el amor, lo perdió, porque los padres eran demasiado calculadores, demasiado astutos. No podían permitir que nadie se enamorase: demasiados peligros, quién sabe hasta dónde podía llegar. Eran demasiado listos para permitir semejante cosa, y por eso India perdió toda posibilidad de amar.

En Occidente son demasiado rebeldes, demasiado jóvenes: no listos, sino demasiado jóvenes, demasiado infantiles. Han convertido el sexo en algo libre, algo a lo que se puede acceder en cualquier sitio, sin necesidad de profundizar para descubrir el amor; simplemente se puede disfrutar del sexo y ya está.

Por culpa del sexo, Occidente está fallando; por culpa del matrimonio, Oriente ha fallado. Pero si estáis alertas, no importa ser occidental u oriental. El amor no es oriental ni occidental.

Seguid descubriendo el amor en vuestro interior. Y si amáis, tarde o temprano aparecerá la persona, porque un corazón amante encuentra tarde o temprano otro corazón amante. Siempre ocurre así.

Encontraréis a la persona adecuada. Pero si sentís celos, no la encontraréis; si simplemente vais tras el sexo, tampoco la encontraréis; si vivís solamente para la seguridad, tampoco la encontraréis.

El amor es un camino peligroso, y quienes tienen valor pueden recorrerlo. Y os digo que es igual que la meditación: solo para quienes tienen valor. Y solo hay dos maneras de alcanzar lo divino: o la meditación o el amor. Debéis encontrar vuestro camino, vuestro destino.

¿A qué se refiere cuando dice: «Meditadlo»? ¿Podría explicarlo relacionándolo con el problema de celos que yo tengo?

Cuando digo meditadlo, no me refiero a que debáis pensar en ello, ni concentraros en ello, ni reflexionar. Cuando digo meditadlo, me refiero a observar. Cualesquiera que sean los problemas —ira, sexualidad, celos, codicia, ego—, la medicina es la misma.

Si sientes celos, observa cómo surgen, cómo te atenazan, te rodean, te ofuscan e intentan manipularte, cómo te arrastran por caminos que tú no querías seguir, cómo acaban por producirte gran frustración, por destruir tu energía, malgastarla, y dejarte terriblemente deprimido y frustrado. Observa todo el proceso.

Y recuerda que no debes condenar, porque si condenas, has empezado a pensar. Yo no digo que haya que condenarlo, sino ver los hechos sin condenar, sin juzgar en contra ni a favor. Limítate a observar, manteniéndote distante, como si no tuviera nada que ver contigo. Observa con una actitud científica.

Una de las contribuciones científicas más importantes para la buena marcha del mundo es la observación sin enjuiciar. Cuando un científico está experimentando, se limita a experimentar sin enjuiciar, sin tener una conclusión previa. Si ya tiene una conclusión en mente, eso significa que no es un científico, porque su conclusión previa influirá en el experimento.

En Estados Unidos, la gente es supersticiosa y le tiene miedo al número trece. Ni siquiera en los hoteles se ven habitaciones con el número trece. De la número doce se pasa a la catorce, porque nadie quiere alojarse en la trece. Tampoco se encuentra el piso decimotercero: ¡el decimotercero no existe! Después del duodécimo va el decimocuarto, porque ¿quién querría alojarse en el decimotercero?

Cierta persona ha escrito un libro, ha recogido millares de hechos, y ha demostrado que no se trata de una superstición, sino de algo verdadero. Ha recogido datos sobre todas las personas que se han suicidado en esa fecha, el trece. Naturalmente, millones de personas matan o se suicidan en el trece, el catorce o el doce del mes, pero este hombre solo ha recogido datos sobre el trece. Y muchas personas se suicidan tirándose desde el decimotercer piso, y otras muchas se suicidan en una habitación que tiene el número trece. Y pasan muchas cosas; en el mundo pasan cosas continuamente. Este hombre me trajo su tesis para que la leyera, y yo le dije:

—¡Ha hecho un gran trabajo!

—He trabajado en esto casi cinco años —respondió él. ¡Había recogido millones de datos! Añadió—: Según esto, ¿cómo se puede decir que es una superstición?

—Puede hacer algo más —le dije yo— que también le llevará cinco años. ¡Ahora, intente recoger datos sobre el número doce!

Había partido de una conclusión preconcebida: que el número trece es malo, que tiene algo malo.

—Y puede hacer algo más —agregué—. Cuando haya acabado con el doce, dedique otros cinco años a otro experimento: averiguar cuántas cosas buenas ocurren con el número trece. La habitación número trece, el piso decimotercero de un hotel, el decimotercer día del mes... Solo entonces tendrán valor científico sus conclusiones. Usted está lleno de prejuicios.

Las conclusiones a priori son de creyentes, no de científicos.

Cuando digo que lo meditéis, me refiero a que observéis, a que seáis científicos en vuestro mundo interior. Que vuestra mente sea el laboratorio, para observar, y —recordadlo siempre— sin condenar, sin juzgar. No digáis: «Los celos son malos». ¿Quién sabe? No digáis: «Enfadarse es malo». ¿Quién sabe? Sí, os lo han dicho, os lo han contado, pero eso es lo que dicen los otros, no vuestra experiencia. Y tenéis que moveros en lo existencial, en lo experimental. A menos que vuestro experimento lo demuestre, no debéis decir «sí» o «no» a nada. No debéis juzgar, en absoluto. Y entonces, observar los celos, los enfados o el sexo es un milagro.

¿Qué ocurre cuando se observa sin prejuicios? Que empiezas a ver más y más, a través de las cosas. Los celos se hacen transparentes: ves lo estúpidos que son, cuán absurdos son. No es que hayas decidido de antemano que son una estupidez. En ese caso, no comprenderás nada. Recuérdalo: no digo que decidas que es estúpido, absurdo, porque si lo decides, no entenderás nada.

Simplemente hay que observarlo sin tomar ninguna decisión, para ver qué es exactamente. ¿Qué son esos celos? ¿Qué es esa energía llamada celos? Y obsérvalos como observas una rosa: sencillamente, mira. Cuando no hay conclusiones tu mirada está clara, y solo quienes no tienen conclusiones previas logran la claridad. Obsérvalos, míralos, y se harán transparentes, y entonces sabrás que es algo estúpido. Y al comprender su estupidez, te abandonarán. Tú no tendrás que abandonarlos.

La señora Weissman encargó su retrato. Cuando estuvo acabado, el pintor se lo enseñó.

—Es bonito —dijo la señora Weissman—. Pero me gustaría que añadiera una pulsera de oro en cada brazo, un collar de perlas, pendientes de rubíes, una diadema de esmeraldas, y un anillo de diamantes de veinte quilates en cada dedo.

—Pero ¿por qué quiere estropear un buen cuadro con tanta chabacanería? —preguntó el pintor, perplejo.

—Mi marido anda liado con una chica joven —le explicó la señora Weissman—. Y cuando yo me muera, quiero que se vuelva loca buscando las joyas.

¡Observa tus celos y te darás cuenta de que te hacen enloquecer! Al verlo, surge la cordura: ¡solo tienes que verlo!

No digo que haya que renunciar a los celos. Quienes dicen que hay que renunciar a los celos no entienden nada. Lo que digo es: mira, observa, medita, y si son una estupidez, desaparecerán, porque, ¿cómo puedes llevar algo absurdo en tu interior? Pero tienes que ver esa estupidez tú mismo. Si no es así, simplemente reprimirás, condenarás. No los observarás. Los arrojarás al sótano de tu subconsciente y allí hervirán y crecerán. Y eso entraña mayores riesgos porque estará soterrado. Se convertirá en un tumor canceroso que se extenderá por toda tu vida. Y te limitarás a esperar la oportunidad: tarde o temprano estallará. Puede estallar cualquier día, y destruirte.

¿Por qué siento miedo cuando alguien se aproxima a mí?
Todo el mundo siente más o menos miedo. Por eso, las personas no dejan que otros se les acerquen demasiado, y por eso evitan el amor. A veces, en nombre del amor evitan el amor una y otra vez. Las personas mantienen las distancias entre sí, dejan que el otro se aproxime solo hasta cierto punto. Y entonces surge el miedo.

¿Qué es ese miedo? Ese miedo consiste en que el otro pueda descubrir tu vacío si se aproxima demasiado. No tiene nada que ver con el otro. Nunca has sido capaz de aceptar tu propio vacío: ese es el miedo. Has construido una superficie con múltiples adornos: tienes una cara hermosa, una sonrisa encantadora, sabes expresarte, cantas bien, tienes un cuerpo bonito y una imagen bonita.

Pero todo eso está en la superficie. Debajo no hay sino vacío. Tienes miedo de que si alguien se acerca demasiado pueda ver detrás de la máscara, detrás de la sonrisa, detrás de tus palabras. Y eso te asusta, porque sabes que no hay nada más. Solo eres una superficie —ese es el miedo—; no tienes profundidad.

No es que no puedas tener profundidad; puedes tenerla, pero no has dado el primer paso. El primer paso consiste en aceptar el vacío interior con alegría y adentrarse en él. No eludas tu vacío interior. Si lo eludes, impedirás que la gente se aproxime a ti. Si te alegras de tu vacío, te abrirás por completo e invitarás a los demás a que se acerquen a ti y miren en el interior de tu santuario más íntimo. Porque si se acepta, el vacío tiene cierto carácter; si se rechaza, tiene un carácter diferente. La diferencia está en tu mente. Si lo rechazas, parece la muerte; si lo aceptas, se transforma en la fuente misma de la vida.

Solo mediante la meditación podrás dejar que los demás se acerquen a ti. Solo mediante la meditación, cuando hayas empezado a percibir tu vacío interior como alegría, como celebración, como cántico, cuando ese vacío deje de asustarte, cuando se convierta en consuelo, refugio, reposo —y siempre que estás cansado puedes hundirte en tu vacío interior, desaparecer en él—, cuando hayas empezado a amar tu vacío interior y la alegría que surge de él, millares de flores de loto florecerán en el lago de ese vacío.

Pero tienes tanto miedo de estar vacío que no quieres mirarlo, y haces todos los esfuerzos posibles para evitarlo. Escuchas la radio, vas a ver una película, ves la televisión, lees el periódico, una novela policíaca —cualquier cosa—, pero evitas continuamente tu vacío interior. Cuando te cansas te quedas dormido y sueñas, pero nunca te enfrentas a ello, nunca lo abrazas. Esa es la razón.

Preguntas: «¿Por qué siento miedo cuando alguien se aproxima a mí?». Entonces has visto claro en tu interior. Y es que todo el mundo tiene miedo cuando alguien se le acerca demasiado, pero muy pocos son conscientes de ello.

La proximidad no le gusta a nadie. Permites que los demás se te acerquen con ciertas condiciones: si es tu esposa, le permites que duerma en tu cama, que pase la noche contigo. Pero mantienes una barrera invisible entre tu esposa y tú. La barrera es invisible pero ahí está. Si quieres verla, observarla, la encontrarás: una barrera transparente de cristal, pero que existe. Tú mantienes tu reserva; tu esposa mantiene la suya. Tú tienes tus secretos; ella los suyos. En realidad no os abrís el uno al otro, no accedéis el uno al otro.

Ni siquiera en el amor permites al otro que entre en ti, no permites que el otro te penetre. Y recuerda que si permites que el otro te penetre se produce una gran dicha. Cuando los cuerpos de dos amantes se penetran mutuamente se da un orgasmo físico, cuando dos mentes se penetran mutuamente se da un orgasmo psicológico, y cuando se penetran dos espíritus hay un orgasmo espiritual.

Quizá ni siquiera hayáis oído hablar de los otros dos tipos de orgasmo. Incluso el primero es una rareza. Muy pocas personas logran el verdadero orgasmo físico; lo han olvidado. Piensan que el orgasmo es la eyaculación. Por eso muchos hombres creen que tienen orgasmos, porque eyaculan, y como las mujeres no eyaculan, al menos no de forma visible, el ochenta por ciento de las mujeres cree que no tiene orgasmos. Pero la eyaculación no es el orgasmo. Es una descarga muy localizada, una descarga sexual, no un orgasmo. Una descarga es un fenómeno negativo —simplemente se pierde energía—, y el orgasmo es algo completamente distinto. Es una danza de la energía, no una descarga, sino un estado extático de la energía. La energía se convierte en una corriente que recorre todo el cuerpo: no es algo sexual, sino físico. Cada célula y cada fibra del cuerpo vibra con ese nuevo júbilo. Se rejuvenece, y a continuación sobreviene una gran calma.

Pero como las personas ni siquiera conocen el orgasmo físico, ¿qué decir, cómo hablar del orgasmo psicológico? Cuando permites a alguien que esté muy próximo a ti —un amigo, un amante, un hijo, un padre, un maestro, no importa—, cuando permites que alguien se aproxime tanto a ti que vuestras mentes empiezan a coincidir, a penetrarse, se da algo que supera hasta tal punto el orgasmo físico que se produce un salto. El orgasmo físico es maravilloso, pero nada en comparación con el psicológico. Una vez que se conoce el orgasmo psicológico, el físico pierde su atracción poco a poco. Es un sustituto muy pobre.

Pero incluso el orgasmo psicológico no es nada en comparación con el espiritual, cuando coinciden dos espíritus, y con «espíritus» me refiero a dos vacíos, a dos ceros. Recordadlo: dos cuerpos solo se rozan, no pueden superponerse porque son algo físico. ¿Cómo pueden ocupar dos cuerpos el mismo espacio? Imposible. De modo que, en el mejor de los casos, se puede dar un contacto muy íntimo. Dos cuerpos solo pueden rozarse, e incluso en el amor sexual solo se rozan. La penetración es muy superficial, no es más que un roce, porque dos objetos físicos no pueden estar en el mismo sitio. Si yo estoy sentado en esta silla, nadie puede sentarse en el mismo sitio. Si hay una piedra en un sitio concreto, no puedes poner otra cosa en el mismo sitio. El espacio está ocupado.

Los objetos físicos ocupan espacio, de modo que dos objetos fí-

sicos solo pueden rozarse: de ahí la tristeza del amor. Si solo conocéis el amor físico siempre os sentiréis amargados, porque solo llegaréis a rozaros, y el deseo profundo consiste en hacerse uno. Dos
objetos físicos no pueden fusionarse en uno solo, es imposible.

Se da una comunión mejor con dos psiques. Pueden acercarse
más. Pero ni siquiera dos pensamientos pueden ocupar el mismo lugar, porque los pensamientos son sutiles. Pueden acercarse mucho
más, pueden entrelazarse mucho mejor que dos cosas... Las cosas
son sólidas, los pensamientos líquidos. Cuando se encuentran los
cuerpos de dos amantes, ocurre como cuando dos piedras se juntan;
cuando se encuentran dos psiques, ocurre como cuando se juntan el
agua y el aceite. Sí, se da mayor unión, pero sigue existiendo una sutil división.

Dos pensamientos no pueden ocupar el mismo espacio. Cuando
estás pensando en algo no puedes pensar en otra cosa al mismo
tiempo; para que prestes atención a otro pensamiento, el primero
tiene que desvanecerse. Solo puede haber un pensamiento en tu
mente en un solo tiempo y en un solo espacio. De modo que incluso
en la amistad, en la amistad psicológica, siempre falta algo. Es mejor
que lo primero pero nada si lo comparamos con lo tercero.

La única posibilidad de ser realmente uno con el otro es la penetración espiritual, porque el espíritu significa vacío. Dos vacíos
sí pueden estar juntos. ¿Por qué dos? Todos los vacíos del mundo
pueden estar juntos en un espacio. Pueden ocupar el mismo espacio
simultáneamente, al mismo tiempo, sin problema, porque no son
concretos como los objetos ni líquidos como el agua. Simplemente,
están vacíos, y todos los vacíos posibles pueden unirse.

Cuando empieces a notar tu vacío —con alegría, no lo olvides—,
serás capaz de permitir que las personas se acerquen a ti. No solo
podrás permitirlo, sino que lo harás de buena gana. La única forma
de que alguien pueda llegar hasta ti es que esa persona permita que
también llegues a ella. No hay otro modo.

Implica una gran intuición que me preguntes por qué sientes
miedo cuando alguien se aproxima a ti. Eso quiere decir que estás
empezando a ser un poquito consciente de tu vacío. Deja que

aumente esa consciencia, que se convierta en una gran experiencia. Adéntrate en ese vacío, y dentro de poco te sorprenderás al comprender que ese vacío es en lo que consiste la meditación, que ese vacío es lo que yo llamo lo divino. Y entonces te transformarás en un templo, abierto a todo extraño que quiera entrar en él.

¿Por qué les gusta a las mujeres atraer a los hombres y al mismo tiempo les molesta que las deseen sexualmente?

Eso es una estrategia. A las mujeres les gusta resultar atractivas porque eso les da poder: cuanto más atractivas son, más poder ejercen sobre los hombres. ¿Y a quién no le gusta el poder? La gente lucha durante toda su vida por el poder.

¿Por qué queréis dinero? Porque os dará poder. ¿Por qué queréis llegar a primer ministro o presidente de un país? Por el poder. ¿Por qué queréis respeto y prestigio? Por el poder. ¿Por qué queréis ser santos? Por el poder.

Las personas van en pos del poder de diferentes maneras. No habéis dejado otras posibilidades de poder a las mujeres; solo una salida: su cuerpo. Esa es la razón por la que quieren resultar cada día más atractivas. Pero ¿no habéis observado que la mujer moderna no se preocupa tanto por resultar atractiva? ¿Por qué? Porque ha iniciado una política de poder diferente.

La mujer moderna se está liberando de la antigua esclavitud. Se enfrenta al hombre en las universidades para obtener un título; compite en el mercado laboral, compite en el mundo de la política. No le hace falta preocuparse demasiado por su aspecto, por si es atractiva o no.

El hombre nunca se ha preocupado demasiado por su aspecto. ¿Por qué? Eso se ha dejado en manos de las mujeres. Para las mujeres, es la única forma de obtener cierto poder. Y como los hombres siempre han tenido otros recursos, dar una imagen atractiva parece algo afeminado. Esas cosas son para las mujeres.

Pero no siempre ha sido así. Hubo cierta época en la que las mujeres eran tan libres como los hombres, y entonces a los hombres les gustaba resultar tan atractivos como a las mujeres. Veamos el ejemplo de Krisna, de su retrato, con preciosas túnicas de seda, con su flauta, un montón de adornos, pendientes, hasta una corona de plumas de pavo real. ¡Hay que verlo! Es una maravilla.

Corrían los días en los que hombres y mujeres disfrutaban de absoluta libertad para hacer lo que quisieran. A continuación sobrevino una larga época de oscuridad en la que las mujeres fueron reprimidas. Y se produjo gracias a los sacerdotes y los llamados santos. Vuestros santos siempre le han tenido miedo a las mujeres, porque la mujer parece tener poder como para destruir la santidad del santo en cuestión de minutos.

Se dice que una madre intenta durante veinticinco años que su hijo entre en razón, y que de repente aparece una mujer y en cuestión de dos minutos le convierte en un imbécil. Por eso las madres no perdonan a las nueras. ¡Jamás! La pobre mujer tuvo que dedicar veinticinco años de su vida a darle un poco de inteligencia al hijo, y en cuestión de dos minutos... ¡adiós! ¿Cómo puede perdonar a la nuera?

Las mujeres han sido condenadas por vuestros dichosos santos: tenían miedo de ellas. Había que reprimirlas. Y como las mujeres estaban reprimidas, les arrebataron todas las armas de competición en la vida. Entonces solo les quedó una cosa: sus cuerpos.

Me has preguntado: «¿Por qué les gusta a las mujeres atraer a los hombres?». Pues por eso, porque es su único poder. ¿Y a quién no le gusta el poder? A menos que se comprenda que el poder solo conlleva amargura, que el poder es destructivo, violento, a menos que mediante la comprensión desaparezca el deseo de poder... Pero ¿a quién no le gusta el poder?

Y también preguntas por qué si quieren atraer a los hombres les molesta que las deseen. Pues por la misma razón. La mujer mantiene su poder siempre y cuando se presente ante ti como la zanahoria ante el burro: está al alcance pero no lo está, tan cerca y tan lejos. Solo así puede mantener su poder. Si cae en tus brazos inmediatamente, el poder se desvanece. Y en cuanto la has gozado sexualmente, en cuanto la has utilizado, se acabó, ya no ejerce poder sobre ti. Por eso te atrae y al mismo tiempo se mantiene distante. Te atrae, te provoca, te seduce, y cuando te aproximas a ella te dice: «¡No!».

Es una cuestión de simple lógica. Si la mujer dice sí, la reduces a un mecanismo. Y a nadie le gusta ser utilizado. Es el otro lado de la misma política de poder. El poder significa la capacidad para utilizar al otro, y cuando alguien te utiliza desaparece tu poder, quedas reducido a la impotencia.

Ninguna mujer quiere que la utilicen, y es lo que lleváis haciendo desde hace siglos. El amor se ha convertido en algo feo. Debería ser esplendoroso, pero no lo es, porque el hombre utiliza a la mujer y a la mujer le molesta y se resiste a ello, naturalmente. No quiere verse reducida a un objeto.

Por eso vemos a los maridos moviendo la cola como perritos alrededor de sus esposas y a sus esposas con la actitud de estar por encima de todas estas tonterías, como de «soy mejor que tú». Las mujeres simulan que no les interesa el sexo, eso tan feo. Están tan interesadas como los hombres, pero el problema es que no pueden demostrarlo, porque si lo hacen, los hombres las reducen inmediatamente a la impotencia, empiezan a utilizarlas.

Por eso les interesan otras cosas, como atraer a los hombres y después renegar de ellos. En eso consiste el júbilo del poder. Tirar de ti —como si estuvieras sujeto por hilos, como una marioneta—, y después decirte que no, reducirte a una impotencia absoluta. Y tú, mientras tanto, agitando la cola como un perrito, mientras la mujer se divierte.

Es una situación muy desagradable, y no debería ser así. Es feo y desagradable porque se ha reducido el amor a la política de poder. Hay que cambiarlo. Tenemos que crear una nueva humanidad, y un mundo nuevo, en el que el amor no sea un asunto de poder. Al menos hemos de sacar el amor de las garras de la política del poder; podemos dejar el dinero, la política, todo, pero hemos de sacar el amor de ahí.

El amor es algo inmensamente valioso; no lo convirtáis en un producto de mercado. Pero eso es lo que ha ocurrido.

Un recluta acababa de llegar a un puesto de la Legión Extranjera en el desierto. Le preguntó al cabo qué hacían los hombres en su tiempo libre.

El cabo sonrió muy expresivo y dijo:

—Ya verás.

El joven se quedó confuso.

—Pero hay más de cien hombres en esta base y no veo ni a una sola mujer.

—Ya verás —repitió el cabo.

Aquella tarde llevaron trescientos camellos al corral. Obedeciendo a una señal, los hombres parecieron enloquecer. Saltaron al corral y empezaron a hacer el amor con los animales.

El nuevo recluta vio al cabo pasando a toda prisa a su lado y le agarró por el brazo.

—Ya entiendo a qué se refiere, pero sigo sin comprender nada —dijo—. Debe de haber trescientos camellos y nosotros solo somos cien. ¿Por qué ha salido todo el mundo corriendo? ¿No se lo pueden tomar con más calma?

—¿Cómo? —dijo el cabo, perplejo—. ¿Y tenerse que quedar con el más feo?

Nadie quiere quedarse con lo feo, aunque sea un camello, por no hablar de una mujer fea. La mujer intenta por todos los medios ser guapa, o al menos parecer guapa. Y una vez que el hombre está atrapado en sus encantos, la mujer empieza a escapar de él, porque en eso consiste el juego. Si tú empiezas a escapar de ella, ella se acercará a ti, empezará a perseguirte. En el momento en que tú empiezas a perseguirla, ella empieza a escapar. ¡Así es el juego! No es amor, es algo inhumano, pero es lo que ocurre y lo que lleva ocurriendo desde hace siglos.

¡Cuidado! Toda persona tiene una tremenda dignidad, y nadie puede quedar reducido a un producto, a un objeto. Respetad a los hombres, respetad a las mujeres, porque ambos son divinos.

Y olvidaos de la vieja idea de que es el hombre quien le hace el amor a la mujer. Eso es una estupidez. Parece como si el hombre fuera el actor y la mujer estuviera ahí para que le hicieran algo. Incluso en el lenguaje, a veces se presenta al hombre como quien hace el amor, como el que actúa, mientras que la mujer solo está ahí como receptora pasiva. No es cierto. Ambos se hacen el amor mutuamente, ambos son actores, ambos participan, y la mujer a su manera. La receptividad es su forma de participar, pero participa tanto como el hombre.

Y que no crea el hombre que solo él le hace algo a la mujer; también ella le hace algo al hombre. Ambos hacen algo inmensamente valioso. Se ofrecen el uno al otro, comparten sus energías. Ambos os ofrecéis en el templo del amor, en el templo del dios del amor. Es el dios del amor quien os posee a los dos, en un momento sagrado. Camináis por terreno sagrado. Y después, la conducta de las personas tendrá un carácter completamente distinto.

Es bueno ser bello, pero feo intentar aparecer bello. Es bueno ser atractivo, pero feo ingeniárselas para resultar atractivo, porque eso es pura artimaña. ¡Y las personas son bellas por naturaleza! No hay que recurrir al maquillaje. El maquillaje es feo, y solo contribuye a afear aún más. La belleza está en la sencillez, en la inocencia, en la naturalidad y la espontaneidad. Y si eres bello, no utilices tu belleza como instrumento de poder. Eso es una profanación de la belleza, un sacrilegio.

La belleza es un don de la naturaleza. Compártela, pero no la utilices para dominar, para poseer a otro.

Mi marido me quiere hasta tal punto que no ha pensado en otra mujer en toda su vida, y llevamos viviendo juntos casi veinticinco años. No puedo creérmelo, pero es verdad. ¿Qué opina usted?

—¡Yo tampoco puedo creérmelo!

Había un hombre llamado Increíble. Estaba casado con una mujer muy guapa y formaban una pareja muy feliz.

Un día, Increíble se puso tan enfermo que comprendió que iba a morir. Llamó a su mujer y le dijo:

—Cariño, he pasado toda la vida atendiendo a este absurdo

nombre. Me estoy muriendo, y quiero que me prometas una cosa: que no pondrás el nombre de Increíble en mi lápida. Pon lo que quieras, una fotografía, una frase, lo que sea, pero no mi nombre. No quiero llevármelo a la eternidad.

La mujer accedió, y cuando su marido murió, puso la siguiente leyenda en la lápida: «Aquí yace un esposo fiel que jamás traicionó a su esposa».

A partir de ese día, la gente que pasaba por allí y leía la inscripción de la lápida decía: «¡Es increíble!».

Tu marido, o está muerto o loco, ¡o a lo mejor te has topado con un Buda! Pero ¿qué haría alguien como Buda contigo?

Dos amigas están hablando en la playa.

—Desde luego, esas chicas jóvenes medio desnudas son una tentación constante para nuestros maridos —dice una.

—Quizá —replica la otra—. Pero yo me fío por completo del mío. Está locamente enamorado de mí.

—Ya —dice la primera—. ¿Y no tiene momentos de cordura?

Si un hombre ama a una mujer, sin duda amará a muchas otras personas, igual que si una mujer ama a un hombre amará a muchas otras personas, porque el amor no puede limitarse a una persona. Si existe, no puede limitarse, y si no existe, no hay más que hablar.

El amor es como respirar. Si alguien te dice: «Solo respiro cuando estoy contigo, y el resto del tiempo no respiro», no le creerás. ¿Cómo vas a creerle? Estaría muerto si no respirase cuando no está contigo. El amor es el aliento del alma.

Pero eso es lo que hemos hecho: inculcar a las personas durante siglos ideas absurdas y crear tristeza en el mundo, celos, sentimientos de posesión y odio sin razón alguna. Hemos inculcado a los seres humanos la estúpida idea de que el amor solo puede darse entre dos personas, en una relación de uno a uno: si es verdadero es entre uno y uno; si no, es falso. Y lo cierto es justo lo contrario: si es entre uno y uno no puede ser verdadero. Entonces, es falso, imaginario. Esas personas están fingiendo y se engañan a sí mismas, no solo a la otra persona sino a sí mismas.

Si a un hombre le interesa la belleza, ¿cómo va a evitar ver a las mujeres bellas, y cómo va a evitar interesarse por ellas? La única forma consiste en matar por completo ese interés, pero entonces dejará de interesarle incluso su propia esposa. Eso es lo que ha ocurrido: debido a esa estúpida idea de que el amor solo puede darse entre dos, el amor ha desaparecido de la faz de la tierra. La única forma posible de controlarlo sería que el hombre no amara a su esposa. Debería matar el instinto mismo del amor, debería reprimir la idea de la belleza, olvidar que la belleza existe en el mundo. Pero recordad que entonces tampoco podría amar a su mujer. Entonces fingirá, actuará, con una serie de gestos vacíos, sin ningún contenido. Si se le dice a una mujer: «Solo debes estar enamorada de tu marido y no puedes ni siquiera interesarte por otras personas», perderá el interés por su marido.

Por eso las parejas pierden el interés mutuamente. No paran de pelearse, de buscar excusas para pelearse. El fenómeno real consiste en que se pelean porque no se permite que florezca su energía amorosa, pero lo han olvidado porque el condicionamiento viene de muy antiguo. Sus padres estaban igualmente condicionados, y también los padres de sus padres. Es algo que procede de la época de Adán y Eva. Ha pasado a formar parte de nosotros, casi de nuestra carne y nuestra sangre, hasta tal extremo que ni siquiera somos conscientes de ello; ha llegado a las profundidades del subconsciente.

De modo que las parejas se enfadan el uno con el otro continuamente —unas veces más, otras menos—, y siempre encuentran excusas para enfadarse. Y parecen tristes. A la fuerza tienen que estar tristes. Todas las demás excusas son falsas. No digo que las falseen deliberadamente, sino que no son conscientes del fenómeno.

La pura verdad es que el hombre al que le interesa la belleza seguirá interesándose por muchas mujeres, y la mujer a quien le interesa la belleza seguirá interesándose por muchos hombres. Quizá le interese más una persona concreta —eso es posible—, quizá llegue a interesarle tanto una persona que quiera vivir con ella, pero eso no significa que vaya a desaparecer su interés por otras, porque ese interés continuará. Pero si vas paseando por la calle con tu marido o con tu esposa y el marido dice: «Mira a esa mujer. ¡Qué guapa!», empiezan los líos. ¡No puede decirlo! No tiene nada de malo; en realidad, deberías sentirte contenta de que tu marido siga vivo y cuerdo, de que no se le hayan desinflado las ruedas. Deberías sentirte contenta de que siga animado, joven, capaz de apreciar la belleza, capaz de ser sensible a todo lo bello. No hay por qué sentir celos.

Pero el marido no puede decirlo; aún más, fingirá no haber mirado a la otra mujer. Pero sí ha mirado, está mirando, incluso a lo mejor lleva gafas de sol únicamente por eso. Buscará excusas para mirar a la mujer, como ponerse a hablar del bonito árbol. Le trae sin cuidado el árbol; lo que le interesa es la mujer que está sentada bajo el árbol. Y la esposa sabe perfectamente por qué se ha fijado de repente en el árbol; en otras ocasiones, ni se fija.

La esposa no puede decirle al marido: «¡Qué guapo es ese hombre!». El marido se sentirá ofendido, y su ego herido. Todo el mundo se aferra a la idea de que «no hay nadie más guapo que yo», pero todo el mundo sabe que es una perfecta estupidez. Cada cual es único, es cierto, pero cada cual tiene unas cuantas cosas que no tiene nadie más. Quizá ese hombre tenga los ojos más bonitos que tú; tú puedes tener una nariz bonita y la suya es fea, pero ¿y los ojos? A lo mejor tú tienes una cara hermosa, pero ¿y su cuerpo, tan proporcionado?

Las personas deberían ser más inteligentes y apreciar las cosas, y también ayudar a la gente a apreciarlas. Deberían decirse unos a otros: «Tienes razón. Esa mujer es muy guapa, ese hombre es muy guapo». Y eso no tiene nada de malo, ni va a destruir vuestro amor; por el contrario, lo aumentará, lo reforzará. Comunicarse con tal espontaneidad siempre nutre el amor. Cuando empiezas a fingir, cuando te obligan a fingir, cuando te obligan a decir algo que no quieres decir y no te permiten que digas algo que quieres decir, el amor empieza a esfumarse y aparece la distancia.

Por favor, ayuda a tu marido a revivir, ayúdale a que vuelva a estar cuerdo, ayúdale a que vuelva a ser sensible. Sin duda has contribuido en gran medida a su embotamiento. No es bueno, no es saludable, es un estado patológico. Si dice que en toda su vida no ha pensado en ninguna otra mujer, recuerda que tú también eres una mujer, ni más ni menos que una mujer. Por el hecho de ser su esposa no eres sino una mujer. Y si a él ya no le interesa ninguna otra mujer —y este mundo está lleno de mujeres hermosas—, tampoco tiene nada que hacer contigo, y ha acabado contigo, o quizá tú le hayas obligado a acabar contigo.

Por eso dices: «No puedo creérmelo, aunque es verdad».

No te lo puedes creer porque debes de estar pensando en otros hombres. ¿Cómo te lo vas a creer? Si sigues pensando en otros hombres, ¿cómo vas a creerte que tu marido no esté pensando en otras mujeres?

En realidad, siempre que un hombre y una mujer, sobre todo si están casados, hacen el amor, en la cama nunca hay dos personas; siempre hay cuatro. Él está pensando en otra mujer y ella pensando en otro hombre. La mujer está pensando en Mohamed Alí, él en Sofía Loren... ¡y así van las cosas!

Siempre es bueno que marido y mujer no hagan el amor durante el día, y que incluso por la noche apaguen la luz para que puedan dejar libre su imaginación: así pueden pensar en quien quieran. En realidad, no hay mucha diferencia, o no una diferencia muy grande. Si llegamos a lo fundamental, es lo mismo, y cuando estás haciendo el amor con un hombre o una mujer llegas al núcleo, al fondo: no se puede llegar más allá. Y es una de las cosas buenas de la naturaleza: ese núcleo genético, porque no existen muchas diferencias. Todas las diferencias son superficiales.

Pero no tiene nada de malo interesarse por otra persona. Ayúdale, porque necesita tu ayuda: según mi experiencia con miles de parejas, es siempre la mujer quien destruye al hombre. El hombre hace como si fuera el amo, pero no lo es. Y las mujeres confían hasta tal punto en que ellas lo dominan todo que les dejan decir que son ellos los que mandan, pero no les hacen ni caso.

Dicen: «Decid lo que queráis. Mirad, está bien repartido: vosotros habláis sobre ello —a vosotros os conceden esa libertad—, pero las que mandamos somos nosotras».

Fui un día a ver al *mulá* Nasrudin. Estaba sentado debajo de la cama. Le pregunté:

—¿Qué pasa? ¿Por qué estás debajo de la cama?

—¿Y por qué no? —respondió—. ¡Aquí mando yo, y me siento donde me da la gana!

Entonces entró su mujer y exclamó:

—¡Cobarde! ¡Sal de ahí y ya te enseñaré yo quién manda aquí!

—¡Nadie puede obligarme a salir de aquí! —dijo el *mulá*—. ¡Yo mando aquí y puedo sentarme donde me dé la gana!

Como la mujer era muy gorda, no podía meterse debajo de la cama, así que le pregunté:

—¿Qué vas a hacer?

—¡Ya verás! —contestó—. Dentro de poco será la hora de comer, y tendrá que salir. Debajo de la cama, ya puede decir lo que quiera, que si él manda o deja de mandar. ¡Por encima de la cama, yo sé quién manda!

Ayuda a tu pobre marido. Debes de haberle destrozado, no a propósito, sino sin darte cuenta. Las estrategias femeninas son muy sutiles. Hazle revivir, sácale de la tumba. Solo entonces se interesará por ti, y te lo agradecerá.

Todas las parejas deberían recordar que por el hecho de ser parejas no tienen que dominarse mutuamente, no tienen que ser los amos, sino solo compañeros, amigos, y que la relación no se da así como así; no tiene nada que ver con la posesión. Hombres y mujeres no son cosas para poseer, sino personas a las que respetar. No son medios que utilizar. Los hombres utilizan a las mujeres como medios, las mujeres utilizan a los hombres como medios, y por eso el mundo entero parece tan feo y tan enloquecido, y todas las personas tan desdichadas.

No hay por qué sufrir tanta desdicha: el noventa y nueve por ciento la hemos creado nosotros. Por supuesto, hay un uno por ciento que seguirá existiendo, porque el cuerpo tiene sus limitaciones. El cuerpo tiene que envejecer, a veces enfermar, un día u otro tiene que morir, pero solo representa un uno por ciento. Y si puede desaparecer el noventa y nueve por ciento de la tristeza y la desdicha, el uno por ciento restante puede aceptarse con alegría.

El otro día habló usted sobre la homosexualidad, y nos hizo reír con la idea de que todos los hombres fueran agarrados del brazo por la calle llamándose «cielo». Desde luego, está muy bien reírse, pero a veces la risa tiene un tono de burla. Como gay que soy, en ese momento me sentí rebajado. ¿Podría hablar sobre cómo pueden recibir esas risas, y cómo soportarlas, los homosexuales, los negros, los judíos u otras minorías?

No eres el único homosexual aquí presente. Tenemos entre nosotros muchos gays y también muchas lesbianas. Esto es un mundo en miniatura. Aquí tengo toda clase de personas. En mi jardín hay toda clase de flores, toda clase de plantas. Más que un jardín, es una selva, y yo lo acepto todo, incluso las plantas silvestres. Acojo a todos.

¿Por qué solamente te ha molestado a ti? Entre nosotros hay muchos gays famosos. ¡La verdad, no tenía ni idea de que fueras uno de ellos! ¿Por qué te ha molestado? ¿Por qué nadie más se ha sentido ofendido? ¡Han aprendido a aceptar, porque en eso consisten mis enseñanzas! Tienes que aceptar lo que eres. Sin condenas, sin juicios, sin evaluaciones. Eres homosexual, ¿y qué? ¡Disfrútalo! La vida te ha hecho así, es la forma que ha tenido Dios de expresarse en ti, y ha habido homosexuales geniales, Sócrates entre otros.

Si os fijáis en la larga historia de los homosexuales, os quedaréis sorprendidos: han disfrutado de mejor compañía que los heterosexuales. En realidad, grandes poetas, pintores, músicos, artistas... todos tenían tendencias homosexuales. Hay algo en esa tendencia, y hay que comprenderlo: ¿por qué pintores, poetas y artistas? Porque son las personas inventivas, que nunca se sienten satisfechas con las cosas tal y como las encuentran e intentan hacer cosas nuevas.

La heterosexualidad es un fenómeno natural, un hecho que simplemente se da. Las personas imaginativas intentan encontrar nuevas vías para relacionarse; por algo son imaginativas. Enamorarse una y otra vez de un hombre o una mujer les parece rutinario, y quieren experimentar. Esas son las personas que han inventado la homosexualidad. Son inventores.

Y algunos han llegado aún más lejos: los bisexuales. El bisexual piensa que el homosexual se ha quedado un poco atrasado. El bisexual es más flexible, se puede adaptar a una mujer o a un hombre. Tiene muchas más oportunidades de hacer el amor. Nunca le faltarán amantes.

En el fondo, debes de sentirte culpable, y por eso te has ofendido. Si no, te habrías reído, te habría hecho gracia la broma. Y en realidad, yo no soy el responsable de esas palabras. ¿Adivinas quién es el responsable? No lo creo. ¡Pues el Papa!

El Papa hacía un viaje por Tierra Santa. El último día subió al Gólgota y rezó. Bajó la ladera todo solemne y santo, agitando con la mano el incensario. Un homosexual que le había estado observando desde lejos se acercó a él y le dijo: «Oye, cielo, llevas el bolso ardiendo».

¡El Papa me dio esa idea! Pero no te ofendas, por favor, que yo no estoy en contra de nadie. Ni negros ni judíos ni homosexuales. No estoy en contra de nadie. El mensaje que quiero transmitir es el de la absoluta aceptación.

Pero no soy yo quien se inventa estos chistes; mis amigos me los cuentan. ¡De modo que si alguien conoce chistes sobre los heterosexuales, que me los cuente! Yo cuento todos los chistes que me cuentan.

Algunas veces he recibido cartas de mujeres que decían: «Siempre cuenta chistes contra las mujeres». ¿Qué puedo decir? ¡Contadme chistes contra los hombres! Yo no tengo el menor interés en inventarme chistes, pero la gente no para de contármelos. Contadme cualquier chiste y yo lo repetiré.

Pero ese sentimiento de culpa no es bueno. En el fondo, tienes la sensación de estar haciendo algo malo, y por eso te duele. Tienes una herida interior; quizá la hayas tapado, pero sigue ahí. Y si me comprendes, debes destaparla. Solo se curará cuando la destapes. Deja que el sol la cure, y el viento. ¡Destápala!

Seas lo que seas, está bien. No es asunto de nadie. Si dos hombres se sienten bien juntos, nadie tiene por qué interferir. Nadie puede intervenir, ni la ley, ni el gobierno, ni la religión, ni la iglesia. Si se sienten felices juntos, están en todo su derecho de continuar así. Y queremos que el mundo sea feliz: esas dos personas están contribuyendo a la felicidad del mundo con su propia felicidad.

Si dos mujeres se sienten bien juntas, el mundo es más feliz por ello, y mejor. No hagáis que se sientan culpables sin necesidad. Pero la culpabilidad persiste, porque desde hace siglos se os ha enseñado que la homosexualidad es uno de los mayores pecados.

Quizá os sorprenda saber que en algunos estados de Estados Unidos, hace solo un siglo, se castigaba la homosexualidad con cadena perpetua. Y en algunos países te decapitaban si te sorprendían en una relación homosexual.

La humanidad ha cometido muchas estupideces en tiempos pasados, y todos llevamos esos condicionamientos en lo más profundo del inconsciente colectivo.

Un ventrílocuo iba en coche por el campo cuando le llamó la atención una granja de grandes dimensiones. Pidió que le llevaran allí.

Mientras le enseñaban el establo, el ventrílocuo pensó que le apetecía divertirse un poco, e hizo hablar a uno de los caballos.

Con los ojos desorbitados de miedo, el jornalero salió corriendo del establo y le gritó al granjero: «¡Sam, esos animales hablan! ¡Si esa oveja dice algo sobre mí, es mentira cochina!».

Así es como surge la culpa. No se puede ocultar, porque tiene su propia manera de manifestarse.

Tú condenas tu homosexualidad. Por eso has planteado la pregunta. Si no, te habrías reído, te habría gustado el chiste. Y a menos que una persona sea capaz de reírse de sí mismo, no puede saber qué es la risa, ni la belleza de la risa. Reírse de los demás es muy sencillo, es violento, cruel. Reírse de sí mismo tiene algo de espiritual. Pero siempre nos escondemos tras las racionalizaciones.

Piensas que ese chiste supone una ofensa para la minoría homosexual. Deberías saber una cosa: como yo no soy ni heterosexual, ni homosexual ni bisexual, no estoy ni a favor ni en contra de nada. Yo ya no tengo nada que ver con el mundo del sexo. El sexo no significa nada para mí, y por eso puedo aceptaros a todos.

Vuestros supuestos santos no son capaces de aceptaros a todos, porque siguen anclados en el mundo del sexo, siguen siendo seres sexuales, reprimidos, obsesionados, quizá en contra del sexo, pero ponerte en contra de algo significa que sigues obsesionado. Yo no estoy ni a favor ni en contra ¡Sencillamente, no importa! Son simples juegos a los que a las personas les gusta jugar: pura diversión y nada más. No es serio, es algo infantil. Heterosexuales, homosexuales, bisexuales: todo son lo mismo, algo infantil.

Espero que algún día superes todo eso, y entonces se producirá un fenómeno completamente distinto, lo que en Oriente denominamos *brahmacharya*. En Occidente no existe una palabra equivalente, porque en Occidente la consciencia no ha penetrado hasta semejantes altitudes. La palabra «celibato» es una traducción que deja mucho que desear, y además con connotaciones desagradables.

El celibato simplemente significa no tener nada que ver con el sexo; es una palabra negativa. El célibe quizá no haya superado el sexo; solo lo está negando. Lo que realmente significa *brahmacharya* es vivir como un dios. Ese es su sentido literal: «vivir como Dios». ¿Y qué significa? Significa que el sexo ha desaparecido, que el humo ya no rodea la llama de tu ser, que la llama de tu ser ya no humea. Y cuando el sexo ha desaparecido por completo, toda la energía que está retenida en la sexualidad se libera en el amor, en la compasión.

Pero al sentirte ofendido te has desenmascarado, algo que, en cierto modo, es bueno. No tienes por qué sentirte culpable. Y siempre es bueno desenmascararte, quedarte desnudo. No tengas miedo, porque la única forma de conocerse es desenmascararse.

Según se cuenta, Sigmund Freud y Carl Jung viajaban un día juntos en un tren, y durante el trayecto Jung se puso a analizar a Freud, a investigar en las profundidades de su psique, intentando precisar el origen de su neurosis. Freud se mostraba tan escurridizo como siempre, y cuando Jung estaba a punto de llegar a la esencia de aquel hombre, le pidió impaciente que revelase lo más recóndito de su ser, su verdadero ser.

—No puedo —dijo Freud—. Si lo hago, renunciaría a mi autoridad.

Jung se arrellanó en el asiento y replicó, suspirando:

—Entonces, ya la ha perdido.

El hombre verdadero siempre está dispuesto a desvelar su ser hasta el núcleo mismo, porque no tiene miedo. Al decir: «No puedo dejar al descubierto mi verdadero ser porque renunciaría a mi autoridad», Freud simplemente estaba diciendo que llevaba consigo un ser falso. Lo mantuvo toda su vida, y a pesar de ser el creador del psicoanálisis, jamás se psicoanalizó. Sus discípulos le sugirieron en muchas ocasiones que se dejara psicoanalizar, pero siempre se negó. Tenía miedo.

Esta leyenda encierra un gran simbolismo: Freud tenía miedo de descubrirse tal y como era. Y a lo que tenía miedo era a perder su autoridad. Pero un hombre con verdadera autoridad nunca tiene miedo de perderla. No puede perderla, no hay forma de que la pierda. Y en eso consiste la diferencia entre un hombre con autoridad y un hombre autoritario. El hombre autoritario no tiene verdadera autoridad: se limita a fingir. El hombre con autoridad puede revelarse tal y como es, porque su autoridad no es algo que se imponga desde fuera, sino que es su núcleo, su experiencia, su autenticidad.

Jung hizo bien al decirle: «Entonces, ya la ha perdido».

Se cuenta que a partir de ese día empezaron las diferencias entre Jung y Freud y que nunca llegaron a salvarlas. Y yo no puedo decir que el único responsable del distanciamiento fuera Jung; más bien, el responsable fue Freud. Freud padecía muchas cosas que podrían calificarse de neuróticas y, sin embargo, no permitía que le psicoanalizaran.

Todos mis esfuerzos están dirigidos a ayudaros a que os descubráis, a que os quedéis completamente desnudos. Seáis lo que seáis, estéis donde estéis, os encontraré y os sacaré a la luz. A veces resultará doloroso; a veces os sentiréis ofendidos, os enfadaréis, pero tened paciencia, por favor. Como toda cirugía, tiene que doler.

Quiero mucho a mi novio, y nuestra relación es muy buena cuando estamos juntos, pero cuando veo que puede estar interesado en otra mujer, aunque solo hable con ella, siento unos celos terribles. No quiero que piense que coarto su libertad, pero me cuesta trabajo disimular los celos. ¿Qué puedo hacer?

Los celos no son buenos, pero los celos reprimidos son mucho más peligrosos que los celos que se expresan. No sentir celos es lo mejor, pero si no es así, lo mejor es expresarlos.

Espera que te ocurra lo primero, pero si no, intenta lo segundo; lo primero llega en una etapa tardía del crecimiento personal. No sentir celos indica que una persona está equilibrada. Únicamente la persona que se ha aceptado a sí misma por completo, se siente feliz consigo misma y ni se le ocurre compararse con otras, puede prescindir de los celos. Los celos surgen cuando se plantea la comparación.

Pongamos un ejemplo. Tú quieres a un hombre y ese hombre te quiere a ti, y un buen día te das cuenta de que se siente atraído por otra mujer, y entonces entra en juego la comparación. ¿Eso significa que te va a abandonar, que ha encontrado a alguien mejor que tú? ¿Que ha encontrado a otra mujer más guapa que tú?

A lo mejor no lo ves con claridad, pero es precisamente de ahí de donde surgen los celos: la idea de que alguien puede ser mejor, o más guapa, o que al hombre que quieres le puede atraer otra mujer más que tú. Esa sensación te crea una especie de complejo de inferioridad, empiezas a sentir celos y pondrás todos los medios para destruir esa posibilidad.

Solo es posible no sentir celos cuando llegas a aceptarte hasta el punto de que no exista comparación posible, de que no te compares con nadie. Incluso si el hombre al que amas se va con otra mujer, no se establece la comparación; se trata de un simple hecho: se siente atraído por esa mujer. No te crea conflictos con ella, ni dice nada sobre ti. Si dice algo, es sobre el hombre, no sobre ti, no guarda ninguna relación contigo.

Pero eso solo es posible cuando has logrado tal equilibrio que puedes vivir sin un amante, puedes vivir sin que te amen y ser tan feliz como cuando te aman, cuando el amor deja de ser una necesidad y se transforma en pura diversión. Si te quieren, bien. Si no te quieren, también bien: no ansías el amor.

No hay ninguna necesidad de dar espacio al ego en todo ello y no lo conviertes en un asunto del ego. No dices: este hombre me ama, porque eso significa que te ha elegido a ti entre todas las mujeres del mundo, y que tú eres la mejor. Y cuando ese hombre te elige a ti y tú eliges a ese hombre, él es el mejor hombre en el mundo entero y tú la mejor mujer. Naturalmente, se siente uno muy bien: ¡las dos personas mejores del mundo entero juntas!

Si empiezas a interesarte por otro hombre, el anterior se siente herido, porque, ¿qué va a pasar ahora con el mejor hombre? Ya no es el mejor. O si él empieza a interesarse por otra mujer, tú dejas de ser la mejor.

Eso es lo que se hace en nombre del amor y de la relación. Pero hay que aceptar la realidad: no se puede hacer lo que no es posible por ahora. Y en estos momentos solo hay dos cosas posibles: los celos que se expresan y los celos que se reprimen. Los celos reprimidos son muy peligrosos. Cuando se expresan los celos, te los quitas de encima: se acabó, te libras de ellos, no sigues acumulándolos. Los celos reprimidos se acumulan, se convierten en un volcán que un día hace explosión. Un día, sin razón alguna, hace explosión: cualquier cosilla será la gota que colme el vaso y todo estallará. Y entonces parecerás idiota, porque tendrás una reacción exagerada.

Por ejemplo: tu novio está leyendo un libro y no te presta atención. Eso puede ser la gota que colme el vaso. Le quitas el libro, lo tiras y dices: «¿Por qué lees mientras yo estoy aquí?».

Es una reacción exagerada. El libro no es una mujer, pero se convierte en una excusa y todo lo que él ha hecho y tú has reprimido estalla de repente. A él le resultará muy extraño... ¡simplemente por un libro! Y tú también te sentirás muy rara, al darte cuenta de que ese no es el verdadero motivo.

Así acaban por ser tan estúpidas las relaciones, porque en el momento en que no deberías hacerlo te reprimes, y luego todo estalla. Más vale sacarlo a la luz cuando está al rojo vivo, porque al menos estará en su contexto.

Y cuando lo sacas a la luz, no se va acumulando, no se convierte en un volcán. Es mejor decirle al hombre con el que estás que sientes celos que decirle que tienes unos celos terribles. No hay necesidad de que se sienta culpable; basta con decirlo. No dices que no debería hacer esto o lo otro: recuérdalo, no hay ninguna necesidad. Si quiere irse con otra mujer, se irá con ella. ¿Y qué se puede hacer? Prácticamente nada.

Antes de ser tu novio seguramente habrá amado a otras mujeres, y se ha separado de ellas. Algún día también se separará de ti. Hay que aceptar la realidad. Si no hubiera ido de un lugar a otro, si no se hubiera movido, no habría llegado a ti, se habría quedado para siempre con una sola mujer, pero como se mueve, tú has tenido una oportunidad. Ahora ha empezado a moverse en otra dirección, y no pasa nada.

No hagas que se sienta culpable; sencillamente, demuestra que tienes celos. Dile: «Estoy celosa. No tiene nada que ver contigo. Haz lo que tengas que hacer. ¿Qué le vas a hacer? Si yo no puedo dejar de tener celos, ¿cómo vas tú a dejar de desear a otras?». ¿Lo comprendes?

«Si yo no puedo dejar de tener celos, ¿qué le vas a hacer? Cuando pasa una mujer a tu lado que despierta tu interés, ¿qué puedes hacer? Eres tan impotente como yo. Yo lo comprendo, y por favor, intenta comprenderme a mí.»

Esto es lo que llamo la comprensión básica que se necesita en toda relación: no hagas que se sienta culpable; nada más. Él no hace que te sientas culpable ni te pregunta por qué estás celosa; nadie debería sentir celos. No se trata de eso, de deber o no deber.

Pero no lo reprimas. Si lo reprimes, tu amor se emponzoñará.

Y cuando ese hombre te tome de la mano, tu mano estará fría si has reprimido los celos, no tendrá la corriente de la energía, no tendrá calor. ¿Cómo vas a ser cálida con ese hombre? Como sabes que está destruyendo tu felicidad, te enfrías, te contienes. Quizá sea cariñoso contigo, quizá te esté haciendo el amor, pero tú sigues fría, no muestras ningún signo de amor. Te limitas, en el mejor de los casos, a soportar todas esas tonterías, y empiezas a aburrirte.

Será algo automático porque llevas los celos en las entrañas, y se convertirá en ponzoña. Más vale librarse de ellos. Tienes que conseguirlo, tienes que librarte: ¡cuando te enfades, enfádate de verdad! No acumules la locura. Cuando los celos estén al rojo vivo, adéntrate en ellos. Y eso no destruirá vuestra relación; al contrario, la hará más cálida.

No te preocupe si va a durar para siempre o no: nada es eterno. Entonces, si va a durar unos días, que sea una relación cálida: ¿qué necesidad hay de que sea fría? ¡Si no, antes de acabarse ya ha terminado! Un buen día se madura, gracias al aprendizaje, a experimentar muchas relaciones, y entonces desaparecen los celos. Y entonces sencillamente eres feliz cuando ese hombre comparte su energía contigo, y también eres feliz si quiere compartirla con otra persona. Es su libertad, en la que tú no tienes nada que ver. Cada cual es su propio dueño y nadie debería intentar ser dueño de nadie. Cuando se deja la libertad intacta, el amor crece infinitamente.

De modo que de momento solo puedes hacer una cosa: no hacer que se sienta culpable; nada más. Si sientes celos, dilo: enfádate, rompe unos cuantos platos, da un portazo. Haz todo lo que necesites... Y a ninguna mujer hay que enseñárselo. ¡Nacen sabiéndolo!

La verdad es que no disfruto mucho del sexo, y a mi novio le molesta. Reflexionando, he llegado a la conclusión de que nunca he mantenido una relación en la que me sintiera segura. Creo que siempre he utilizado el sexo para mantener a alguien a mi lado, fingiendo que me gustaba.

Parece que en realidad nunca has disfrutado del amor. Has mantenido una política, utilizándolo para otros fines.

A veces uno se siente solo, y en una relación finge no estar solo, simplemente por estar con alguien. A veces te sientes bien porque piensas que tienes poder sobre el otro. Entonces es cuando se utiliza el sexo. A veces te sientes muy egoísta porque puedes conquistar a muchos hombres o muchas mujeres, y vas de conquista en conquista. En ese caso, el amor se transforma en una especie de dominación. Disfrutas de la dominación, no del amor. Por eso surge semejante problema.

Cuando una persona así se relaciona con alguien, surge el problema, porque no tiene sentido hacer el amor a esa persona. Si ya te la has ganado, ¿qué sentido tiene seguir haciéndole el amor? Ya no sigues ninguna política.

Eso ocurre porque has mantenido una actitud errónea ante el amor. No has disfrutado de su valor intrínseco, sino que lo has utilizado para otra cosa. Por eso, una vez que estás con ese hombre y que las cosas se han asentado, dejan de interesarte el sexo, el amor, todo. Si ni siquiera te interesa que acaricie tu cuerpo, ¿por qué tendría que estar contigo? ¿Para qué? Si no quieres que te acaricie, tampoco tú querrás acariciar su cuerpo, porque es algo recíproco. Entonces, ¿para qué estar juntos? Mejor estar solos. Si no, lo único que queda es la tristeza del amor, y todo lo hermoso desaparece. ¿Para qué van a estar dos personas poniéndose de los nervios mutuamente?

Si no sientes placer, si no te sientes profundamente satisfecha por el hecho de estar juntos, ¿para qué tanto conflicto, tanta pelea? Se puede soportar si ocurre algo bonito —entonces merece la pena—, pero si todo ha acabado, ¿por qué seguir juntos? Separaos. Pero eso no va a suponer ninguna ayuda, porque una vez separados empezarás de nuevo con tus juegos porque eres libre para dominar, para intentarlo aquí y allá, para ganarte a la gente, para tener una pareja. Pero es un autoengaño. Cuando intentas todo eso y finges amor, finges felicidad, cuando has alcanzado el objetivo, de repente desaparece toda la felicidad.

De modo que no te va a ayudar el hecho de dejar la relación. Lo que tienes que hacer es abandonar la mentalidad política. El cuerpo es bello. Y si te ama, acariciará tu cuerpo. ¿Por qué sentir asco?

¿Detestas tu propio cuerpo? Debes de detestar tu cuerpo, debes de tener algo en contra de tu cuerpo. No puedes creerte que ese hombre acaricie tu cuerpo, un cuerpo tan sucio. ¡Tú nunca lo acaricias y él sí lo hace, y le gusta! Entonces, ese hombre también te da asco. Pero la idea fundamental que tienes es que tu cuerpo es repugnante. A mucha gente se la ha educado así, para que piensen que el cuerpo es repugnante.

El cuerpo es lo más bello que hay en el mundo. Ninguna flor puede competir con él. Es la floración más compleja de la naturaleza.

De modo que ama tu cuerpo, disfruta de él. Disfruta acariciándote. Siéntete dichosa. Es un milagro, que de la nada, de la materia, surja una belleza tan inmaterial. Y disfruta cuando él ame tu cuerpo. El sexo no es sino dos personas que comparten su energía; nada más. El sexo puede empezar a desaparecer cuando hayáis empezado a uniros en un nivel más elevado. Hay otros niveles superiores, pero no son contrarios al cuerpo, y hay que recordar esa diferencia.

Existen niveles de fusión más elevados, pero no son contrarios al cuerpo. En ellos se atraviesa el cuerpo, se supera el cuerpo. Están basados en el cuerpo, enraizados en el cuerpo, pero se elevan más que él.

Ama. El amor físico es bueno, pero no te quedes ahí. Intenta llegar a niveles de comunicación más profundos, más elevados. Y un día, simplemente estar cogidos de la mano resulta tan orgásmico que un orgasmo sexual es un pálido reflejo. Al miraros a los ojos, os sentiréis inmediatamente transportados a otro mundo. Y llega un momento en el que incluso el recuerdo del ser amado —solo con vislumbrarlo, solo con la idea de su existencia— es suficiente para tener la sensación de orgasmo, para experimentar un delicioso estremecimiento, como una centella que te recorre de los pies a la cabeza y te enciende el cuerpo, y te hace compartir lo divino.

Estas etapas pueden recorrerse, pero no si estás en contra del cuerpo. Y este es el problema que hay que comprender: una persona contraria al cuerpo se quedará estancada en el cuerpo. Una persona contraria al materialismo siempre seguirá siendo materialista, porque cuando se está en contra de algo, no se puede uno librar de ello.

Si de verdad quieres superar el cuerpo, ama el cuerpo hasta tal punto que empiece a mostrarte sus rincones más recónditos, que empiece a dejarte entrar: «Adéntrate más. Ahora te lo has ganado. Entra. No te quedes en el portal. El palacio entero está a tu disposición». Eso te dirá.

No abandones tu relación. Inténtalo otra vez, haz todos los esfuerzos posibles, porque si no disfrutas cuando él te hace el amor o cuando tú le haces el amor, nunca llegarás a la oración, ya que la oración es como hacer el amor con el todo. Debes acercarte a la oración. Acaricia el cuerpo del hombre con veneración. Deja que él acaricie tu cuerpo, invítale a que acaricie tu cuerpo con veneración. Disfrútalo. Es un regalo de Dios.

Pero creo que todavía debes de mantener algunas ideas cristianas. Debe de haber curas y papas manipulándote todavía... Esas voces que condenan, que te condicionan. Déjate de tonterías. Despídete de todo lo cristiano que llevas dentro. Sé pagana —yo soy pagano—, y aprende las lecciones de Epicuro. Cambia de actitud.

A mí siempre me ha dado la sensación de que tienes una ideología muy rígida, que sale al exterior y te pone la cara y el cuerpo entero rígidos. ¡Suavízate! No tienes por qué ser un témpano de hielo. Sé un poco más cálida.

Osho le dice al novio:

Ayúdala a que salga de su encastillamiento. Esa chica vive en un castillo: sácala de allí. Ámala más. Solo comprenderá el lenguaje del amor. Y quiero decirte tres cosas...

En primer lugar, ámala más pero no pidas sexo. Únicamente si ella te invita; en otro caso, no, al menos durante un mes, porque tus esfuerzos despertarán su resistencia. Limítate a amar, a querer, a tener una actitud de oración, pero no pidas hacer el amor.

Hay muchas mujeres que piensan, equivocadamente, que solo se las necesita para el sexo, de modo que se convierte en una especie de mercancía. Y lo ofrecen de mala gana porque saben que si te lo dan las utilizas, y entonces no pueden dominarte. De modo que empiezan a dominarte no ofreciéndotelo, privándote de él. Y tú vas como un perrito faldero detrás de ellas, y a ellas les encanta. Piensan que es algo que pueden negarte, de lo que pueden privarte, para esclavizarte.

Si no obligas a una mujer a mantener relaciones sexuales, te sorprenderá lo que ocurre: empezarán a correr detrás de ti moviendo la colita como perros falderos, porque lo necesitan tanto como tú. Les gusta tanto como a ti, incluso más que a ti, porque una mujer puede disfrutar del sexo más que un hombre. Para un hombre, el sexo es algo muy localizado. Para una mujer, es algo mucho mayor, más grande que ella misma. El hombre es un gran círculo y el sexo un pequeño círculo en el interior. La mujer es justo lo contrario: el sexo es un gran círculo y la mujer un pequeño círculo en su interior.

A ella le gusta pero no quiere demostrarlo, porque si lo demuestra, ¿cómo va a dominarte? Mantiene una actitud rígida, dura, y da a entender que no lo desea. Puede acceder si se lo pides, pero entonces tienes que sentirte agradecido. Ella te obliga, y esa es la política que sigue.

No le pidas relaciones sexuales durante un mes. Así, le resultará más fácil poner los pies en la tierra y se acercará cada día más a ti. Si quieres ayudarla, deja de pedir. Limítate a ser cariñoso. Si ella lo busca, bien. Si no, no es caballeroso pedirlo. Espera.

En segundo lugar: como ella tiene una actitud muy negativa hacia el cuerpo, no acaricies su cuerpo cuando en tu mente esté el deseo. No toques su cuerpo cuando sientas deseo. Dile: «No voy a tocar tu cuerpo. Siento deseos en este momento». Acaricia su cuerpo únicamente cuando te sientas inclinado a la oración, a la meditación, sin deseo: solo con amor. ¿Comprendes lo que quiero decir?

Cuando sientes deseo, vas en busca del sexo, tienes necesidad de hacer el amor, y tu mente empieza a cavilar para conseguir esas relaciones sexuales. Entonces, tus caricias y todo lo demás son simple seducción, pero el mensaje más profundo es: «Me muero de ganas por ti, por tu cuerpo». Pues ese momento no es el adecuado, al menos durante un mes. Cuando te sientas feliz, satisfecho, y no necesites el cuerpo de nadie, entonces sí, acaricia su cuerpo con una actitud reverente, y ella se sentirá feliz. Comprenderá que no estás pidiendo su cuerpo. Esa es la única forma de sacarla de su actitud condenatoria hacia el cuerpo.

Y en tercer lugar: no paséis demasiado tiempo juntos. Así es como se destruyen muchas historias de amor. Disfruta de tu propio espacio a solas y permítele a ella que disfrute también de su propio espacio. Veos a menudo, estad juntos, pero no veinticuatro horas al día. Déjala a solas para que empiece a sentir ganas de verte, porque si no esas ganas desaparecen. Pasa lo mismo que con la comida que tienes en el frigorífico durante veinticuatro horas: la miras, y se te pasan las ganas.

De modo que no paséis demasiado tiempo juntos. Cuanto más tardes en aparecer, más te echará ella en falta. Y entonces, cuando tú llegues, ella se sentirá más dispuesta a recibirte. En primer lugar hay que dar lugar al deseo, al apetito, y después disfrutar de la comida.

Haz estas tres cosas y todo irá bien. No te preocupes.

He de reconocer que no he trascendido el sexo. Entonces, ¿por qué cada vez que mantengo relaciones sexuales me da la impresión de que algo va mal?

Algo anda mal porque todavía no te has adentrado en el sexo, o has llegado a un punto que no es suficiente. Te has adentrado en el sexo con la mente condicionada. No has sido capaz de disolverte ni un minuto. Te has adentrado en el sexo con el sentimiento de culpabilidad que te han inculcado los sacerdotes. No has llegado con inocencia, no te has adentrado como si fueras virgen.

A lo mejor te sorprende que utilice la palabra «virgen». Una persona virgen es la que puede adentrarse en el sexo inocentemente. No tiene nada que ver con la virginidad física: es algo profundo, inmensamente psicológico, que casi roza los límites de lo espiritual. La virginidad significa que una persona pueda adentrarse en el sexo sin que nadie le haya impuesto ciertas ideas.

En ese sentido, muy raramente se encuentra a una persona virgen, porque la sociedad contamina a todo el mundo. Te han impuesto ideas contrarias al sexo: que si el sexo es pecado, que si es algo feo, que si es cosa de animales, que si es contrario a lo divino, que si es la barrera que se interpone entre Dios y tú. Si has llegado al sexo con todas esas ideas, ¿cómo seguir adelante con todas las cosas que te echan para atrás? Una larga cadena de sacerdotes echándote para atrás... ¿Cómo vas a avanzar? Solo puedes adentrarte parcialmente.

Pero incluso cuando lo has probado, los sacerdotes siguen clamando en tu interior, gritándote, condenándote. En eso consiste la conciencia. Vuestra llamada conciencia no es sino la voz del sacerdote que te ha sido inculcada. Es uno de los mayores daños que se han hecho a la humanidad durante siglos.

Los científicos han descubierto un método mucho más eficaz: ponerte electrodos en el cerebro. Y si te ponen un electrodo en la cabeza no te darás cuenta, porque dentro de la cabeza no tienes sensibilidad. Es muy curioso, y ha ocurrido muchas veces: en la guerra, a una persona se le incrusta una bala en la cabeza; no se da cuenta, lo deja pasar, y al cabo de los años, por casualidad, encuentran la bala en el cerebro. Y no se había dado cuenta.

No hay sensibilidad dentro del cerebro: si te meten una piedra en la cabeza, no te darás cuenta. Y también pueden ponerte electrodos en la cabeza.

Uno de los psicólogos más afamados de esta época, Delgado, ha realizado experimentos con animales. Le ponen un electrodo a un toro, en la cabeza, y pueden controlarlo desde el exterior. Basta una cajita con sus botones y sus palanquitas para que le puedan enviar órdenes al toro. Por ejemplo: que se enfade simplemente con apretar un botón. El cerebro del animal recibe el mensaje e inmediatamente se pone hecho una furia, sin razón alguna. No lo han provocado desde el exterior; nadie le ha hecho ninguna señal ni le ha puesto delante un trapo rojo. No existe provocación alguna desde el exterior. Pero Delgado aprieta un botón, que afecta algún centro de la cabeza del animal, un centro que crea ferocidad, ira, rabia. Y el toro embiste a Delgado, con intención de matarle.

La primera vez que se realizó el experimento, había cincuenta mil espectadores. Se les cortó la respiración: jamás habían visto un toro tan bravo. Y el experimento se llevó a cabo en España, donde saben bastante de toros y de corridas de toros. Nunca habían visto semejante ferocidad en un animal, y estaban convencidos de que iba a matar a Delgado. Y no tenía protección, salvo la cajita.

El toro fue aproximándose, y cuando se encontraba a medio metro de Delgado, y la gente se decía: «Adiós. Se acabó», el psicólogo pulsó otro botón y el toro se detuvo en el mismo momento, como si se hubiera quedado de piedra.

Delgado asegura que se puede hacer lo mismo con un ser humano. Ha puesto esos electrodos en el cerebro de varias ratas y también les ha proporcionado una cajita cuyos botones pueden pulsar. Los electrodos van unidos al centro sexual. Es increíble: las ratas se vuelven locas. No paran de apretar el botón, ¡hasta sesenta veces por minuto! Tienen un orgasmo cada segundo, y todo su cuerpo vibra de placer. Se olvidan de la comida, se olvidan de todo, del día y la noche, y no duermen. No paran de apretar el botón hasta desmayarse. Ya no necesitan a la hembra; no necesitan nada.

En realidad, eso es lo que ocurre cuando se hace el amor. La mujer desata el centro sexual en el cerebro del hombre, y el hombre desata el centro sexual en el cerebro de la mujer. Según Delgado, eso son métodos anticuados. Con tener una cajita del tamaño de una caja de cerillas en el bolsillo, aprietas el botón e inmediatamente se produce un orgasmo grandioso, un orgasmo total.

Es uno de los descubrimientos más peligrosos de Delgado, porque lo van a utilizar políticos y dictadores. Pueden implantar un electrodo a cada niño, sin que nadie se entere. Con una operación muy sencilla, se puede introducir un pequeño mecanismo electrónico del tamaño de un botón en la cabeza y conectarlo al centro que te obliga a obedecer. Con eso basta y sobra.

Delgado ha creado un fenómeno más peligroso que la energía atómica. La gente aún no ha comprendido todas sus consecuencias. Cambiaría el futuro de la humanidad: la humanidad podría desaparecer, porque podría perder la libertad. El ser humano se convertiría en una máquina.

Pero eso es precisamente lo que han hecho los sacerdotes, siglo tras siglo. No han utilizado unos métodos tan elaborados, pero los han aplicado. Te crean una conciencia que es paralela al dispositivo electrónico. Te dicen una cosa que no tiene vuelta de hoja, desde la infancia: que el sexo es pecado. En el colegio, en la iglesia, en casa: en todas partes te hablan en contra del sexo. De ese modo crean un mecanismo en tu interior. Cuando te han repetido esa idea miles de veces, de miles de maneras, acabas hipnotizado por ella, y pasa a formar parte de tu ser interior.

No existe ninguna diferencia con lo que propone Delgado. Él ha hecho las cosas de una forma más científica, más precisa, más elaborada, pero quienes realmente descubrieron el método fueron los sacerdotes. Llevan cinco mil años haciéndoselo a la humanidad. Y una vez que la idea anida en tu mente, el sacerdote se adueña de tu interior. A lo mejor estás haciendo el amor, pero no estás solo. El sacerdote está tirando de las cuerdas detrás, diciendo: «Estás cometiendo un pecado, y lo pagarás con el infierno». Mientras haces el amor ves el fuego del infierno. ¿Cómo puedes adentrarte en el sexo?

Me dices: «He de reconocer que no he trascendido el sexo...». Ni puedes adentrarte en él ni trascenderlo, porque para trascenderlo, en primer lugar hay que adentrarse en él. Únicamente quienes llegan a conocerlo a fondo, por completo, pueden trascenderlo. El conocimiento, la experiencia, contribuyen a trascender. La experiencia es liberadora.

Pero ¿qué pasa? Que el sacerdote no te permite que lo experimentes, que vivas su belleza, su liberación, su alegría; no te permite que lo experimentes. Y tu mente se enreda, pensándoselo una y otra vez. Y en cuanto te adentras en ello, te encuentras en una disyuntiva: como no puedes adentrarte por completo, te pierdes la experiencia.

Cuando no te has adentrado realmente, la mente empieza a fantasear, porque la mente necesita esa experiencia. Es un deseo natural, un anhelo natural: la mente necesita cumplir ese deseo. Y cuando te adentras en ello, los sacerdotes te obligan a echarte atrás, y te conviertes en un adicto a la pornografía: piensas en el sexo, el sexo se filtra en tus sueños, en tu conducta... salta a la vista por todas partes. Negativo o positivo, pero desbordas sexo por todas partes. Sin embargo, siempre que te adentras en él los sacerdotes te obligan a echarte atrás. Siempre que te adentras en él, allí está Delgado: aprieta el botón y te paras. El toro se para a medio metro.

Acabas frustrado, y debido a la frustración deseas más. Esa es la disyuntiva en la que los sacerdotes ponen a la humanidad. Los sacerdotes han sido los peores enemigos de la humanidad.

Jamás trascenderás el sexo. Quizá llegues a ser un pervertido, pero no a trascender el sexo. Solo se trasciende cuando te has adentrado en el sexo por completo y has comprobado cuán momentáneo es, y comprobado que lo que anhelabas no era realmente el sexo, sino otra cosa. El sexo era una simple excusa para experimentar algo más. Cuando hayas experimentado el sexo por completo, tomarás consciencia de ese algo más.

¿En qué consiste? En el goce orgásmico absoluto del sexo desaparecen el tiempo y el ego. Ese es tu mayor anhelo. En cuanto sabes que en el sexo profundo desaparecen dos cosas, el tiempo y el ego, entras en lo eterno. No eres consciente de la separación, el ego se disuelve: en eso consiste el goce. En cuanto comprendes que esa es la causa fundamental del goce, te liberas del sexo, porque de lo que se trata ahora es de que puedes abandonar el ego y el tiempo sin necesidad del sexo. Y con el sexo puede ocurrir durante unos momentos, pero después vuelve la oscuridad. La luz solo brilla unos momentos.

Pero con la meditación, esa luz se hace realidad en ti. Empiezas a vivir ajeno al tiempo y al ego. Lo que logras en un orgasmo durante unos momentos, Buda lo vive veinticuatro horas al día. Por eso no necesita el sexo. En eso consiste la trascendencia.

La trascendencia puede darse únicamente cuando has conocido el secreto del sexo, y el secreto radica en que es un recurso biológico, natural, para que tomes consciencia de la meditación. La meditación se descubrió por mediación del orgasmo sexual. La persona que descubrió la meditación tuvo que hacerlo por mediación del sexo: no existe otro camino, porque el sexo es un fenómeno natural. La meditación es un descubrimiento, no un fenómeno natural. Supera la naturaleza, la trasciende.

Dices: «He de reconocer que no he trascendido el sexo. Entonces, ¿por qué cada vez que mantengo relaciones sexuales me da la impresión de que algo va mal?».

Son cosas interdependientes. No has trascendido el sexo ni lo trascenderás hasta que tengas la sensación de que todo va perfectamente bien. La idea de que no va bien es de Delgado. La idea de que es malo procede de la sociedad, de la religión en la que por casualidad te han educado. Son los demás quienes te dan esa idea, y a ellos se la dieron otros a su vez.

Eso te ha escindido. Y sigues haciendo algo a lo que no puedes decir «sí» de todo corazón. Y tampoco te puedes resistir, porque tampoco puedes decir «no» de todo corazón. Tiran de ti por todas partes, y empiezas a desmoronarte.

Y recuerda que se trata de un fenómeno muy complicado. Siempre que se reprime algo, se hace cada vez más atrayente. Cada vez serás menos capaz de experimentarlo, pero cada vez te resultará más atrayente. Y encontrarás formas indirectas, con astucia, o sencillamente tu vida se pondrá patas arriba. Un amigo me ha enviado un poemilla muy gracioso:

Había un viejo de Darjeeling
Que iba de Hyde Park a Ealing.
En la puerta, un cartel decía:
«No escupir en el suelo»,
así que escupió en el techo.

¿Qué se puede hacer si no? La idea contraria es que te pongas cabeza abajo. Si no te dejan que te pongas de pie, ¿qué puedes hacer? *Sirshasana* —ponerte cabeza abajo—, la postura de los yoguis. Esa parece la consecuencia lógica de la represión.

La represión no ayuda a alcanzar la trascendencia. Solo la expresión puede llevarte a ella.

Que desaparezcan los sacerdotes. Hay que abandonar a los sacerdotes, y los sentimientos de culpa. Sé que resulta difícil, porque es algo que ocupa tu mente y que la sociedad entera apoya. La sociedad entera cree en ello. Te sentirás muy solo y con miedo, porque dejarás de formar parte de la masa. Dejarás de ser un borrego para convertirte en un individuo, y da miedo estar solo.

De ahí que la gente siga al rebaño. El rebaño repite sin cesar las antiguas estupideces y supersticiones, las tonterías más absurdas. Repite sin cesar cosas dañinas, pero seguimos creyéndonoslas, porque si no las creemos nos quedamos solos, y la gente tiene mucho miedo a quedarse sola.

Ese es el valor que necesitas. Ten el valor suficiente para quedarte solo. Experimenta con tu vida y tu energía vital sin obstáculos de ninguna clase. Dios te ha concedido esa energía: empléala para profundizar en las experiencias.

El sexo es una de las experiencias más profundas, y lo más importante es que si te adentras en él lo trasciendes. Del sexo surge el verdadero celibato, pero solo del sexo, solo del sexo verdadero y auténtico.

Sin embargo, esto constituye un problema. Yo os digo que profundicéis en el amor y el sexo porque es el único camino para superarlos. Mis esfuerzos van dirigidos a que los superéis, porque si no, seguiréis amarrados a la tierra, incapaces de volar hacia el cielo. Sin superarlos, os quedaréis en la prisión de la biología, os quedaréis en el reino animal. Si no llegáis a ser humanos, ¿cómo vais a ser divinos?

Superando el sexo se supera a los animales. Superando el sexo, rompes la prisión biológica que te rodea. Superando el sexo, superas la tierra, y empiezas a mirar el cielo y las estrellas, y las lejanas luces empiezan a caer sobre ti. Y a lo lejos, escuchas una música. Te diriges hacia tu verdadero destino, hacia tu verdadera realización.

Lo animal, lo humano, lo divino: son los tres niveles que hay en ti. El nivel animal consiste en el sexo, el humano en el amor, el divino en la oración. Es la misma energía, que se expresa de formas cada vez más elevadas: el lodo, el loto, el perfume.

Por favor, no sigas escupiendo en el techo. ¡Escupe en el suelo! Sé natural. Y recuerda la paradoja: ser completamente natural es la forma de superar la naturaleza, de entrar en la supranaturaleza.

Los sacerdotes han pervertido tu mente, y tienes que mantener una actitud muy alerta. El condicionamiento viene de siglos atrás, y nos han enseñado a respetar todo lo antiguo: cuanto más antiguo, más nos enseñan a respetarlo, cuanto más prehistórico, más respetabilidad merece.

¿Y por qué empezaron a oponerse los sacerdotes al sexo? Los budas nunca se opusieron. Lo que ellos buscaban era la trascendencia, como yo. Los budas iban en busca de la trascendencia, pero fijaos en una cosa: cuando digo que tenéis que superar el sexo, puede interpretarse como que estoy contra el sexo, precisamente por decir que tenéis que superar el sexo.

Los budas siempre han dicho: «Trascended el sexo», pero nunca han estado en contra del sexo. Tiene que servir de peldaño en la ascensión.

Pero los sacerdotes no comprenden lo que dicen los budas. Lo interpretan a su manera, y dicen: «Evitad el sexo, oponeos al sexo. Escuchad lo que dijo Buda». Transforman la trascendencia del sexo en oposición al sexo. Se trata de un malentendido natural. Y yo digo que entendáis algo completamente distinto, diametralmente opuesto.

Una compañía de ópera actuaba en una ocasión en un apartado pueblo. Un veterano de la ópera cantó tembloroso y a voz en grito, *I Pagliacci.*

Al final del aria, un espectador se levantó y gritó: «¡Bravo! ¡Bravo!».

Al hombre sentado a su lado le dejó perplejo que un aficionado a la ópera aplaudiera una actuación tan mala. Se volvió hacia él y le preguntó:

—¿Le ha gustado?

—No aplaudo su voz, sino su increíble caradura.

Resulta fácil interpretarlo mal: siempre se pueden interpretar mal las palabras. Y vosotros vivís en un plano, en el valle, en el valle oscuro, mientras que los budas habitan las cumbres soleadas. Lo que ellos dicen corresponde a las cumbres soleadas. Cuando llega a vosotros ya no es lo mismo, sino el eco de un eco de un eco.

Y las personas astutas que os rodean son los intérpretes, y se convierten en sacerdotes. Dicen: «Nosotros lo hemos comprendido. Os lo vamos a explicar. Esto es lo que significa».

Siempre se ha interpretado mal a los budas, y siempre se les interpretará mal. Es algo natural que no puede evitarse, porque el lenguaje que se habla en las cimas soleadas no es el mismo que se habla en el oscuro valle de la ignorancia. El lenguaje de la mañana no es el mismo que el de la noche.

Pero hay personas muy astutas que siempre son los mediadores. Dicen: «Sabemos lo que quiere decir Buda. Nosotros podemos interpretarlo».

Y otra razón: esa interpretación, que los budas están en contra del sexo, les da a los sacerdotes gran poder sobre vosotros. Si trascendéis el sexo, los sacerdotes no adquirirán poder, pero si lo reprimís sí se harán poderosos, porque al reprimirlo os sentiréis culpables, antinaturales, feos, viviréis en un conflicto continuo, malgastando vuestra energía en una guerra civil. Os debilitaréis cada día más, y cuanto más débiles seáis, más fácilmente os dominarán, os poseerán.

Los sacerdotes han tenido poder, no porque sean poderosos, sino porque vosotros sois débiles. Su poder se establece sobre vuestra debilidad. Cuando vosotros seáis poderosos, los sacerdotes se desvanecerán por sí solos.

En mi visión de la humanidad futura, cuando el hombre nuevo llegue realmente a la tierra —poderoso, reafirmándose en la vida, tremendamente gozoso, positivo— desaparecerán los sacerdotes. Se desvanecerán. ¿A quién van a interesarle los sacerdotes? La vida es más que suficiente para enseñaros todo lo que necesitáis.

Y cuando aprendáis de la vida, comprenderéis más fácilmente a los budas, con menos malentendidos, porque al vivir la vida al completo empezaréis a tener algunas experiencias, experiencias sublimes. Llegarán como un relámpago y desaparecerán, pero podréis vislumbrar las cimas más altas, la plenitud de la consciencia. Y los budas podrán hablaros más tranquilamente.

La comunicación entre los budas y vosotros resultará más fácil si desaparecen los sacerdotes como mediadores. No son en realidad mediadores, ni puentes: son barreras, muros. Por eso estoy en contra de todo el clero.

Si encontráis un maestro, abrazadlo, pero evitad a los sacerdotes. Evitad a las personas que no conocen la verdad y que se limitan a repetir lo que dicen otros, como loros. Si alguien ha conocido la verdad, si veis que alguien tiene esa presencia y esa fragancia, entonces abrazad a esa persona. No perdáis la oportunidad, porque hay millones de sacerdotes, pero los budas escasean.

Os podéis topar con un buda una vez, y no volver a encontrar a otro durante muchas vidas. De modo que cuando os topéis con un buda, no perdáis la oportunidad: ¡arriesgadlo todo! Y recordad que el hombre con autoridad no es autoritario, que el hombre con autoridad es humilde. El hombre autoritario no es el hombre con autoridad; no es humilde, sino presuntuoso. En realidad finge tener poder, tener autoridad, pero su autoridad se apoya en los Vedas, en el Corán, en la Biblia. Su autoridad no procede de su propio ser, no procede de su propia experiencia.

Jesús era un hombre con autoridad. Un día, alguien le preguntó:

—¿Con qué autoridad hablas? —Y añadió—: ¿Hablas con la autoridad que te otorgan Moisés, Abraham o Ezequiel? ¿Con qué autoridad hablas? ¿La del Talmud? ¿La de los antiguos profetas, los profetas judíos?

—Hablo con mi propia autoridad —respondió Jesús—. Antes de que existiera Abraham, existía yo.

Abraham vivió tres mil años antes que Jesucristo, y Jesús dijo:

—Antes de que existiera Abraham, existía yo. Yo soy la fuente, yo soy el principio. Puedes profundizar en tu ser y llegar a la fuente.

Cuando te encuentres con una persona que es una fuente, quédate con ella a toda costa. Y recuerda que nunca te dirá: «Sígueme». Simplemente dirá: «Quédate conmigo», algo completamente distinto. Dirá: «Bebe de mí», «comulga conmigo», «tendamos un puente entre nosotros», y en tender ese puente consiste precisamente el arte de ser discípulo.

Si se lo permites, el buda empezará a derramar su energía sobre ti. No se tratará de una comunicación verbal, sino de algo que existe en el nivel de la energía. Y entonces comprenderás que los budas nunca están en contra de la vida, sino a favor. La vida es Dios; entonces, ¿cómo pueden estar en su contra?

Los sacerdotes siempre están en contra de la vida, porque solo pueden ejercer su poder sobre ti si eres débil. Y volverte contra la vida te hace débil. Entonces surgen todo tipo de perversiones.

Aún no sabes qué es el sexo. Quizá hayas amado, quizá hayas hecho los gestos del amor, pero no has pasado de lo fisiológico. No has sido capaz de adentrarte en ello espiritualmente. Sigues siendo un extraño, sin participar del misterio.

No sabes participar, y de ahí surge el problema. No conoces el lenguaje de la participación, el arte de sintonizar con la energía de la otra persona, de conectar con la otra persona en todos los niveles posibles de la energía, no solo del cuerpo sino también de la mente, del alma, no solo de los centros inferiores sino también de los superiores.

Pero eso no se lo han explicado a nadie. Y recordad que, en los animales, el sexo es un instinto, mientras que en el hombre es un arte. En el hombre, todo es arte; en los animales, todo es instinto. Por ejemplo, si lleváis un búfalo a un jardín solo comerá cierta clase de hierba y dejará todo lo demás. Su elección está predeterminada; no es consciente. En realidad, no elige, sino que su elección es mecánica; el animal es como un robot. Es instintivo.

En el hombre, nada es instintivo. El ser humano se ha liberado de las garras del instinto, y eso supone un gran fenómeno, una bendición, el no ser instintivo. Posee cierta libertad.

Por eso el hombre come de todo. Ningún animal come como el hombre; cada uno tiene su alimento fijo. Solo el hombre come todo tipo de cosas, hasta lo más inimaginable. ¡Es increíble! He observado las costumbres de la gente de todo el mundo, y tengo la impresión de que no hay nada que no se coma en un lugar u otro.

Se comen insectos, se comen serpientes. ¿Serpientes? Sí; en China se las considera un manjar. En África se comen hormigas: es un buen alimento para los niños pequeños, y ellos mismos las recogen. No hay nada que no se coma.

Como tampoco hay nada que no haya sido condenado. También todo ha sido condenado. El hombre tiene libertad absoluta.

Por instinto, el hombre debería ser vegetariano, como lo demuestran sus intestinos, y no carnívoro. Los animales carnívoros tienen intestinos pequeños, mientras que el hombre los tiene muy largos. Los intestinos largos son propios de los vegetarianos, porque a los carnívoros les basta con comer una vez cada veinticuatro horas.

El león solo come una vez al día, pero el mono se pasa el día comiendo, porque cuando se comen vegetales hay que ingerir cantidades mucho mayores. Los vegetales contienen una gran parte de materia que se desecha, y solo se absorbe una parte muy pequeña. La carne puede absorberse por completo, porque es materia ya absorbida. La tarea de absorber ya la ha realizado otro animal, y lo que tomamos es comida preparada. Pero se tarda mucho tiempo en digerir los vegetales, y se necesita un tránsito más largo para que permanezca en el cuerpo más tiempo.

Fisiológicamente, el hombre es vegetariano, pero ya no es el instinto lo que decide. Ni siquiera el sexo es ya un instinto. Por eso se encuentran tantas variedades en el ser humano, y no en los animales. ¿Por qué tiene el ser humano tantas formas de relacionarse? Encontramos heterosexuales, homosexuales, bisexuales, partidarios del sexo en grupo... El ser humano posee libertad para elegir, y la elección puede convertirlo en un ser patológico o en un buda. Depende de cada uno, de cómo emplee la libertad.

La libertad es un fenómeno peligroso, inmensamente importante, pero también peligroso. Puedes caer por debajo de los animales y elevarte por encima de los dioses: tales son los límites de la libertad. Ningún animal puede caer del estado en que se encuentra. Solo Adán y Eva cayeron; los demás animales siguen viviendo en el Jardín del Edén. Ningún animal ha comido aún el fruto del Árbol de la

Ciencia del Bien y el Mal, ni siquiera la serpiente que convenció a Adán y Eva. Ella no la ha comido y sigue en el Jardín del Edén. ¿Habéis oído hablar de la caída de la serpiente? Aún no ha ocurrido.

Como el hombre dispone de inmensa libertad, puede caer. Ya no está atado a los instintos, sino muy suelto. No es como un árbol, enraizado, inmóvil; puede moverse, es un árbol en movimiento. Sus raíces no son fijas, sino flotantes. Es algo grandioso, pero pocas personas lo utilizan debidamente.

Podéis caer como Adán o elevaros como Jesús.

El sexo hay que aprenderlo, y no hay nadie que lo enseñe: no existen escuelas. ¡No se permite que existan escuelas! Se permite que cualquiera os indisponga contra el sexo, pero no se permite que nadie os enseñe el camino correcto hacia el sexo. No se permite que nadie lo convierta en un arte exquisito.

Había un chico al que el mar arrastró hasta una isla desierta cuando tenía cuatro años, y llevaba viviendo allí desde hacía mucho tiempo cuando un día, a la edad de veintiún años, la corriente arrastró hasta la playa a una rubia guapísima.

Se vieron. Ella le preguntó:

—¿Quién eres?

—Pues el único habitante de esta isla —respondió el chico.

—¿Y qué haces todo el día? —preguntó la chica.

—Cazar, pescar, subir a los árboles, y subir a esa roca de ahí a tirar chinitas al mar —contestó él.

—¿Y qué haces con el sexo? —preguntó la chica.

—¿El sexo? ¿Qué es eso?

Y allí mismo, en la playa, la chica se lo demostró. Una vez que todo hubo acabado, le preguntó:

—Bueno, ¿qué te parece?

—Está muy bien, ¡pero mira lo que has hecho con mi tirachinas! —contestó el chico.

Al hombre hay que enseñárselo todo. Como no tiene base instintiva, todo es posible. Y si no se le dan las directrices adecuadas, andará a tientas, en la oscuridad.

En la escuela de Pitágoras se enseñaba a trascender el sexo profundizando en él. Por eso le persiguieron toda su vida, de una ciudad a otra. Se pasó la vida huyendo de una isla a otra, y acabó convirtiendo sus enseñanzas en algo secreto. No había ninguna necesidad de mantenerlas en secreto, porque tenía experiencias maravillosas. Quería contárselas a la gente, pero la gente ni siquiera estaba dispuesta a escucharle. Y de ahí el secreto.

El secreto es simplemente un dispositivo de seguridad. Pitágoras tuvo que mantenerlo, y entonces solo quienes formaban parte del núcleo más íntimo accedían a los verdaderos secretos. Y era una información oral; no se permitía escribirlos. Ni siquiera Lisis los menciona. Y lo que dice... Es sorprendente; no parece que merezca la pena mantenerlo en secreto. Dice cosas muy sencillas: «Cuida tu salud». ¿Qué tiene eso de secreto? O la defensa del justo medio: «Mantente siempre en el medio». ¿Por qué el secreto? No os toparéis con un solo secreto en los sutras, porque si hubiera algún secreto en ellos, hace tiempo que los habrían quemado y no se habrían encontrado.

El día en que murió Pitágoras quemaron su escuela. Asesinaron a sus discípulos y se perdió toda la tradición secreta que él había creado en Occidente. Había investigado en Oriente durante años, había dedicado su vida entera a la investigación. Todas sus enseñanzas secretas fueron destruidas.

Esta ha sido siempre la actitud de la chusma.

Al ser humano hay que enseñárselo todo: a comer, a amar, a ser. Si no se le enseña se queda en algo amorfo, vago, ambiguo, incierto, siempre vacilante. Hace ciertas cosas porque se lo dicta el instinto, pero no tiene una directriz clara, carece de dirección.

Tendréis que aprender en qué consiste el sexo. Y cuando digo esto, la gente comprende que digo que no ha conocido el sexo. Bueno, sí, pero es un conocimiento muy superficial. No ha llegado aún a la categoría de arte, de filosofía. Quizá incluso tengáis hijos, y entonces pensaréis que conocéis el sexo porque los habéis tenido.

Tener hijos no significa conocer el sexo. Tener hijos resulta tan fácil como encender y apagar la luz. Saber encender y apagar la luz no significa saber en qué consiste la electricidad. ¿O acaso pensáis que lo sabéis? Algunas personas piensan así.

Me contaron la hermosa historia del hombre que inventó la primera bombilla, Edison. Trabajó con ahínco durante tres años y lo consiguió. Fue un milagro, la primera vez que la electricidad funcionaba en manos humanas. Esa gran energía, esa enorme potencia, fue canalizada al servicio de la humanidad. Llevaba trabajando de vez en cuando en ello casi treinta años, y tres ininterrumpidamente.

Y, por supuesto, cuando se encendió la primera bombilla eléctrica, Edison se quedó aturdido, mirándola con perplejidad. Pasaron horas y horas, la noche fue avanzando, y cuando entró su mujer le dijo:

—¿Te has vuelto loco o qué? ¿Qué haces ahí mirando esa absurda luz? ¡Vete a dormir!

Lo había llamado «absurda luz». Y se cuenta que Edison exclamó:

—¿Cómo que absurda luz? ¿Tú sabes qué es la electricidad?

—Claro que sí —respondió ella—. Siempre había observado a Edison poniendo y quitando esto y lo otro, encendiendo esto y lo de más allá. Y añadió—: Lo sé. Encender o apagar eso. Eso es la electricidad.

Y otra historia que he oído sobre Edison. Un día fue a un pueblo, de vacaciones. La escuela celebraba su fiesta anual y los niños habían expuesto muchas cosas. Fue allí, pero nadie sabía que era Edison. Habían fabricado unos cuantos juguetes eléctricos, y Edison le preguntó al chico que enseñaba los juguetes, orgulloso porque los había hecho él:

—¿Qué es la electricidad?

—¿La electricidad? —dijo el chico—. Pues no sé. Voy a preguntarle a mi profesor. Espere.

Llevó a su profesor, licenciado en ciencias, y Edison le preguntó:

—¿Qué es la electricidad?

—Nadie pregunta esas cosas, «qué es la electricidad» —contestó el profesor—. ¡La electricidad es la electricidad! Pero espere, que voy a avisar al director. Es doctor en ciencias, y a lo mejor se lo puede explicar.

El director fue allí e intentó explicarlo. Pero ¿cómo explicárselo a Edison? Él fue el primer hombre en saber algo sobre la electricidad, uno de los mayores genios del mundo, el único que hizo al menos mil inventos. Pero el director no sabía con quién estaba hablando, y se extendió en explicaciones, hasta que Edison le dijo:

—Eso no concuerda. Sencillamente, dígame qué es la electricidad. Lo que dice no contesta a mi pregunta.

El director comenzó a sudar, y la gente empezó a arremolinarse junto a ellos. A Edison le dio mucha pena y le dijo:

—No se preocupe. Soy Thomas Edison, y ni siquiera yo sé qué es la electricidad.

Por el hecho de traer niños al mundo no sabéis en qué consiste el sexo. El sexo es un fenómeno mucho más profundo que la electricidad: es bioelectricidad, y aún está por descubrir. Es un fenómeno completamente distinto. La electricidad que conocéis es el equivalente material del sexo, y el sexo su equivalente espiritual. La electricidad que conocéis es un fenómeno muerto, mientras que el sexo está vivo: es electricidad más vida.

Siempre ha habido unas cuantas personas trabajando en ello, pero la sociedad no ha parado de atormentarlas. Wilhelm Reich trabajó en la electricidad sexual, pero fue condenado, y le metieron a la fuerza en un manicomio, le declararon loco. No estaba loco: al contrario, fue una de las personas más cuerdas que vivieron en el siglo XX, pero como se estaba acercando a los secretos que tanto temen los sacerdotes y los políticos... Estaba profundizando en los misterios que los sacerdotes y los políticos no quieren que se desvelen a la humanidad porque, una vez revelados, el hombre será libre. Le persiguieron toda su vida, y después le internaron en un manicomio. Murió repudiado como un criminal, como un loco, y no era ninguna de las dos cosas.

Eso mismo ha ocurrido con el tantrismo. La ciencia se ha desarrollado fragmentariamente durante tres mil años, pero la sociedad la destruye continuamente. Tiene miedo de desvelar a los seres humanos los grandes secretos que los hará individuos independientes.

No sabéis qué es el sexo. Por favor, despedíos de todos los sacerdotes. Libraos de todas esas tonterías que os han contado sobre el sexo. Experimentadlo desde el principio, con inocencia. Adentraos en él meditativamente: es oración. Es una de las cosas más sagradas, lo más sagrado de lo sagrado, porque la vida surge por mediación del sexo, y por mediación del sexo se puede penetrar en la fuente misma de la vida. Si profundizáis en el sexo encontraréis lo divino. Encontraréis las manos de Dios en las profundidades del mundo de la experiencia sexual.

El sexo debe ser meditación y tenéis que aprender ese arte. Cantad, bailad, celebradlo. El sexo no debe ser una cuestión rápida, de trámite. Saboreadlo, convertidlo en un gran ritual. Así surgieron los ritos tántricos. Preparaos para ellos. Haceos más sensibles, abiertos, silenciosos. Cuando te aproximas al momento de hacer el amor, estás entrando en un templo. Entra cuando tengas la actitud de oración; si no, no lo hagas.

No entres con lujuria, sino con la oración, y entonces comprenderás el secreto del sexo. No entres para utilizar al otro, sino para compartir con el otro. No entres como si el sexo fuera una especie de alivio: esa es la forma más baja del sexo. La forma más elevada no supone un alivio, sino el éxtasis. El alivio es negativo.

Sí, el sexo descarga de cierta energía, pero si simplemente te sirve de descarga, no experimentas la parte positiva. La parte positiva se da cuando esa energía te nutre, no solo te alivia, sino que te nutre, crea algo más elevado en ti. La forma más baja es cuando el sexo solo sirve de alivio, como un estornudo.

La forma más elevada es enormemente creativa: la energía no es expulsada de tu ser, sino que vuelve a circular por planos más altos. La energía despega, empieza a elevarse por encima de la gravitación, a penetrar en los *chakras* más elevados. No se trata solo de un alivio, sino de un maravilloso vuelo, extático. Y entonces comprendes que en el momento más profundo del orgasmo desaparecen el tiempo y el ego. Una vez que lo sepas, ya no necesitarás el sexo. El sexo te habrá revelado sus secretos, te habrá dado la llave, la llave de oro.

A partir de ese momento podrás utilizar esa llave de oro sin actividad sexual. Entonces podrás sentarte en silencio, en *zazen, vipasana*. Podrás sentarte en silencio, abandonar tu ego y olvidarte del tiempo. Y llegarás a las mismas alturas y te quedarás cada vez más tiempo en ellas.

Aunque nos dice que disfrutemos del sexo y nos divirtamos, a veces me sorprendo en el acto sexual muy serio y poco animado. No sé por qué, pero me da miedo limitarme a que sea diversión. No lo entiendo. ¿Puede explicarlo?

Todo el mundo lo entiende, y tú también.

Te han dicho tantas veces que el sexo es pecado que, siempre que haces el amor, esa idea se interpone entre tu amante y tú. Empiezas a sentirte culpable, a ponerte serio y a pensar: «¿Qué estoy haciendo? Estoy haciendo algo contrario a Jesucristo, a Buda, a Confucio».

Estás haciendo algo contrario a todas las personas religiosas del mundo. Un minúsculo ser humano, solo, y te estás enfrentando a la historia de miles de profetas y mesías de todos los países, de todas las naciones. Claro que te pones serio, y esa seriedad te hace sentir como muerto.

La seriedad es cosa de los muertos. ¿Has visto a algún muerto reírse, o incluso sonreír?

La risa es cosa de la vida; la seriedad forma parte de la muerte. La persona viva es juguetona, no seria, y hacer el amor es pura diversión. Te han contado que el sexo es pecado, y yo te digo que es diversión. Hay una diferencia tan grande que te confunde. Pues no es pecado. Si lo fuera, la vida te habría creado sin órganos genitales. ¿Para qué se necesitarían? La naturaleza habría encontrado otra forma de producir la vida.

Si la vida hubiera deseado que el sexo fuera pecado, os habría concedido otro dispositivo para tener hijos. La existencia no es contraria al sexo. Y tenéis que daros cuenta de que no afecta solo a la humanidad. A esos santos vuestros les gustan las flores. Son unos ignorantes, no saben lo que hacen. Les gusta el sexo, porque la flor no está ahí para gustar a los santos.

Con santos o sin ellos, con poetas o sin ellos, lo cierto es que las flores tienen semillas, y que en las plantas hay partes masculinas y femeninas. Naturalmente, no pueden andar, abrazarse ni hacer el amor, algo que resultaría mucho más placentero. Se sirven de las mariposas para que se deposite el esperma en los óvulos. Las flores tienen sexualidad.

¿Por qué tienen ese colorido? ¿Y por qué ese penetrante perfume? No son para nosotros. El perfume sirve para atraer a las mariposas y las abejas, y también los colores sirven para atraer. Si no tuvieran ni color ni perfume, ninguna abeja haría la estupidez de acercarse a ellas. Crean una fuerza magnética para atraerlas, y eso es un fenómeno sexual. Los animales, las plantas, todo depende del sexo para que nazca la vida.

Vuestras religiones se oponen a la vida. Os dicen que el sexo es pecado y el celibato virtud. Y todo el mundo sabe qué clase de celibato se mantiene en los monasterios, qué celibato mantienen obispos y sacerdotes.

El otro día me enteré de que a un sacerdote cristiano le han condenado a un año y medio de prisión porque, mientras que desde el púlpito predicaba el celibato, mantenía relaciones sexuales con un chico de quince años. Y otros chicos han contado que han sufrido abusos sexuales de sacerdotes. Esa gente no para de hablar del celibato, y os volverá locos. Ya ha vuelto loca a la humanidad entera.

Por eso digo que el sexo es juego, diversión. No puedes aceptar la idea de la diversión porque te han inculcado que es pecado. ¡Del pecado a la diversión hay un salto cuántico! ¿Pero qué le voy a hacer, si es diversión?

Tienes que librarte de esa creencia. Y no perderás nada; por el contrario, te beneficiará abandonar la idea del pecado. Aunque consideras que es pecado y que el celibato es virtud, sigues haciendo el amor. ¿Qué demuestra eso? Pues demuestra que tales ideas no pueden poner freno a tu naturaleza, pero sí ofuscar tu mente. Mientras haces el amor, tu mente está ofuscada por todas esas ideas.

Los sacerdotes no han podido erradicar el sexo del mundo, pero sí han podido emponzoñarlo. Un hombre y una mujer se encuentran divididos mientras hacen el amor. Sus mentes están ofuscadas con todas las teologías contrarias al sexo mientras sus cuerpos hacen el amor. No están por completo donde están.

La eyaculación precoz no es una enfermedad psicológica. Es una enfermedad religiosa, porque como la mente tiene tanto miedo de estar cometiendo un pecado, más vale darse prisa. ¡Comete el pecado a toda prisa y ya está! El mérito es de Jesucristo, de Mahoma, de Mahavira. La eyaculación precoz se ha de achacar a una convicción religiosa, no es defecto de ningún hombre, no podíais manteneros célibes, porque la naturaleza os empujaba a hacer lo contrario. No podéis hacer el amor con alegría, juguetonamente, porque la mente no para de molestaros, diciéndoos que algo está mal.

Deberías grabar un vídeo haciendo el amor con tu esposa o tu novia, y verlo de vez en cuando, ver la expresión de vergüenza en tu cara. Con tantas prisas, da la impresión de que te están obligando, de que alguien te ha puesto una pistola en el pecho mientras te dice: «O haces el amor o...». Y mira la cara de la mujer: parece como si tuviera un ataque, toda deformada. No es un orgasmo; es una absoluta estupidez.

La mujer piensa que eres una especie de viejo verde. Como es tu esposa, tiene la obligación, y cumple con su obligación sabiendo perfectamente que es un pecado. ¿Cómo va a alcanzar así la mujer un orgasmo? No está allí. Está tendida en la cama, casi como un cadáver, y ningún hombre quiere que la mujer sea muy activa, porque entonces deja de ser una «señora».

Ser una «señora» significa para los hombres que la mujer se quede quietecita, en silencio, muerta, que piense: «Haz lo que tengas que hacer y se acabó». Y tienes tanta prisa, y tu mente está tan obnubilada que tampoco tú puedes tener un orgasmo. Eyacular no equivale a tener un orgasmo. Es simplemente una pérdida de energía.

Y la mujer tiene un ritmo distinto. En la naturaleza, lo masculino y lo femenino tienen el mismo ritmo. Llegan al estado orgásmico al mismo tiempo, porque los animales no se han enterado de que hacer el amor es pecado y, por lo tanto, no tienen prisa.

Tu mente se opone a lo que estás haciendo, te empuja a hacerlo, te da prisas, mientras que la mujer tiene un ritmo más lento. Posee un mecanismo mucho más delicado, y todo su cuerpo es erótico. El hombre deja mucho que desear en ese sentido, porque solo sus órganos genitales son eróticos: el cuerpo está unido a los genitales solo para que sigan funcionando.

Pero todo el cuerpo de la mujer es erótico. Por su propia naturaleza, su cuerpo tarda más tiempo en empezar a vibrar, a calentarse. Y cuando la mujer empieza a sentir algo, el hombre ya está roncando. Él ha hecho sus cosas, ha cumplido, y a dormir... Y no solo eso: se pone a roncar. Muchas mujeres me han dicho lo mismo: que después de hacer el amor, se echan a llorar. Pues claro. ¿Cómo no te vas a echar a llorar con semejante hombre? La mujer no ha tenido un orgasmo, pero el hombre tan contento.

Gracias a las enseñanzas religiosas, el sexo se ha convertido para el hombre en una especie de pastilla para dormir. Relajado, con la energía agotada, ya no le queda energía para que la mente continúe funcionando y siga despierto: se queda dormido. Ese no es el objetivo del sexo. ¿Acaso es una pastilla para dormir? Puedes tomar cualquier clase de somnífero; no necesitas a una mujer. Es insultante convertir a una mujer en una pastilla para dormir.

En la India, quizá el 98% de las mujeres no conocen el orgasmo. En la lengua hindostaní no existe una palabra para el orgasmo. En Occidente, hasta hace unos treinta años las mujeres no empezaron a ser conscientes de sus derechos inalienables. Pero esos derechos van en contra de la tradición judeocristiana. Si una mujer tiene el derecho de experimentar el mayor de los éxtasis, la sensación del orgasmo, la desaparición del ego, la detención del tiempo, el descenso al silencio absoluto, un goce tal que no puede contenerlo... si estos son los derechos de la mujer, y lo son, el hombre tendrá que empezar a aprender de nuevo.

Tiene que aprender el juego previo al acto sexual —a jugar con el cuerpo de la mujer antes de hacer el amor—, de modo que el cuerpo se enardezca, que empiece a vibrar de excitación. Y cuando el hombre se da cuenta de que el cuerpo de la mujer está dispuesto, entonces debe hacer el amor. Y mientras estéis haciendo el amor, que la Biblia no se interponga entre vosotros. No creo que nadie pueda hacer el amor con la Biblia entre medias.

Olvidaos de todas las tonterías que os han contado y que os han condicionado, y haced el amor delicada, lentamente.

Si alguien se toma una taza de té de un trago, y se acabó, diréis que es imbécil. Se quemará la boca, y desperdiciará el sabor del té. No sabe beber té, porque hay que tomarlo a sorbitos, no de un solo trago.

Hay que ir despacio. Espera el momento en el que también la mujer esté a punto, y deja a la mujer que tenga su feminidad. Quítale esa absurda etiqueta de «señora». Deja que también ella sea activa, porque es activa, y llegará al punto del orgasmo. Si se queda como muerta no puedes esperar nada...

Y recuerda otra cosa, la tercera: una vez alcanzado el orgasmo, los dos os sentís gozosos, pero aún queda algo por completar: el apéndice, lo que va después del juego. La mujer te ha dado placer, el hombre te ha dado placer, pero sin ni siquiera daros las gracias, tú te quedas dormido, sin expresar tu gratitud. La única forma de expresarla es volver a jugar con el cuerpo de la mujer, y que la mujer juegue con tu cuerpo...

Y no vayas a pensar que solo las prostitutas son activas y capaces de juguetear con tu cuerpo. A cualquier mujer le gustaría jugar con tu cuerpo, pero le da miedo que la consideres una prostituta. Y parece que no te das cuenta de algo muy sencillo: que hay hombres cuyas mujeres son preciosas pero que siguen acudiendo a las prostitutas. ¿Por qué? Porque entre las prostitutas no hay «señoras».

Qué curiosa situación se ha creado. La prostituta proporciona más satisfacción que la esposa, por la sencilla razón de que a la prostituta le pagas para que te satisfaga: es profesional, mientras que tu esposa y tú sois simples aficionados.

296   NI PECADO NI ORIGINAL

También hay hombres que se prostituyen, así que tranquilo: si tú te vas con una prostituta, también ella puede ir con un hombre por dinero —un hombre que se prostituye para proporcionarle más satisfacción, porque es un hombre—, un profesional, que sabe cómo hacer disfrutar a una mujer. ¡Pero esto debería ocurrir con todos los amantes!

Tal y como yo lo entiendo, si el sexo fuera realmente diversión, la prostitución desaparecería. Ninguna mujer tiene necesidad de caer tan bajo como para vender su amor. Dejad al menos algo fuera del mercado, algo que no sea una mercancía: el amor. No le podéis poner una etiqueta. Tiene un precio tan valioso que no se puede ni siquiera apreciar.

El hombre que se va con una prostituta se rebaja. La mujer que ejerce la prostitución se condena, porque vende algo que no tiene precio.

Pero hay que recordar una cosa: los sacerdotes y las prostitutas desaparecerán al mismo tiempo.

Son los sacerdotes quienes han obligado a millones de mujeres a ser prostitutas, porque ellos son quienes han creado la idea del pecado. Todo eso está relacionado entre sí. Y yo siempre voy a las raíces, es en lo que hago hincapié: que el sexo sea juego, diversión.

Y desde la invención de la píldora anticonceptiva, ya no hay problema: no hay por qué preocuparse del embarazo. El sexo es diversión, sin ninguna responsabilidad, sin ningún problema. ¡Disfrutadlo! Dejad a un lado vuestra mente. Decidle al sacerdote, que está continuamente interrumpiéndoos con sus gritos, que se vaya al infierno. ¡Estáis haciendo el amor, y el sacerdote soltando el sermón desde el púlpito!

No, el amor es un fenómeno tan hermoso que todos tendríais que aprender el arte del amor, como deberíais aprender el arte de la vida.

Si podéis permitíroslo, vuestro espacio para el amor debería estar aparte, porque es un templo. Y cuando entréis en el templo del amor, deberíais quitaros los zapatos, y también la cabeza, dejar la cabeza con los zapatos. Y antes de hacer el amor, daros una buena ducha, para estar limpios. Y meditar durante unos momentos, para que sea una experiencia maravillosa.

La habitación no debería estar iluminada con luz eléctrica, sino con velas. Que haya un perfume como en los templos, de ese perfume que se quema. Y en la habitación en la que hagáis el amor, no hagáis nada más: ni peleas ni discusiones. Si no estáis de humor, más vale que no entréis en la sala del amor.

Hay tantas cosas de las que no os dais cuenta... En la misma cama en la que duermen mujer y marido es donde se pelean, discuten, se tiran las almohadas y después vuelven a hacer el amor. No comprenden que cada acto, cada pensamiento, cada sentimiento tiene su propia vibración. La habitación del amor debería estar llena de la vibración del amor.

El amor debería ser vuestro único Dios. Y con Dios no hay por qué ponerse serio. Hay que ser juguetón, alegre. Se trata simplemente de comprender qué te está ocurriendo, y al comprenderlo todo cambiará.

Quiero profundizar en el sexo con mi novia, pero me da la impresión de que tengo unos orgasmos muy débiles, y que me llegan muy pronto.

En realidad no hay ninguna forma de juzgar cuándo es demasiado pronto y cuándo no lo es. Sobre todo en Occidente, donde se preocupan tanto por el orgasmo que ahora existen problemas que la gente nunca se había planteado.

Hay hombres que pueden continuar con el acto sexual durante varios minutos, otros durante horas, y otros solo durante unos segundos. Si conoces a alguien que puede continuar varios minutos y tú eres de los de segundos —solo aguantas unos segundos—, pensarás que te pierdes algo. Es una tontería. No te pierdes nada. Tu orgasmo, la experiencia del orgasmo, será igual tras tres segundos, tres minutos, tres horas o tres días. El orgasmo no tiene nada que ver con la prolongación del proceso. Como se produce al final del proceso, da lo mismo que ese proceso dure tres segundos o tres minutos; es algo irrelevante. Se produce en una fracción de segundo, y no hay diferencia entre tres segundos y tres minutos. ¿Me comprendes? Tú llegas a la cúspide antes que otros, pero eso no tiene nada de malo. ¡El caso es que llegues!

Es lógico que te compares con los demás, debido a los libros de Masters y Johnson y otros, y a las investigaciones que están sembrando la confusión entre la gente... Pero todo es relativo: el cuerpo de cada cual funciona de una forma distinta, y no hay por qué preocuparse. Y el problema se duplica: cuando empiezas a preocuparte, tu capacidad disminuye. Cuanto más te preocupes por el orgasmo, más difícil te resultará, no vendrá fácilmente. De modo que lo primero que hay que hacer es no preocuparse, no pensar en ese asunto.

Todos los animales tienen orgasmos, desde el ratoncito hasta el elefante, y ninguno de ellos se preocupa porque no leen a Masters y Johnson. ¡Y se lo pasan bien! De hecho, el hombre es el único animal que puede ser impotente. La preocupación puede hacerte impotente. Si te preocupas constantemente por ese asunto, puedes acabar siendo impotente. En primer lugar te sientes poca cosa, porque te comparas con los demás, y empiezas a preocuparte, a pensar que te falta algo, que tu orgasmo no es como debería ser. Y poco a poco, todo el proceso se complica.

Los fenómenos de la sexualidad son procesos inconscientes, a los que no se debería aplicar ningún esfuerzo consciente. Tu orgasmo es tu orgasmo y necesitas tu tiempo, el que necesites. Y como cada cual necesita el tiempo que necesita, no hay por qué compararse con nadie. Quema todos los libros que tengas sobre ese asunto y olvídalo.

Y lo segundo que tienes que recordar: en la mente occidental han creado otro problema, que el hombre tiene que satisfacer a la mujer y la mujer tiene que satisfacer al hombre. A partir de ahí, los dos empiezan a sentirse incómodos, y el hombre quiere averiguar si la mujer se siente satisfecha. Si no lo está, piensa que a él le falta algo, que no es lo suficientemente hombre. Y cuando empiezas a pensar que no eres lo suficientemente hombre, no vas por buen camino, porque cada día surgirán más dificultades. Empezarás a debilitarte, a perder la seguridad en ti mismo. Y la mujer también intenta comprobar si satisface o no al hombre. Si piensa que el hombre no está satisfecho o que no ha alcanzado el éxtasis que tanto se predica en el mundo, pensará que le falta algo. Los dos se preocupan y se corrompe un hermoso acto de amor.

No hay por qué preocuparse por estas cosas. Siguen su propio curso. Si amas a la mujer, la amas y ya está. Si ella te ama, te ama y ya está. Y todo resulta satisfactorio cuando existe el amor. No hay por qué llegar a cierto listón, porque ese listón no existe. Olvidaos de él, porque si no os causará problemas. Olvidaos por completo, y limitaos a disfrutar de ello. Siempre que se dé, muy bien. Si se produce pronto, pues pronto. Así es como funcionas tú. Así funciona tu cuerpo.

La vida es tan compleja que a veces si un hombre tiene demasiada energía sexual llega más pronto al orgasmo precisamente porque se desborda su energía. En la juventud, el orgasmo llega antes. Con la edad, cada vez tarda más. Un hombre mayor siempre satisface a una mujer joven con mayor facilidad que un hombre joven, porque la energía del mayor no es tan pujante, y el orgasmo llega muy lentamente. Si quieres envejecer te puedo hacer un truco de magia y serás viejo, ¡pero después no vengas a quejarte!

Simplemente eres joven y tienes salud. Con la edad me presentarás otro problema: ¡que tardas demasiado! No te preocupes. Hay unas cuantas cosas que no deben hacerse a propósito, al menos en el amor. Que todo sea espontáneo, y ocurrirá lo que tenga que ocurrir. El cuerpo sabe lo que se hace, y conoce su funcionamiento. Olvídate por completo durante un mes, quítatelo de la cabeza, sin más.

Cuando te sientas con ganas de hacer el amor, hazlo, y pásatelo bien. No es una cuestión de tiempo. Antes de hacer el amor, baila, canta, y después haz el amor, y a continuación medita, porque ese es el mejor momento para meditar. Toda la energía se ha liberado y te sientes como en otro sitio, en un sitio maravilloso, creado de una forma natural por la liberación sexual. Cuando se libera la energía sexual prácticamente te encuentras en un templo, y no es el momento de quedarse dormido. Es el momento de escuchar esa música maravillosa, de meditar, de bailar, o sencillamente de quedarse en silencio contemplando las estrellas. De quedarse en silencio, alerta.

¡Libérate! Lo que estás haciendo es lo contrario: tu actitud es demasiado civilizada. No se trata de una cuestión de habilidad, y no existe ninguna técnica para mejorar. Todas las técnicas serán destructivas. Cuando se empieza con las técnicas, se pierde la energía del amor, se convierte en algo mecánico. Limítate a aceptar tu ser, porque es así como te sucede. Tienes más energía, no es que seas débil.

Y no debe preocuparte si satisfaces a la mujer o no. Y tampoco ella debería preocuparse por si te satisface o no. Simplemente, piensa en ti mismo, y si estás satisfecho, ¡pues ya está! Y ella tiene que pensar en sí misma: si se siente satisfecha, ¡pues bien! A veces también se da la insatisfacción: es algo que forma parte de la vida. Unas veces haces el amor porque la mujer lo desea. Otras veces haces el amor porque se ha convertido en una costumbre, en una rutina. En otras ocasiones, porque si no lo haces, la mujer puede pensar que no la quieres, y entonces pasa a ser un deber. Y otras veces haces el amor sin saber por qué, quizá porque no tienes nada mejor que hacer, porque ha habido un apagón y no funciona la televisión.

Eso ocurrió en una ciudad de Estados Unidos. No hubo electricidad durante nueve días, y todas las mujeres se quedaron embarazadas. Sí, así ocurrió, porque no había nada mejor que hacer. Nada que ver... ¿qué hacer? Cuando la habitación se queda a oscuras, ¿qué hacer sino el amor? Pero eso nunca puede conllevar satisfacción. Haced el amor únicamente cuando sintáis un deseo y una pasión irrefrenables; si no decid: «Perdona, no me apetece. No tiene sentido». Fingir no es bueno. Y si dejas de fingir, descubrirás que tu profundidad al hacer el amor aumenta de una forma increíble. Pero hay otro problema: se hace el amor con demasiada frecuencia, se ha convertido casi en algo rutinario. Las autoridades médicas han propagado la idea de que el sexo es muy importante para la salud, que si no haces el amor todos los días algo empezará a ir mal. Ahora dicen que incluso puede darte un ataque al corazón si no haces el amor lo suficiente. Y no paran de decir cosas por el estilo.

La gente ha vivido años enteros sin hacer el amor. El amor no es realmente una necesidad, sino un lujo, y así debería utilizarse, como un lujo. Debería ser una rareza, una fiesta. No debería convertirse en una rutina, en el pan de todos los días. Debería conservarse para ciertas ocasiones, en las que realmente estás liberado, cuando existe un momento diferente. Habría que conservarlo para momentos excepcionales, porque si no la vida resulta muy aburrida. Todos los días comes, bebes y te duchas. De igual modo, haces el amor. Entonces resulta aburrido, y todo es igual.

El amor debe ser algo especial, y hay que esperar el momento adecuado. Casi siempre se elige el peor momento. He observado que siempre que una pareja se pelea, a continuación hace el amor. En primer lugar se enfadan, se pelean, y después empiezan a sentirse culpables, por hacerse una cosa así. Después se odian a sí mismos por portarse indebidamente, y para compensarlo hacen el amor. Es prácticamente una rutina que las parejas se peleen y después hagan el amor. No existe peor situación para hacer el amor: ¿cómo puede resultar satisfactorio?

Esperad el momento adecuado. Existen unos cuantos momentos, que surgen, sin que nadie pueda prepararlos. A veces surgen, y son regalos divinos. Un día, de repente notas que estás fluyendo, que no pesas, como si volaras. Un día notas que te gustaría darle todo lo posible a tu mujer: ese es el momento adecuado. Medita, baila, canta, y deja que el amor se dé en medio de la danza, el canto, la meditación, la oración. Entonces adquirirá un carácter distinto, el carácter de lo sagrado.

El amor también puede tener un carácter demoníaco, y así ocurre en el mundo entero, en el 99% de los casos. El amor puede tener el carácter de lo divino, y a menos que sea así, no te proporcionará satisfacción. Puedes hacer el amor durante más o menos tiempo, pero eso no significa nada. Cuando el amor se convierte en algo sagrado, sencillamente desbordas satisfacción, tranquilidad.

De modo que tómatelo con calma durante un mes, y medita sobre cuanto he dicho.

Creo que estoy realmente estancada en mis relaciones con los hombres. Siempre hay tensión y peleas, y casi nunca tengo un orgasmo. No sé qué hacer.

Prestas demasiada atención al orgasmo, y no hay ninguna necesidad. Olvídate de la idea del orgasmo durante tres meses. Deja que el amor sea un juego, no un objetivo. Cuando piensas en el orgasmo se convierte en un objetivo, en algo que tienes que lograr, y entonces resulta difícil llegar al orgasmo. Esa es la disyuntiva: si vas tras el orgasmo resulta difícil porque lo vas buscando, porque lo ansías, y no participas por completo en el acto. Tu mente está pendiente del orgasmo: estás pensando si lo conseguirás esta vez, y el miedo paraliza el centro sexual.

El centro sexual solo se abre de verdad cuando no hay temor, cuando no se plantean los resultados, cuando no se piensa en el futuro, cuando la actividad no va encaminada hacia un objetivo concreto, cuando se toma todo como un juego. Es maravilloso jugar con el cuerpo de alguien y que ese alguien juegue con tu cuerpo. Dos cuerpos que bailan, cantan, se abrazan, se acarician, forman una sinfonía maravillosa, y no hay necesidad de pensar en el orgasmo. ¡Y entonces es cuando llega! En eso consiste su belleza, en que ocurre. Pero no importa que llegue o no. Hay que olvidarse de ello.

Olvídate del orgasmo durante tres meses. Lo tendrás muchas veces, pero aun así, no lo pienses, no pienses que lo has conseguido en esa ocasión. No lo pienses ni antes ni después. Es algo irrelevante. Y ven a contármelo dentro de tres meses.

Las cosas se arreglarán. Es la idea del orgasmo lo que crea el problema: si no lo tienes, te sientes frustrada, sientes que no quieres, que no te quieren, que no puedes encontrar a la pareja adecuada. Entonces te enfadas y tu energía empieza a volverse violenta y agresiva. Es la misma energía: si se transforma en orgasmo, relaja; si no se transforma en orgasmo, produce tensión.

Con la tensión, el enfado funciona casi como el orgasmo. Es el antiorgasmo. Son los polos opuestos: el orgasmo por odio. El orgasmo normal viene por el amor, y la ira puede llevar al orgasmo por odio. Se puede llegar a tal extremo de ira que se llegue a experimentar alivio, producido por la violencia. De modo que la violencia y el sexo están íntimamente relacionados. Si las personas viven de verdad su sexualidad son menos violentas.

Esa es la razón por la que nunca se ha permitido la práctica del sexo en el ejército, para que los soldados sean violentos. Si sus novias estuvieran con ellos, no serían tan violentos. Tienen que mantenerlos en un estado de ira, de enfado, para que su energía hierva y no haya ningún modo de que se exprese de una forma humana: se hacen inhumanos. Y todas las armas —la espada, el cuchillo, la bala— no son sino órganos sexuales, una proyección que intenta penetrar el cuerpo del otro. Se puede sentir un orgasmo matando: ese es el encanto de la muerte. Existen varios casos en los que un hombre ha matado a la mujer mientras hacían el amor. Él intentaba que llegaran al orgasmo al mismo tiempo, el orgasmo doble, para llegar a lo máximo. Mientras hacía el amor con la mujer tuvo un orgasmo y mató a la mujer. Intentó que coincidieran los dos extremos: un orgasmo de amor y un orgasmo de odio.

Limítate a disfrutar del amor durante tres meses. El orgasmo surgirá por sí mismo y las cosas cambiarán.

Después de divorciarme de mi primera esposa empezó a asquearme el sexo, y desde entonces soy incapaz de tener un orgasmo, excepto tras haber fumado marihuana. Todavía sigo así, a pesar de estar realmente enamorado de la mujer con la que mantengo una relación ahora.

¿Y sientes realmente la necesidad de hacer algo?

Porque a veces creamos problemas sin necesidad, y una vez que los asumimos como tales problemas no paramos de preocuparnos. No tener orgasmos se está convirtiendo en una especie de problema psicológico en Estados Unidos, porque se habla demasiado de ese asunto.

Nunca supuso un problema en los siglos anteriores: nadie le daba importancia. Pero durante los últimos veinte o treinta años, Kinsey, Masters y Johnson han realizado muchas investigaciones que han tenido una gran difusión. Como se lee tanto sobre las maravillas, la gran experiencia del orgasmo y la gran relajación que se deriva de él, la gente está ansiosa por tenerlo, y en eso radica el problema. No hay solo una persona angustiada por esto, sino que prácticamente todo el mundo se siente angustiado.

El problema surge por comparación. Y como vas envejeciendo día a día, si no te libras de ese problema será cada vez más grave y llegarás a obsesionarte con él. La gente empieza a preocuparse realmente por estas cosas cuando empieza a envejecer. Y especialmente en Occidente, donde se piensa que el sexo es vida, si se acaba el sexo se acaba la vida: son sinónimos.

Cuando un hombre empieza a envejecer un poco, también empieza a pensar que no tiene la misma energía sexual que antes y se pone frenético. Necesita hacer algo —tomar alguna medicina, fumar algo, hacer ejercicio, yoga o lo que sea, encontrar a una mujer mejor, que sepa más, ir con prostitutas, o con sustitutas—, hacer algo.

Y entonces se sufre una especie de temblor, un temblor que aumenta cada día porque envejeces, no rejuveneces. Cuanto más lo sufres, y cuanto más piensas en él, más problemático resulta. Y si piensas demasiado en el orgasmo, incluso el orgasmo natural que alcanzabas será imposible, porque para que se dé el orgasmo hay que tener la mente libre de preocupaciones.

El problema es la mente. Por ejemplo: si estás haciendo el amor y en lo más profundo revolotea la idea de que vas a volver a fallar, no se producirá el orgasmo como debería… y con el temor, el temblor, la mente y el cuerpo entero divididos, claro que volverás a fallar.

Te sugiero que en lugar de resolver el problema, te olvides de él: ¡es una tontería! ¿Por qué preocuparse? Pase lo que pase es bueno, disfrútalo. Y un día, de repente, verás que ha ocurrido. Solo ocurre cuando te internas en el amor sin preocupaciones.

Si tú la quieres y ella te quiere, no hay ningún problema. Cuando nos amamos, también aceptamos las limitaciones del otro. Si ella te ama profundamente, comprenderá que estás envejeciendo un poco y que, naturalmente, no puede ser como antes. Será un poco diferente, y no tan a menudo. Pero el amor descubrirá nuevas intimidades. Será menos sexual, más profundo.

En realidad, cuando el amor es sexual, nunca llega a ser muy profundo. Se queda en algo corporal. Cuando el sexo corporal va desapareciendo poco a poco en el curso natural de la vida, se inicia una nueva historia de amor entre dos mentes, más profunda. Y si meditas, existe una posibilidad aún más profunda: puede iniciarse una historia de amor sin la mente, sin la mente y sin el cuerpo. Esa es la verdadera bendición.

La bendición no tiene nada que ver con el orgasmo. Incluso si se produce, vibrarás un par de segundos, y todo habrá acabado. Incluso si se produce, no habrás sacado gran cosa. Incluso si tienes un orgasmo perfecto, no sacarás nada en claro. Los animales tienen orgasmos perfectos, todo perro tiene un orgasmo perfecto, ¿y qué? Como mucho, puedes tener un orgasmo perfecto como los animales.

No digo que sea malo; digo que no hay que preocuparse tanto, porque es mucho ruido y pocas nueces. Pero la mente occidental está desocupada y necesita alguna ocupación, para que no desaparezca la vida.

Tienes coche, tienes casa, tienes cuenta corriente... y ahora tienes que tener orgasmos. El orgasmo es la nueva religión. Dios no está ahí. ¿Quién sabe? Puede que no haya vida después de la muerte; puede que sí, puede que no. Entonces lo único que queda es el orgasmo, y por eso te aferras a él, y sigues aferrándote y pensando en él hasta el final.

Te recomiendo que sencillamente te olvides del asunto. ¡Olvídalo! Di: «Está bien. Sea lo que sea, es bueno, y voy a sentirme satisfecho». Un día, como algo caído del cielo, comprobarás que tienes un orgasmo. Y si ocurre, no lo desees una y otra vez. Si ocurre, bien; si no ocurre, también. No le hagas mucho caso.

Si ocurre, una vez pasado olvídate de todo. Si no, te obsesionarás con que vuelva a ocurrir. Como ha ocurrido, tiene que repetirse una y otra vez.

Limítate a disfrutar de estar juntos. En realidad, ni siquiera se debería intentar hacer el amor sin necesidad. No es una obligación. Muchas veces, es suficiente estar sentados juntos, cogidos de la mano, mirando la luna... ¡y así se llega a mucha más profundidad!

A veces, no hacer nada, estar simplemente sentado, sin pensar en nada, es mejor que el sexo.

El sexo se ha convertido en una especie de obligación. Tienes que practicarlo, tienes que demostrar tu valía, porque si no la mujer pensará que no la quieres, y tú empezarás a pensar que no le has hecho nada. ¿Qué clase de amor es ese? ¡Haz algo!

No hagas esfuerzos con el amor. Estad juntos, cuidaos, amaos. Meditad, rezad, bailad juntos, y de repente, al bailar, meditar y orar, a veces sentiréis que estáis haciendo el amor. No que estéis contribuyendo a que ocurra, sino que de repente veréis que está ocurriendo, y con una belleza incomparable.

Entonces no eres tú quien está haciendo el amor, sino el mismo Dios quien hace el amor por mediación de ti. Entonces dejas de preocuparte. ¡Deja de ser un problema para ti! Si él quiere tener un orgasmo o no, es asunto suyo. ¿Por qué tendrías que preocuparte tú? Si él quiere tener un orgasmo, puede tenerlo.

De modo que medita, ora, baila, escucha música, mira las estrellas, y alguna vez ocurrirá, de forma natural, espontánea... No lo prepares, no pienses en ello. No ensayes mentalmente. No pienses mientras estás en la oficina que cuando vuelvas a casa vas a hacer el amor... ¡Es una tontería!

¡Olvídalo! Algún día ocurrirá, y durante varios días te olvidarás de ello. Así de real debería ser el amor. No hay necesidad de demostrar nada: la mujer sabe que la quieres, tú sabes que te quiere. No hay por qué hacer más esfuerzos. Y entonces empezarás a apreciar una sutil cualidad en tu ser. Con o sin orgasmos, os amáis, y algún día empezará a ocurrir...

¡Yo no prometo nada! Si no, empezarías a esperar que ocurriera. No puedo predecir nada; sencillamente digo que es natural. Cuando no existe ninguna tensión, ¿por qué no va a ocurrir? ¡Tiene que ocurrir! En un cuerpo-mente, la vibración llega muy profundo, la sensación llega a lo profundo, y todo en ti empieza a latir.

De modo que la regla fundamental consiste en lo siguiente: olvídate del asunto. La segunda regla fundamental: si ocurre algún día, disfrútalo, da gracias a Dios, y olvídate otra vez. No esperes que vuelva a ocurrir mañana.

La mente es muy ansiosa, y de ahí deriva todo el sufrimiento. Hoy ocurre algo y la mente empieza a planear lo mismo para mañana: también tiene que ocurrir mañana. Ha ocurrido hoy porque no estabas pensando en ello. Pero has empezado a pensar en ello, y has cambiado la situación por completo. Mañana quizá no ocurra. Y si mañana no ocurre, te pondrás aún más frenético, pensando que tendrá que ocurrir pasado mañana. Lo único que consigues así es que no sea posible.

Al mirar una flor, te diste cuenta de que era maravillosa y disfrutaste de la visión. Al cabo de veinticuatro horas vuelves a esperar lo mismo. Regresarás a casa y te acercarás a la flor. Volverás a sentir esa emoción. En esta ocasión no ocurrirá, porque la repetición no puede emocionar. Ayer sentiste esa emoción; de repente llegaste allí y hubo un encuentro, entre la rosa y tú. Ni tú esperabas a la rosa ni ella a ti. Fue un encuentro repentino: os mirasteis y hubo un destello.

Pero has vuelto pensando, calculando que mirarás de nuevo la flor y te sentirás feliz. En esta ocasión no ocurre, y la flor no es culpable. La flor estaba allí porque no te esperaba otra vez. Podría haber ocurrido: la flor no ha cometido ningún error, pero tú sí.

De modo que cuando Dios sobreviene de alguna manera —un momento maravilloso, un momento de amor—, disfrútalo, agradécelo y borra ese momento de tu memoria. No guardes recuerdos. Por eso son los niños tan felices, y cuanto más envejece una persona, menos feliz es. Porque los niños no esperan nada, y esa actitud les produce emociones. Todo es siempre nuevo para ellos.

Ten esto siempre en cuenta... y que no hay nada más de que preocuparse.

¿Cuánto tiempo tarda en desaparecer esta estúpida obsesión con el sexo? Estoy a punto de cumplir sesenta años y ahí sigue.

El sexo no tiene nada que ver con la edad: puedes llegar a cumplir cien años y ahí seguirá. Guarda relación con la consciencia activa, no con la edad. Hay que recordar que envejecer no equivale a crecer. Puedes tener sesenta años fisiológicamente, y doce, trece o catorce como máximo psicológicamente: por eso se produce el estancamiento. Una persona que tiene psicológicamente catorce años se sentirá obsesionada con el sexo, y la gente suele quedarse estancada a los trece o catorce años de edad.

La edad mental media de los seres humanos es de doce años. Parece mentira que las personas se estanquen tan temprano. ¿Qué ocurre, y por qué a los trece, catorce años? Porque esa es la edad de la madurez sexual, y ninguna sociedad quiere que sus miembros superen ese punto. Toda sociedad desea que las personas tengan sed de sexo, porque alguien privado de sexo resulta muy útil para esta sociedad enferma. A una persona sedienta de sexo se la puede dirigir fácilmente en cualquier dirección porque hierve en su interior. Se la puede dirigir hacia el dinero, y entonces el dinero será su sexualidad, y toda su energía sexual se centrará en el dinero. Así, el dinero se convertirá en el ser amado, en su dios, y correrá en pos del dinero toda su vida. Y, naturalmente, estará obsesionada con el sexo porque el dinero no puede satisfacerla. Puedes acumular cuanto dinero quieras pero ¿cómo va a satisfacer tu impulso básico? La sociedad ha desviado ese impulso y te ha dado algo con lo que entretenerte, te ha dado un juguete.

Y así es como empezamos desde el principio mismo. ¡El niño llora, quiere leche y le dan un chupete! Y el pobre niño se pone a chupar el chupete creyendo que es el pecho de la madre. ¿Cómo podemos ser tan mezquinos? ¡Es pura mezquindad! Tratamos al niño con una actitud política, diplomática, astuta. El pobre niño aún no tiene suficiente conocimiento para distinguir entre el chupete y el pecho: lo han engañado. Y si un día ese niño le falta al respeto a su madre, la odia, no hay de qué extrañarse.

A cualquier psicoanalista que se le pregunte: «¿Cuál es el problema fundamental de toda persona?», aunque os sorprenda, no responderá con algo como neurosis, psicosis, esquizofrenia, histeria, etcétera. Si se le pregunta: «¿Cuál es el problema fundamental de toda persona psicológicamente perturbada?», contestará: «La madre». ¿Y por qué la madre? Porque ella fue la primera que empezó a engañar al niño. Ella fue el primer contacto del niño con el mundo, y el niño ya no puede confiar en nadie. Si ni siquiera puede confiar en su madre, ¿cómo va a confiar en otra persona? Y cuando el niño lloraba y quería que le abrazaran, la madre no estaba allí para hacerlo. Un niño necesita calor tanto como leche; es un profundo deseo infantil.

Se ha demostrado científicamente que si a un niño se le proporciona el alimento necesario pero no el calor corporal, enfermará y morirá. E incluso si sobrevive, será retrasado y enfermizo toda su vida, le faltará algo. No solo necesita la leche materna; también el calor del pecho de la madre, del cuerpo de la madre. En la actualidad se ha reconocido la absoluta necesidad de ese calor, que es fundamental.

Pero cuando el niño llora no puede decir: «Mamá, quiero que me abraces», porque aún no conoce el lenguaje. Pero al llorar está diciendo: «Abrázame, bésame, acaríciame, deja que me acerque a ti». Y le dan un osito de peluche, o cualquier juguete para que se entretenga. Le engañan desde el principio: quiere una cosa y le dan otra. Así lo tergiversamos todo.

Cuando un niño se aproxima a la madurez sexual empezamos a inculcarle que ha de tener ambiciones. Le decimos: «¡Sé el primero en el colegio, en la universidad, siempre el primero! Estés donde estés, hagas lo que hagas, tienes que ser el primero». Encendemos en su mente el deseo de ser el primero esté donde esté, y eso significa darle una nueva dirección a su energía sexual.

La sociedad intenta desviar sus energías naturales. Le decimos: «A menos que tengas un coche grande, una casa grande, un montón de dinero en el banco, serás un fracasado». Y el chico empieza a correr en pos de grandes cosas. A lo mejor no le hace falta una casa grande. En realidad, una casa pequeña puede ser mucho más bonita porque resulta más fácil mantenerla limpia, y no implica tanto trabajo como vivir en una casa con muchas habitaciones. Pero le han implantado en la mente la idea de que «a menos que tengas una casa grande, impresionante, serás un fracasado». Esa casa grande se convierte en su símbolo de satisfacción, el dinero en el banco también, pero no son sino símbolos vacíos. En el fondo se siente insatisfecho, se siente ansioso. La consciencia profunda le dice continuamente: «Sé natural, deja que tus energías naturales fluyan espontánea, naturalmente».

Me preguntas: «¿Cuánto tiempo tarda en desaparecer esta obsesión, la estupidez del sexo?»

¿Por qué lo llamas estupidez? Estás enfadado. El sexo no es una estupidez; ¡a lo mejor eres tú el estúpido! El sexo es sencillamente sexo. Tú puedes ser estúpido respecto al sexo, o inteligente, pero eso no tiene nada que ver con el sexo, sino contigo. Y si lo denigras, si lo condenas, persistirá. No habrá ninguna diferencia si tienes sesenta, setenta u ochenta años. De hecho, cuanto más se debilite tu cuerpo más estallará en tu consciencia la sexualidad reprimida.

Persistirá, y más te vale no decir que es una estupidez, porque tú te estás comportando como un estúpido con el sexo.

Acéptalo. Es un deseo natural, una energía natural, la fuente misma de la vida. Sí, existen cosas bellas más allá, espacios bellos más allá. El sexo proporciona alegría, pero también pena. Las dos cosas están mezcladas en el sexo porque el sexo a su vez es una mezcla de cielo y tierra, de cuerpo y alma, y por eso conlleva ambas cosas: en un momento te da alas y al momento siguiente te las corta. En un momento alcanzas el éxtasis y en otro momento te sumes en la desesperación. En un momento te encuentras en la cima iluminada por el sol y en otro gimes en un valle tenebroso. El sexo conlleva los dos estados.

Pero hay que aprender a conocer las cimas y los valles, y hay que aprenderlo a costa de la propia experiencia, no por lo que dicen los demás, no por lo que digo yo. Tu propia experiencia del sexo te librará de él. No digo que te libres de él, y no intentes hacerlo, porque entonces nunca te verás libre.

Lo que digo es sencillamente que liberarse del sexo es una consecuencia, un derivado. No puedes conseguirlo directamente, sino de una forma indirecta. Vívelo con espíritu de juego, con meditación, como un regalo de Dios, y poco a poco, al ver las cimas y los valles una y otra vez, en tu ser surgirá un tercer punto: el testigo que presencia la cima y el valle. Al final, ni las cimas ni los valles tendrán importancia. Tu consciencia habrá experimentado una revolución, te habrás centrado más en el alma que actúa como testigo. Ese acto de presenciar es el *brahmacharya*, ese presenciar produce el verdadero celibato, que no es contrario al sexo, sino que lo supera.

Si no, seguirá obsesionándote hasta el último momento. Estarás en el lecho de muerte y no pensarás en Dios, sino en el sexo. Por eso, en el momento en que mueres, inmediatamente naces. Ni siquiera minutos más tarde, porque mueres con la idea del sexo en la cabeza. Abandonas inmediatamente este cuerpo, y surge el deseo de entrar en otro, porque la sexualidad solo puede satisfacerse por mediación del cuerpo.

En el soleado México vivía una anciana con sus cuatro sobrinas, muy guapas.

Un día, Pancho Villa y su panda de revolucionarios irrumpieron en la casa. Las acorralaron en el patio y el forajido dijo:

—Esta casa es nuestra y os tenemos en nuestro poder.

—¡Estamos perdidas, y nos rendimos, pero por favor, dejad a nuestra anciana tía! —exclamó una de las chicas.

—¡Tú a callar! —espetó la anciana—. ¡La guerra es la guerra!

No tiene nada que ver con la edad, pero sí con lograr una atención vigilante más profunda.

Hazte testigo, observa, y no tildes el sexo de estupidez. Sé inteligente: mira, observa. Lo que se te conceda ha de tener una razón, ha de tener un porqué, y cualesquiera cosas que consigas han de tener algo del más allá. Tú solo puedes ver la parte inferior de la escala porque tus ojos no se han abierto y tu ser no es consciente; por eso solo ves la parte inferior de la escala, que es el sexo. La parte superior es el *samadhi*. Si logras ver toda la escalera, todos los peldaños, te sorprenderás al comprobar que el sexo es la puerta de acceso al *samadhi*.

La idea misma del *samadhi* nació gracias a las pocas personas capaces de disfrutar de un gozo orgásmico total en el sexo. Se dieron cuenta de que en el sexo hay algo que no es en absoluto sexual. En un estado orgásmico profundo desaparece el tiempo, y también desaparecen la mente y el ego. En tal estado, esas tres cosas no guardan ninguna relación con el sexo. Y porque desaparecen esas tres cosas, se produce un gran goce. Ese goce tampoco tiene nada que ver con el sexo, sino que el sexo contribuyó, siendo el contexto para la desaparición del ego, la mente y el tiempo.

Los primeros que lo experimentaron —se han perdido sus nombres, y debió de ocurrir hace milenios—, los primeros tántricos, fueron los primeros en lograr el *samadhi* por mediación del sexo. Observaron, meditaron, y vieron algo: que el sexo es tan solo el desencadenante fisiológico de cierto proceso que también puede desencadenarse sin necesidad del sexo, gracias a la meditación. No hay por qué practicar el sexo. Cuando comprendieron que el proceso también puede desencadenarse por otros medios —los métodos del yoga, del taoísmo, del tantra, los métodos sufíes—, cuando comprendieron que se podía alcanzar el mismo estado, sin ego, sin mente, sin tiempo, sin necesidad de sexo, se dieron cuenta de que habían encontrado la clave. Pero esa clave solo pudo encontrarse buscando a tientas en la sexualidad.

El sexo ha constituido la fuente misma de la religión, y la experiencia sexual la primera experiencia del *samadhi*. No digas que es una estupidez, por favor. Adéntrate en él con cariño, con actitud meditativa y juguetona. Intenta comprender, porque la liberación sobreviene mediante la comprensión, y por ningún otro camino.

Me estoy haciendo viejo y las mujeres han dejado de interesarme. ¿Qué debo hacer?

¡Siga perdiendo ese interés, señor mío! Me parece muy bien. No tiene nada de malo. Y tenga la plena seguridad de que ninguna mujer le va a echar en falta. Por el contrario, todas se pondrán muy contentas.

Pero en Occidente, sobre todo desde que Freud abrió la caja de

Pandora, se ha extendido la idea de que hay que mantener la actividad sexual hasta el final, porque la sexualidad es sinónimo de vida. De modo que aunque tengas setenta u ochenta años, tienes que seguir interesándote por el sexo. Si pierdes ese interés, significa que estás perdiendo el interés por la vida, que ya no se te necesita, que ya no sirves para nada. Ya te puedes caer muerto o hacer lo que quieras, que a nadie le importa.

La idea de que sexo y vida son sinónimos carece de toda base. Sexo y vida son sinónimos en cierta etapa. No lo son durante la infancia; sí lo son en la juventud, y en la vejez vuelven a dejar de ser sinónimos. Esas son las fases. Al niño no le interesan, y al joven sí, pero su único interés se centra en el sexo.

Pero en Occidente se esfuerzan por mantenerse jóvenes: no se debe envejecer. La gente se engaña a sí misma de mil y una maneras para creer que siguen siendo jóvenes. Cada día descubren una nueva panacea, un nuevo elixir para mantenerse joven eternamente. Y la gente es tan estúpida que siempre está dispuesta a aceptar cualquier cosa con tal de mantenerse joven. La vejez se considera una especie de enfermedad. Ser viejo significa estar enfermo, en Occidente. No es justo.

La vejez tiene sus encantos, sus tesoros, al igual que la juventud tiene sus encantos y sus tesoros. Y sin duda, los tesoros con los que se topa un anciano son más valiosos que los de la juventud, porque el anciano ha vivido la juventud, ha conocido todo eso, ha visto todo eso, lo ha pasado. Ha vivido la ilusión y ha conocido la desilusión. Ahora es más experto que nunca, y está volviendo a ser inocente. Cuando desaparece el sexo se obtiene una especie de inocencia, volvemos a ser niños, pero niños maduros.

En Oriente tenemos una visión completamente distinta de la vida. En Oriente hemos respetado a los ancianos, no a los jóvenes, porque los viejos han llegado a la cima del viaje de la vida, y se dirigen a la meta. En Occidente, los viejos son algo de lo que hay que desembarazarse, algo que hay que tirar a la basura. Se construyen asilos donde se los amontona, u hospitales. Nadie quiere saber nada de los viejos, como si no tuvieran ningún valor, como si no significaran nada. Y han vivido toda una vida, y han aprendido muchos secretos de la vida. Pueden ser grandes maestros; aún más: solo ellos pueden ser maestros.

En Oriente esa ha sido la tradición: que el anciano fuera el maestro del joven, porque ha vivido, crecido y comprendido. Puede dar mejores directrices, con más madurez, con más claridad. La vejez es la edad de prepararse para la muerte, y es la preparación más importante, porque se va a emprender el viaje más largo, hacia lo desconocido. Si sigue interesándote el sexo, te desviarás de la muerte. Eso es lo que ocurre en Occidente.

En Occidente, aún no se ha aceptado la muerte como parte de la vida. La muerte es tabú, igual que el sexo era tabú hace cien años. Nadie hablaba del sexo hace cien años. Era imposible hablar o escribir sobre ese asunto. Hasta tal punto era tabú que las señoras victorianas tapaban hasta las patas de las sillas, porque al fin y al cabo eran como piernas, y no se podía enseñar las piernas.

Freud inició una gran revolución. El mundo está a la espera de otro Freud para que destruya un tabú aún mayor. Freud destruyó el tabú del sexo, y el mundo es un lugar mucho mejor gracias a él. Freud es uno de los grandes benefactores. Hace falta otro Freud para que destruya el otro tabú, mayor que el del sexo.

Hay que aceptar la muerte. Con la aceptación de la muerte se empieza a aceptar la vejez. Y con la aceptación viene la relajación. Y cuando dejas de interesarte por el sexo, puedes centrar toda tu atención en la muerte. Recuérdalo: el sexo y la muerte son polos opuestos. Si sigue interesándote el sexo, ¿cuándo empezarás a prepararte para la muerte? Seguirás centrándote en el sexo, y morirás sin preparación.

La meditación es la preparación para el sexo. Prepárate para la muerte. Medita. Ya no te interesan las mujeres. Muy bien. Empieza a interesarte en ti mismo. La mujer está fuera de ti: eso es el interés por la otra. O si eres mujer, el hombre está fuera de ti, eso es el interés por el otro. Empezad a interesaros en vosotros mismos, iniciad el viaje interior.

Me dices: «Me estoy haciendo viejo y las mujeres han dejado de interesarme. ¿Qué debo hacer?».

Pierde el interés, deja que ocurra. No intentes crearlo sin necesidad. Sigue su propio camino, y es muy hermoso.

Al volver una noche a su casa, ya tarde, Max, de setenta y seis años, descubrió a una chica de unos dieciocho años robando.

—¡Niña, eres una ladrona! —exclamó—. Voy a llamar a la policía.

—Señor, por favor —rogó la joven—. Si me vuelven a detener, estaré en la cárcel años y años. No llame a la policía, por favor.

—Lo siento, pero tengo que hacerlo —replicó Max.

—¡Haré lo que sea, le entregaré mi cuerpo! —exclamó la chica.

—Vale —dijo el anciano—. Quítate la ropa y métete en la cama.

La chica lo hizo y Max se apresuró a hacer otro tanto. Lo intentó una y otra vez durante unos veinte minutos. Agotado y derrotado, acabó por dejarlo.

—Es inútil —dijo suspirando—. No voy a conseguirlo. Tendré que llamar a la policía.

¿Y me preguntas qué debes hacer?

¿Quieres llamar a la policía? Ya está bien. Olvídate de esa tontería. Deja de obsesionarte. Dirige tu energía hacia la muerte. Mira a la muerte cara a cara, encuéntrate con ella. Y encontrarse con la muerte es la experiencia más importante de la vida. Y si logras encontrarte con la muerte, comprenderás que eres inmortal. Enfrentarte a la muerte es la única manera de saber que eres inmortal, que solo muere el cuerpo, y que no mueres. Y cuando lo hayas comprendido, estarás listo para emprender el viaje, y cuando llegue la muerte, entrarás en ella riendo, bailando y cantando.

El hombre que puede entrar en la muerte riendo, bailando y cantando, con actitud alegre, meditativa, llega a conocer el mayor orgasmo que existe en el mundo. El orgasmo sexual no es nada, porque en el orgasmo sexual solo abandonas tu cuerpo una parte muy pequeña, minúscula, de tu energía vital, y sientes una gran relajación. En la muerte, toda la energía vital abandona el cuerpo. Ningún orgasmo sexual puede compararse con el cósmico, el orgasmo total que trae la muerte.

No te pierdas la muerte. La muerte te va a hacer el mayor regalo de toda tu vida, el regalo de despedida. Pero muy pocas personas lo alcanzan porque nadie está preparado. La muerte te pilla por sorpresa, y tienes tanto miedo, y estás tan preocupado por el sexo que te aferras a la vida.

¿Sabes que casi siempre ocurre? En Oriente es uno de los secretos del hombre que se han conocido. Cuando muere un hombre, si se aferra demasiado a la vida y sigue interesándole el sexo, morirá con una erección. Eso demuestra que el pobre ha muerto sin ninguna preparación: incluso a la hora de la muerte tenía fantasías sexuales. Pasa casi siempre. A menos que consigas meditar en profundidad, también te pasará a ti, que aún moribundo fantasearás sobre el sexo, harás el amor, al menos con la imaginación.

Esa no es forma de morir. Es un insulto a la muerte, un insulto a Dios, y un insulto a ti mismo. Que desaparezca el sexo: ya es hora. Relájate en la ausencia de sexualidad. La ausencia de sexualidad te centrará. Deja de perseguir a las mujeres, y empieza a perseguirte a ti mismo. No puedes hacer las dos cosas. Y prepárate. La muerte puede derribarte en cualquier momento; nunca se sabe cuándo va a llegar. Disfruta de la meditación lo más posible. Transforma tu energía sexual en energía meditativa. Es la misma energía, pero sigue una dirección diferente. Ya no fluye hacia abajo y hacia afuera, sino que empieza a dirigse hacia dentro y hacia arriba. Y esa misma energía abre el capullo de la Flor Dorada en tu interior. En eso consiste el secreto.

Has llegado naturalmente al punto adecuado, y me preguntas: «¿Qué debo hacer?». Me estás pidiendo que te dé recetas para recrear la sexualidad que empieza a desaparecer. Me estás pidiendo apoyo, me estás pidiendo ayuda para seguir jugando al mismo juego absurdo incluso en la vejez.

Está bien cuando eres joven, porque entonces eres estúpido. Raramente se hace uno consciente y se medita en la juventud. Si lo consigues, posees un genio poco común. Pero si no lo consigues ni siquiera en la vejez, eres estúpido, completamente estúpido.

Está bien tontear cuando se es joven. Esas tonterías forman parte del crecimiento; te ayudan. La mujer o el hombre del exterior te sirven de espejo, te reflejan, te ayudan a ver quién eres. El amor es muy revelador. Pero al final hay que verse desde dentro, no en un espejo. También hay que abandonar el espejo, hay que quedarse a solas. Y la pureza de la soledad es infinita, y la dicha de la soledad, eterna.

Ha llegado el momento. Deja que desaparezca ese interés por las mujeres, y de repente comprobarás que se despierta otro interés —ocurre casi simultáneamente—, el interés por la meditación. Y entonces recibirás el último regalo que puede ofrecerte la vida: una muerte en la meditación, en el *satori*, en *samadhi*, en el éxtasis, y conocerás la experiencia orgásmica total. Con esa experiencia es suficiente; ya no volverás a la vida, al cuerpo, a esta prisión.

Esa ha sido nuestra meta en Oriente: cómo no volver a nacer, porque nacer y morir una y otra vez es un proceso aburrido, completamente inútil. En última instancia, se trata de un simple sueño, y ni siquiera bonito, sino una pesadilla.

Te aconsejo lo siguiente: has vivido tu vida, has conocido los placeres del cuerpo, has tenido relaciones, has aprendido lo que tenías que aprender de ellas, y ahora ha llegado el momento de volverse hacia el interior.

¿Debería explicársele a los niños todas las verdades de la vida, independientemente de la edad que tengan?

Siempre ha sido un problema, en todas las épocas: qué contarle a los niños y qué no contarles. A los padres siempre les ha preocupado mucho. En tiempos pasados, la estrategia consistía en no explicar las verdades de la vida, en evitarlo lo más posible, porque la gente sentía mucho miedo ante las verdades de la vida.

La expresión misma «verdades de la vida» es un eufemismo: oculta algo muy sencillo. No hablar sobre el sexo, incluso evitar la palabra. ¿Qué verdades de la vida? La expresión simplemente sirve para no decir nada sobre el sexo.

La humanidad entera ha vivido en el pasado con ese engaño, pero los niños lo descubren tarde o temprano. Y en realidad, suelen descubrirlo más temprano que tarde, y lo descubren mal. Como ninguna persona como es debido está dispuesta a contárselo, tienen que realizar la tarea por sí solos. Recogen datos, se convierten en unos mirones, y vosotros sois responsables de reducirlos a esa condición. Recogen datos en fuentes erróneas, de personas malas. Cargarán con esas ideas erróneas toda su vida, y vosotros sois los culpables. Toda su vida sexual puede sufrir las consecuencias de la información errónea que han recogido.

En el mundo no podría haber más información errónea sobre el sexo de la que ya existe. Incluso en el presente siglo la gente sigue viviendo en una gran ignorancia al respecto, incluso personas que en teoría tendrían que saber más. Ni siquiera los médicos saben realmente en qué consiste el sexo, no conocen su complejidad. Deberían saberlo, pero incluso los médicos viven rodeados de supersticiones. En ninguna facultad de medicina se enseña la sexualidad como una materia aparte: un tema tan importante, y no se enseña. Sí, los médicos conocen la fisiología del sexo, pero la fisiología no lo es todo, porque hay estratos más profundos: la psicología, la espiritualidad. Hay una psicología relacionada con el sexo, y también una espiritualidad relacionada con el sexo; la fisiología es solamente la superficie. Se han realizado muchas investigaciones en ese terreno, y en este siglo se sabe más que nunca sobre el asunto, pero los conocimientos no se difunden.

La gente tiene miedo, porque sus padres también lo tenían y el miedo se ha contagiado. Y tú tienes miedo y no quieres hablarles a tus hijos.

Tienes que contárselo a tus hijos; es algo que les debes. Y tienes que ser sincera. Que no te asuste la verdad —a la larga, la verdad siempre compensa—, y no mientas.

—Mamá, ¿Dios nos da lo que comemos?

—Sí, Barbara.

—¿Y en Navidad nos trae los regalos Papá Noel?

—Claro.

—¿Y cuando se me cae un diente me trae dinero el Ratoncito Pérez?

—Sí...

—¿Y la cigüeña trajo a mi hermanito?

—Claro.

—Entonces, ¿se puede saber qué pinta papá en casa?

¡Es mejor decir la verdad! Pero no digo que tengáis que abalanzaros sobre vuestros hijos para hablarles francamente, tanto si ellos lo quieren como si no. Eso es lo que ocurre ahora —el otro extremo—, sobre todo en Occidente, porque los psicólogos se empeñan en que hay que contar la verdad. Los padres cuentan la verdad aunque los niños no pregunten nada. También eso es un error. ¡Esperad! Si el niño pregunta, decid la verdad; si no pregunta, no hay necesidad. Significa que aún no ha empezado a interesarle.

Un hombre ya mayor estuvo a punto de atragantarse mientras cenaba cuando su hijo, de ocho años, le preguntó:

—¿De dónde vengo yo, papá?

Sonrojándose, el padre contestó:

—Bueno, supongo que ha llegado el momento de que tú y yo tengamos una conversación de hombre a hombre. Después de cenar te hablaré de las abejas y los pájaros.

—¿Qué abejas ni qué pájaros? —replicó el niño—. Frankie, el chaval que vive en la esquina, me ha dicho que él vino de Chicago. ¡Lo único que quiero saber es de dónde vine yo!

Así que esperad un poco. Ya preguntarán ellos. No hay por qué tener prisa.

EPÍLOGO:
EN BUSCA DE LA PLENITUD

La razón por la que se ha condenado el sexo es porque las religiones tenían que estar en contra de todo lo que sirve para que el hombre disfrute. A sus dirigentes les interesaba mantener al hombre amargado, destruir toda posibilidad de que encontrase cierta paz, solaz, oasis en el desierto. Era absolutamente necesario despojar al hombre de toda posibilidad, de todo potencial de júbilo.

¿Por qué tenía tanta importancia? Pues tenía importancia porque querían que la mente humana se centrara en otro sitio, en el otro mundo. Si te sientes feliz aquí, ¿por qué vas a preocuparte por el otro mundo? Para que exista el otro mundo, es imprescindible la miseria humana. No existe en sí mismo; existe en tu tristeza, en tu sufrimiento, en tu angustia. Todas las religiones han perjudicado de igual modo a los seres humanos, y siguen creando más tristeza, más sufrimiento, más heridas, más odio, más ira... En el nombre de Dios, en el nombre de hermosas palabras.

Hablan de amor y destruyen toda posibilidad de enamorarse. Hablan de paz y crean todas las situaciones posibles para la guerra. La estrategia es muy sencilla: hablar sin cesar de cosas hermosas, mantener a la gente entretenida con palabras e ideologías, y mientras están así entretenidos, con palabras, ideologías y filosofías, desarraigarlos y separarlos de la tierra, de su energía vital.

La energía vital está enraizada en la sexualidad.

Todas las sociedades se dieron cuenta del hecho de que sola-

mente el sexo puede oponerse a Dios. Si tu sexualidad está satisfecha no necesitas a Dios, porque tu vida es plena, y Dios es simplemente Godot. Pero si destruyen, si reprimen, si condenan tu sexualidad, si te hacen sentir culpable, Dios puede vivir para siempre.
Dios extrae su energía de tu suicidio.

Al mismo tiempo, es cierto que las sociedades que reprimen el
sexo han alcanzado mayor grado de civilización, y de desarrollo
científico y filosófico. Las sociedades que expresan la sexualidad
—muy pocas en la actualidad, los indígenas— son pobres, sin civilización ni refinamiento. No han evolucionado como han evolucionado las sociedades represoras. Esta circunstancia dio gran impulso a
la estupidez religiosa, porque las religiones podían ofrecer pruebas
basadas en la realidad de que las sociedades que han expresado la
sexualidad han seguido siendo pobres, míseras, hambrientas, mientras que las sociedades represoras han evolucionado en todos los
sentidos. Cuanta más represión sexual, mayor desarrollo cultural.
Esto ofreció a las religiones la prueba de la necesidad de la represión sexual, porque si no, seríamos bárbaros. Y en cierto modo es
verdad.

Yo no estoy en contra del sexo. Para mí, el sexo es tan sagrado
como todo lo demás en la vida. No hay ni nada profano ni nada sagrado. La vida es una; todas las divisiones son falsas. Y el sexo es el
centro mismo de la vida. Por eso tenéis que comprender qué ha ocurrido en el transcurso de los siglos.

En el momento en que reprimes la sexualidad, tu energía empieza a buscar otros medios de expresarse. La energía no puede permanecer estática. Es una ley fundamental: la energía no puede ser
estática; siempre es dinámica. Si la encierras y le cierras las puertas,
abrirá otras, pero no se la puede mantener en cautiverio. Si se impide el flujo natural de la energía, fluirá por un camino antinatural.
Por eso se hicieron más ricas las sociedades represoras del sexo.

Cuando reprimes el sexo tienes que encontrar un sustituto para
el amor, un objeto. Resulta que la mujer es peligrosa, la puerta del
infierno. Como todos los libros santos los han escrito hombres, solo
la mujer es el sendero hacia el infierno. ¿Y los hombres? Si la mujer

es la puerta del infierno, solo los hombres pueden traspasarla; las mujeres no pueden ir al infierno porque la puerta se queda donde está, no va a ninguna parte. De modo que si las mujeres son el sendero hacia el infierno, el infierno debe de estar lleno solo de hombres, como un club de machistas.

La mujer no es la puerta del infierno, pero cuando tu mente está así condicionada, anhelarás otra cosa, necesitarás un objeto de amor. El dinero puede convertirse en objeto de amor. ¿Por qué hay tanta avaricia? ¿Por qué hay personas que se aferran como locas al dinero? Porque es su objeto amoroso. Han logrado desviar toda su energía vital hacia el dinero. Si quieres que abandonen el dinero, volverán a tener dificultades.

La política también puede convertirse en su objeto amoroso. Subir más y más en la burocracia política se convierte en su objeto amoroso. El político mira la presidencia del gobierno con el mismo deseo que el amante mira a la amada.

Eso es una perversión. La energía puede dirigirse en otra dirección, como la educación, y los libros se convierten en el objeto amoroso. Otra persona puede volverse hacia la religión, y entonces Dios es el objeto amoroso. Y si observáis las vidas de los llamados santos, os quedaréis perplejos. No deja de sorprenderme que un hombre como Sigmund Freud no cayera en la cuenta. Debería haberse fijado en la vida de santa Teresa, de Meera y otras santas, porque las mujeres son más francas. Los cantos de Meera están llenos de deseo, porque renunció a la compañía de los hombres: Dios era su único compañero. Naturalmente, es una fantasía, pero una fantasía muy romántica. Hablaba con Krisna, su dios; dormía con Krisna, aunque como no podía estar con el Krisna real tenía una efigie del dios junto a su corazón mientras dormía. Sin lugar a dudas, su forma de cantar a Krisna se puede considerar claramente sexual. Dijo: «Estoy casada contigo, mi señor. Solo puedo ser tuya y de nadie más. Eres mi corazón, y te espero, te espero sin cesar, y esperaré hasta la eternidad. Preparo el lecho todos los días con hermosas flores, sigo esperando y aún no has venido». ¿Cabe alguna duda de que en su mente Krisna se había convertido en el objeto amoroso? Si hubiera estudiado la vida de Meera, Freud habría encontrado un formidable apoyo para su idea, según la cual la sexualidad reprimida toma otros derroteros.

Pero la energía tiene que moverse. Puede tomar el sendero religioso, y así, los sacerdotes son felices. Puede tomar el sendero académico, y los estudiosos son felices. Puede derivar hacia la ciencia, y los científicos son felices. Tiene que transformarse en algo: por eso se han desarrollado las sociedades represoras del sexo en tantas direcciones.

Sí, han alcanzado un alto grado de civilización, educación, ciencia, tecnología, pero ¿a qué precio? Han perdido la alegría, han perdido la paz. Han perdido el silencio. Han perdido el amor.

Puedes proyectar tu amor en un objeto imaginario, pero no te proporcionará satisfacción. Puedes escribir cuanta poesía quieras sobre Krisna o Jesucristo, pero esa poesía no te va a proporcionar la experiencia del amor. Seguirás sediento de amor. De modo que la sociedad se ha enriquecido de todas las maneras posibles, pero el individuo ha muerto. ¿Qué sentido tiene el alto grado de civilización, educación y tecnología de la sociedad? ¿Para quiénes? El individuo está muerto.

Esta sociedad no es sino un ejército de cadáveres andantes, muy refinados y cultos, desde luego. Hablan inglés con acento de Oxford. Pero los cadáveres, incluso con acento de Oxford, siguen siendo cadáveres. Llegan a grandes políticos, a grandes dirigentes religiosos, pero no hay más que mirar en su interior: están huecos. No tienen ninguna sustancia, no tienen alma. Si se sienten derrotados en una dirección, empiezan a moverse en otra.

Las sociedades que no han reprimido el sexo han seguido subdesarrolladas por la sencilla razón de que se sentían satisfechas. No había energía disponible para ir en pos del dinero, de la política, de Dios. No, ellos bailaban, cantaban. Tenían una arquitectura pequeña pero bonita, chozas, pero muy bonitas. Llevaban una vida muy sana. No había delincuencia porque no había energía para delinquir. Y tenéis que entender cómo están relacionadas las cosas. Cuando no hay delincuencia, ¿qué necesidad hay de jueces, de tribunales, de policías? Cuando todo el mundo es feliz, disfruta y no se siente culpable de ser feliz, ¿por qué habría de ir nadie a un sacerdote católico a confesarle: «Me siento culpable»?.

Cuando la gente es feliz y no siente culpa porque nadie les ha dicho que la felicidad es pecado, por supuesto que no habrá sacerdotes, ni templos, ni catedrales ni sinagogas. Por eso no hay cultura... desde vuestro punto de vista. Lo que entendéis por cultura no existe allí, y según eso, son unos incultos. No tienen religión, no tienen libros sagrados, no tienen universidades ni bibliotecas: ¿cómo se les va a llamar cultos, cómo se va a decir que son civilizados?

Pero son inmensamente felices.

He vivido con estas gentes y jamás les he oído quejarse de nada. No tienen problemas como tales problemas. Aceptan la vida como viene, y la disfrutan cuanto pueden. Viven con alegría, mueren con alegría, sin temor en la vida ni temor a lo que pasará después de la muerte. No les preocupa, no tienen energía para esas cosas. Sí, no surgirá entre ellos un George Bernard Shaw. Su vida misma es una obra de teatro tan hermosa que no necesitan a ningún Shaw. Pintan, pero no como pintaba un Picasso. No tienen energía para eso. Pintan cosas pequeñas en sus casas. Hacen música, pero una música sencilla, con tambores. A veces se reúnen y bailan. Sus instrumentos no son complicados, no tienen a un Yehudi Menuhin o un Ravi Shankar, pero ni falta que les hace.

Mi problema es que quiero que estéis vivos y seáis ricos en todas las dimensiones posibles. No estoy dispuesto a elegir entre esto o lo otro. No quisiera que fuerais indígenas, pero tampoco que fuerais demasiado civilizados, que os limitarais a ir en pos del dinero, el poder y el prestigio. No me gustaría que fuerais políticos y sacerdotes. Pero sí me gustaría que llevarais una vida más plena. Y todo cuanto surge de una vida más plena, para mí significa verdadera cultura.

Los indígenas llevan una vida plena, pero no rebosante. Las sociedades civilizadas del mundo se han desarrollado en todos los sentidos, pero el hombre para el que han desarrollado todas esas cosas desapareció hace tiempo. No paran de construir rascacielos, pero han olvidado para quién erigen esos rascacielos. Ese hombre está muerto; más valdría abrir pequeñas tumbas. Nadie necesita tumbas tan altas: basta con dos metros de longitud por medio metro de profundidad.

De modo que por una parte están los indígenas, vivos pero no rebosantes de vida. No saben que la energía vital puede reducirse y expandirse. Se puede utilizar tal cual está en la naturaleza, y sentirse satisfecho, pero seguirán siendo pobres en muchos sentidos. No conocerán las cimas de la pintura y la escultura, ni las cimas de la meditación. Vivirán casi como animales: satisfechos.

Todos los animales están satisfechos. ¿Habéis visto a algún animal insatisfecho, que venga a incordiarte diciendo: «Mi vida es horrible. ¿Me ayudas? ¿Qué puedo hacer con mi mujer? Y los niños se están haciendo mayores...». No, ellos no tienen problemas. Viven, y viven mucho mejor que el hombre civilizado, porque el hombre civilizado ha dejado de vivir. Se ha sacrificado por la civilización, la cultura, la tecnología.

No puedo elegir entre estas dos cosas.

Me gustaría que os elevarais por encima de los animales, y la única forma de elevarse por encima de los animales consiste en encontrar caminos para expandir vuestra energía. Y eso es lo que yo llamo religiosidad, la ciencia de expandir la energía, de modo que podáis ser un Zorba el griego, pero que quede tanto que también podáis ser un Buda, al mismo tiempo.

Zorba está vivo pero no sabe nada de las cimas más altas. Es feliz arrastrándose por la tierra: puede abrir las alas, pero no tiene consciencia de ello.

Su jefe es un hombre culto, muy refinado, rico, pero infeliz, continuamente angustiado. Zorba le dice un día:

—Jefe, lo único que a ti te pasa es que piensas demasiado. ¿Por qué no vives? No le veo sentido. ¿Por qué sigues pensando? ¿Qué vas a sacar en limpio? ¡Vive! ¡Ven conmigo!

Coge su instrumento musical, arrastra a su jefe hasta la orilla del río donde viven y empieza a tocar, a bailar. Y el jefe se queda allí parado, muerto de vergüenza, pensando: «Si alguien ve a este loco, y a

mí con él, ¿qué va a pensar?». No baila pero tiene miedo de que si
alguien le ve allí... Zorba tira de él y le dice:

—¡Ponte a bailar!

—No sé bailar —replica el jefe.

Zorba le insiste:

—No hay por qué saber bailar —insiste Zorba—. El baile no se
aprende. Empieza a dar saltos y lo verás. Yo toco la música. Tú solo
tienes que empezar.

Al comprender que aquel hombre no iba a dejarle en paz, el jefe
empieza a moverse, y Zorba le anima. Al final, en aquella noche de
luna llena, se olvida por completo de su cultura, de su educación,
de su civilización, y por primera vez comprende que también puede
vivir, que también puede bailar, que sus piernas no solo sirven para
andar. Tiene alas: Zorba le enseña algo de la tierra.

Me da pena Zorba, y me da pena porque murió antes de que pu-
diéramos conocernos; si no, le habría enseñado que también hay un
baile más elevado. Y estoy seguro, completamente seguro, aunque
no sé por qué, de que lo habría entendido, porque si había comprendido los pasos más bajos, habría comprendido la posibilidad de
pasos más elevados.

Mis métodos de meditación os ayudarán a expandir vuestra
energía. La energía es como las semillas.

Me acabo de acordar de una historia. Un anciano muy rico
tenía tres hijos. El problema era que los tres habían nacido al mismo tiempo y tenían la misma edad. En Oriente, el hijo mayor se lleva toda la herencia del padre. El problema que se le planteaba al
anciano era quién heredaría, porque los tres hijos tenían la misma
edad.

—¿Qué debo hacer? ¿Cómo decidir quién va a heredarme?
—le preguntó a un sabio.

El sabio le recomendó cierto método. El anciano volvió a casa,
le dio mil monedas de plata a cada uno de sus hijos y les dijo:

—Id al mercado y comprad semillas de flores.

Fueron al mercado y compraron semillas de flores. Llegaron
montones de carros cargados de semillas, porque mil monedas de

plata en la antigüedad era mucho dinero, y total, semillas de flores...
Cuando llegaron todas, los hijos preguntaron:

—¿Y ahora qué?

—Me voy de peregrinación —contestó el padre—. Puedo tardar un año, dos, tres. Tenéis que guardar estas semillas, y cuando vuelva os pediré que me las deis. Y eso también será una prueba, porque quien haya actuado con mayor inteligencia heredará todas mis riquezas. Así que andaos con cuidado.

E inició la peregrinación.

Uno de los hijos pensó: «Qué prueba tan extraña. Si vuelve dentro de tres años, las semillas se habrán estropeado, y esperará que sigan vivas. O sea que lo mejor es venderlas en el mercado y guardar el dinero, y cuando vuelva, comprar semillas nuevas, frescas».

Con su mentalidad matemática, económica, eso es lo que hizo.

Otro hijo pensó: «No me parece bien lo que hace mi hermano, porque mi padre insistió en que debíamos devolverle las mismas semillas. Así que voy a guardarlas». Preparó el sótano de la casa, colocó todas las semillas, cerró la puerta y dijo:

—Así, cuando venga le daré la llave y le diré: «Estas son las semillas».

Pero el tercer hermano tuvo otra idea. Dijo:

—Si se guardan las semillas en un sótano no se mantendrán vivas, porque necesitan tierra. Cuando vuelva nuestro padre no serán las mismas semillas, porque estarán muertas. No germinarán, y entonces, ¿cómo podré decir que son las mismas semillas? Las que nos dio nuestro padre pueden germinar, pueden dar brotes. Una semilla puede producir millones de semillas, y eso es lo que nos ha dado. Pero si dentro de tres años vuelve y no se han plantado esas semillas no podrá producir ni una sola. Esa no es la mejor manera.

Se fue detrás de la casa —tenían mucha tierra—, y sembró las semillas. Cada año fueron multiplicándose por mil. Cuando volvió el padre, al cabo de tres años, no podía dar crédito a sus ojos: ¡hasta donde alcanzaba la vista estaba cubierto de flores! Dijo:

—El tercer hijo será mi heredero, porque sabe cómo producir, cómo aumentar.

Una sola semilla puede reverdecer todo un terreno.

Basta con una chispita. Si sabes propagarla, provocará un incendio. Quizá sea solo una llamita en tu interior. La meditación no es sino una tentativa de expandir tu llama interior para que resplandezca, se propague, se desborde.

Debemos conservar la inocencia de los Zorbas, los niños, los indígenas. Debemos ser tan inocentes como Adán cuando fue expulsado del Jardín del Edén. Y sin embargo, debemos aprender métodos para expandir la consciencia de tal modo que, hasta lo que alcance la vista, solo te veas a ti mismo floreciendo. Puedes notar tu propio perfume veinticuatro horas al día. Y no solo lo notas: no puedes evitarlo, y tendrás que compartirlo. No importa si lo quieres o no.

Cuando se abre una rosa, su perfume empieza a extenderse por todos lados. La fragancia no le pide permiso a la rosa: no hace falta. El hecho mismo de que la rosa se abra basta para que la fragancia se extienda por todas partes, a los cuatro vientos.

En el momento en que tu consciencia florece con la meditación, se produce una tremenda explosión.

Sí, oirás música, pero con una cualidad espiritual. Bailarás, pero tu baile no tendrá un carácter sexual. Tendrás poesía, pero tu poesía no será simplemente el deseo sexual insatisfecho. Será un amor realizado. Tu poesía será como los mantras de los *Upanishads*. Cada palabra que surja de tu satisfacción se encontrará con lo que yo llamo divinidad.

Tendréis una ciencia creativa, que contribuya a la vida.

Lo tendréis todo, pero con un carácter distinto.

Hasta el momento han existido dos sociedades. No vamos a ser ninguna de las dos. Nosotros somos una tercera alternativa, que se propone por primera vez en el mundo. Nadie se ha atrevido hasta ahora a pensar en Zorba como Buda. Ni Zorba sabía nada de Buda ni Buda sabía nada de Zorba. Ambos son mitades, y yo deseo que seáis seres humanos completos.

ACERCA DEL AUTOR

Resulta difícil clasificar las enseñanzas de Osho, que abarcan desde la búsqueda individual hasta los asuntos sociales y políticos más urgentes de la sociedad actual. Sus libros no han sido escritos, sino transcritos a partir de las charlas improvisadas que ha dado en público en el transcurso de treinta y cinco años. El londinense *The Sunday Times* ha descrito a Osho como uno de los «mil creadores del siglo XX», y el escritor estadounidense Tom Robbins como «el hombre más peligroso desde Jesucristo».

Acerca de su trabajo, Osho ha dicho que está ayudando a crear las condiciones para el nacimiento de un nuevo tipo de ser humano. A menudo ha caracterizado a este ser humano como Zorba el Buda: capaz de disfrutar de los placeres terrenales, como Zorba el griego, y de la silenciosa serenidad de Gautama Buda. En todos los aspectos de la obra de Osho, como un hilo conductor, aparece una visión que conjuga la intemporal sabiduría oriental y el potencial, la tecnología y la ciencia occidentales.

Osho también es conocido por su revolucionaria contribución a la ciencia de la transformación interna, con un enfoque de la meditación que reconoce el ritmo acelerado de la vida contemporánea. Sus singulares «meditaciones activas» están destinadas a liberar el estrés acumulado en el cuerpo y la mente, y facilitar así el estado de la meditación, relajado y libre de pensamientos.

OSHO® MEDITATION RESORT

El *Meditation Resort* fue creado por Osho con el fin de que las personas puedan tener una experiencia directa y personal con una nueva forma de vivir, con una actitud más atenta, relajada y divertida. Situado a unos ciento sesenta kilómetros al sudeste de Bombay, en Puna, India, el centro ofrece diversos programas a los miles de personas que acuden a él todos los años procedentes de más de cien países.

Desarrollada en principio como lugar de retiro para los marajás y la adinerada colonia británica, Puna es en la actualidad una ciudad moderna y próspera que alberga numerosas universidades e industrias de alta tecnología. El *Meditation Resort* se extiende sobre una superficie de más de dieciséis hectáreas, en una zona poblada de árboles conocida como Koregaon Park. Ofrece alojamiento de lujo para un número limitado de huéspedes, y en las cercanías existen numerosos hoteles y apartamentos privados para estancias desde varios días hasta varios meses.

Todos los programas del centro se basan en la visión de Osho de un ser humano cualitativamente nuevo, capaz de participar con creatividad en la vida cotidiana y de relajarse con el silencio y la meditación. La mayoría de los programas se desarrollan en instalaciones modernas, con aire acondicionado, y entre ellos se cuentan sesiones individuales, cursos y talleres, que abarcan desde las artes creativas hasta los tratamientos holísticos, pasando por la transformación y terapia personales, las ciencias esotéricas, el enfoque zen de los deportes y otras actividades recreativas, problemas de relación y transiciones vitales importantes para hombres y mujeres. Durante todo el año se ofrecen sesiones individuales y talleres de grupo, junto con un programa diario de meditaciones.

Los cafés y restaurantes al aire libre del *Meditation Resort* sirven cocina tradicional india y platos internacionales, todos ellos confeccionados con vegetales orgánicos cultivados en la granja de la comuna. El complejo tiene su propio suministro de agua filtrada.

PARA MÁS INFORMACIÓN

Para obtener más información sobre cómo visitar este centro de la India, o conocer más sobre Osho y su obra, se puede consultar *www.osho.com*, amplio sitio web en varias lenguas que incluye un recorrido por el *Meditation Resort* y un calendario de los cursos que ofrece, un catálogo de libros y cintas, una lista de los centros de información sobre Osho de todo el mundo y una selección de sus charlas. También puede dirigirse a Osho International, Nueva York, *oshointernational@oshointernational.com*

Esta edición de 14.000 ejemplares
se terminó de imprimir en
Artes Gráficas Piscis S.R.L.,
Junín 845, Buenos Aires,
en el mes de noviembre de 2003.

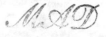